XIANDAI ZHONGYI CHANGJIANBING
LINCHUANG ZHENDUAN ZHILIAOXUE

现代中医常见病
临床诊断治疗学

主编　方宣琼　卢晓敏　郭红兵　等

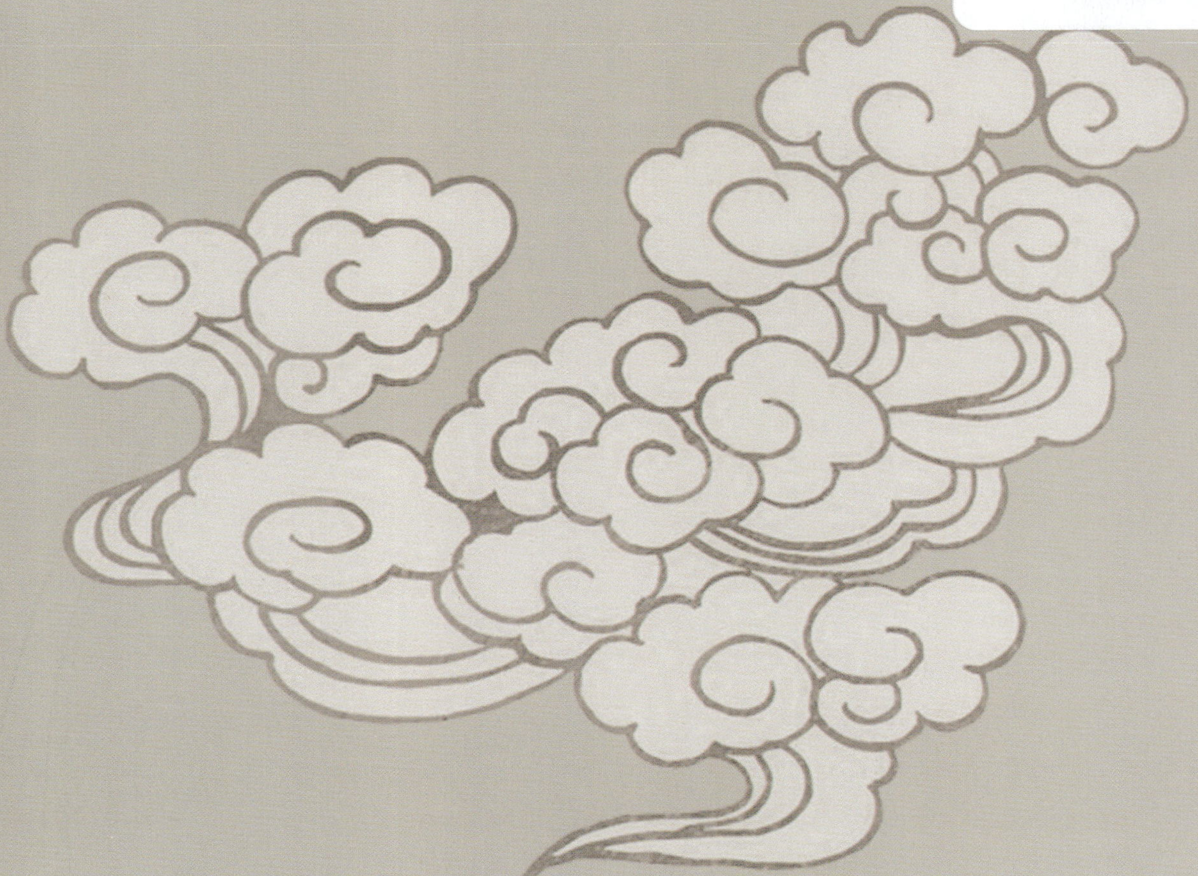

河南大学出版社
HENAN UNIVERSITY PRESS
·郑州·

图书在版编目（CIP）数据

现代中医常见病临床诊断治疗学 / 方宣琼等主编 .— 郑州 ：河南大学出版社，2019.11
ISBN 978-7-5649-4040-9

Ⅰ.①现… Ⅱ.①方… Ⅲ.①常见病 - 中医诊断学 ②常见病 - 中医治疗法 Ⅳ.① R24

中国版本图书馆 CIP 数据核字（2019）第 268846 号

责任编辑： 孙增科
责任校对： 陈　巧
封面设计： 卓弘文化

出版发行： 河南大学出版社
地址：郑州市郑东新区商务外环中华大厦 2401 号
邮编：450046
电话：0371-86059750（高等教育与职业教育出版分社）
0371-86059701（营销部）
网址：www.hupress.com
印　　刷： 北京虎彩文化传播有限公司
版　　次： 2019 年 11 月第 1 版
印　　次： 2019 年 11 月第 1 次印刷
开　　本： 880 mm × 1230 mm　1/16
印　　张： 11
字　　数： 356 千字
定　　价： 66.00 元

编　委　会

主　编　方宣琼　卢晓敏　郭红兵　李慧清
　　　　　李婷婷　杨　舒　武聚星　张　琳

副主编　刘光伟　冀丽丽　张　慧　袁　娜
　　　　　胡　晔　王朝阳　孙风峙　邹艳平

编　委（按姓氏笔画排序）

王朝阳　平顶山市中医医院
方宣琼　深圳市人民医院龙华分院
卢晓敏　广州中医药大学附属东莞市中医院
刘光伟　河南中医药大学第一附属医院
孙风峙　山东中医药大学附属医院
李婷婷　六安市中医医院
李慧清　香港大学深圳医院
杨　舒　六安市中医医院
邹艳平　长春中医药大学附属医院
张　琳　焦作市中医院
张　慧　长春中医药大学附属医院
武聚星　内蒙古医科大学第四附属医院
胡　晔　长春中医药大学附属医院
袁　娜　长春中医药大学附属医院
郭红兵　六安市中医医院
冀丽丽　十堰市太和医院（湖北医药学院附属医院）

前　言

随着健康观念和医学模式的转变，中医药在临床方面涌现了很多新理论、新技术和新方法。中医学作为中医的重要组成部分，也被赋予了更丰富的内涵和更广阔的外延。中医学是以中医药理论为基础、研究人体表症状为主的辨证规律及预防保健的一门学科。本书整理中医学知识，发掘中医学的宝贵财富，博采众长，广收博蓄，提炼精华，并结合临床实践，顺应中医药不断前进的趋势。它立足于提升临床中医队伍的服务水平，继承并推广中医理论基础知识，使中医临床工作者能够自修研读、借鉴参考，使读者真正做到开卷有益。

本书首先介绍了中医内科疾病的病因病机、中医辨证及针灸推拿临床知识等，然后重点介绍了常见疾病的诊断与治疗，囊括急症、心系病证、肺系病证、风湿病证、哮病及肛肠疾病，针对神经系统疾病的针灸治疗也做了详细的介绍，并浅涉中医针灸护理技术及中医常用食物的营养价值与功效。我们在介绍病种时，精选了临床常见的疾病种类的特色治疗，浓缩精华、科学实用。着重讲述了诊断依据、鉴别诊断、辨证论治、预防调护等，体现了中医特色。

我们参阅了大量的相关教材及文献，反复进行研读，力求做到有理有据，并与临床工作紧密结合。“工欲善其事，必先利其器”，在即将付梓之际，对先后为此付出努力的同志表示诚挚的感谢！

在编写过程中，尽管我们尽心尽力，但仍恐百密一疏，愿广大读者能加以指正。

编　者

2019 年 11 月

前 言

编 者

目录

第一章

中医内科疾病的病因病机

第一节　病因

病因是引起疾病的原因。举凡可以破坏人体的生理状态、导致疾病发生的因素与条件，都属于病因的范畴。中医学的病因学说是根据长期医疗实践观察和经验积累而逐步形成的，其内容与中医的病机、辨证、诊断、治疗等紧密相连，成为中医理论体系中不可分割的重要组成部分。病因的种类很多，有外感“六淫”，有内伤“七情”，还有饮食、劳逸、虫兽、外伤等。

一、时令与六淫

中医学非常重视人与自然的关系。《黄帝内经》说：“夫阴阳四时者，万物之终始也，死生之本也。逆之则灾害生，从之则苛疾不起。”（《素问·六微旨大论》）指出时令气象的变化与自然界物候现象和人的生命现象存在着非常密切的关系。这一观点贯穿在整个中医理论体系中，也充分体现在病因学内。《黄帝内经》还对四时季节的多发病、流行病做了比较符合实际的记述。古人把一年之中季节性气候特点归纳和排列为风、寒、暑、湿、燥、火六气。随时令而变化的六气，为自然界万物的生长变化提供了必要条件。而人类疾病的发生也往往与气候的变动因素有关，尤其是六气的太过或不及，常是疾病发生的重要原因。于是把异常的六气称为“六淫”。六淫作为外感疾病的主要致病因素，常概称为外邪。由于六淫与气象、时令直接关联，所以六淫致病往往具有明显的季节性和地域性。六淫可单独致病，也可以数邪兼夹致病。

（一）风邪

《素问·风论》云：“风者善行而数变。”指出风邪的主要特点是善动多变。凡机体受病时与风有关，或临床表现的症状符合上述风的特点者，均称之为风邪致病，或径以风为病名。兹将风邪致病特点分述如下。

1. 风邪四时皆可致病　故有“风为百病之长”之说。其具体内容包括自然界的风及来自大气中的多种外感疾病的致病因素。前者如“受风寒”、“汗出当风”、“卧出而风吹之”等；后者可由皮毛腠理或口鼻呼吸而侵入人体。外感风邪常兼夹寒热燥湿等外邪。

2. 风性动摇振掉　凡症状具有震颤、抽搐等特点者均属风的范围。例如，破伤风的主症是阵发性项背强直、角弓反张、口噤不开等，是风邪从皮肤伤处侵入人体所致，故以破伤风命名。炎暑时节出现高热、嗜睡、痉厥、抽搐等症状者，称为“暑风”。

3. 风性变动不居　如肌肉关节酸楚疼痛，呈游走性，发无定处，为风邪偏胜，称为“风痹”、“历节风”。又如皮肤瘙痒及皮疹突然发生，时有时无，隐现无定者，称为“风瘾疹”。诸如此类病证，其症状表现出流动多变的特点，认为是风邪所致。

4. 风性轻扬上浮　根据风的这一特性，凡症状多见于头面等人体上部者，则认为是风邪所致。例如，浮肿初起见于头面目下，有表证者称为“肾风”；兼有表证而肿势较甚者，称为“风水”。

（二）寒邪

寒邪致病多在冬季，也包括其他季节因气温骤降而致病者。且寒为阴邪，易伤阳气。凡临床表现具有寒冷、凝滞、收引、清澈等特点者，即是寒邪致病。兹将寒邪致病的特点分述如下。

1. 寒性凝滞　如冻伤、饮食生冷，以及受寒着冷等，能使人气血凝滞，经脉流行不利而致病，皆属“伤于寒邪”引起。

2. 寒性收引　寒邪所伤可出现一系列收引现象。如毛孔收引，可见肤起粟粒，无汗；肌肉收引，可见颤抖或痉挛；表层络脉收引，可见皮肤苍白，体表及四肢寒冷。而血脉与肌肉收引痉挛又可引起疼痛，所以寒邪常是疼痛的主要原因。

3. 寒性清澈　《素问·至真要大论》说：“诸病水液，澄澈清冷，皆属于寒。”表现为排泄物清稀者，皆属寒邪致病。如感冒初起，鼻流清涕，属“风寒”；兼见咳痰稀薄者，多为“寒邪肃肺”。

（三）暑邪

暑为夏令主气，暑邪致病有明显的季节性，暑天气候炎热、湿气熏蒸，故暑邪致病的特点是炎热与夹湿。

1. 暑性炎热　暑病多见于夏季。且暑为阳邪，故暑病多见热象，常出现高热、面赤、口渴、咽干、汗多烦躁、脉洪数等症。

2. 暑多夹湿　暑令天气炎热，溽湿熏蒸，故暑邪致病，常兼夹湿邪。暑湿的主要症状是身热起伏，汗出不畅，口渴不欲饮，困倦胸闷，纳呆，恶心呕吐，便秘或腹泻，舌苔厚腻，脉濡数等。

（四）湿邪

自然界潮湿之气以长夏梅雨季节最为突出。物质受潮则重滞黏腻，容易腐烂。人久居潮湿环境，每感胸闷不畅，困倦乏力。因此湿邪有潮湿、黏滞、重浊、同着等特性。凡受病与潮湿环境有关，及临床表现上述湿的特性者，均属感受湿邪。

1. 湿性潮湿　如长夏梅雨季节，气候潮湿，坐卧湿地，水中作业，汗出沾衣等，均易感受湿邪。凡临床症状表现为水分较多，或湿润者，均为湿邪为患。如皮肤瘙痒，水液渗出者，称为“湿疹”；大便稀薄是“湿胜则濡泻”；咳嗽痰稀，痰声辘辘，胸闷气急者，为“痰湿阻肺”。

2. 湿性黏滞　湿邪致病，其性黏滞而固着，一般病程较长，缠绵胶结，很难速愈。湿邪致病固着不移，且湿性趋下，所谓“伤于湿者，下先受之”（《素问·太阴阳明论》）。故久坐湿地，涉水行走，水中作业等，易感湿邪而为下肢痹症、下肢湿疹及湿性脚气等。

3. 湿性重浊　湿邪容易阻碍气机，大多有舌苔厚腻垢浊的见症。其表现为肢体肿胀，重滞难举，困倦乏力者，为“湿阻经络”；小便黄浊，频数不利，以及妇女带下黏稠、气味腥臭、色秽黄浊者，为“湿热下注”。

（五）燥邪

燥与湿是相对的，为秋令主气。燥邪的主要特点为干燥。自然界空气中相对湿度低时即显得干燥，或见于久晴不雨，骄阳久曝，火热烘烤，称为“温燥”、“燥热”；或见于秋凉肃杀，称为“凉燥”；或见于风吹日久，干枯皴裂，称为“风燥”。以此类比，凡在干燥环境下受病及临床表现具有干燥枯萎等特点者，即为燥邪所伤。

外感燥邪多发于秋令干旱季节。在此期间，如症见发热头痛、无汗、皮肤干燥、口渴、咽燥、鼻干、口唇开裂、舌上少津、干咳无痰、大便秘结者，称为“秋燥”；具有舌红、鼻衄、音嘶等热性症状明显者，为“温燥”；其发于秋末，天气转凉，症见恶寒、舌苔薄白而干者，为“凉燥”。

（六）火邪

火乃热之极，两者程度不同，性质则一，都具有炎上与急迫的特性，故火邪致病，发病急，变化快。临床上呈现一派炽热、躁烦证候。火邪分为实火、虚火两类。实火起于外感，风、寒、暑、湿、燥邪入里均有可能化火；虚火发于内伤，多由七情内郁，脏腑失调引起。实火以心、胃、肝多见，虚火则多由伤阴耗津而生，五脏均可出现。

二、疫毒

疫的特点是具有一定的季节性或传染性。早在《黄帝内经》就有了“五疫之至，皆相染易，无问大小，症状相似”（《素问·刺法论》）的记载。宋代朱肱的《类证活人书》，进一步提出疫疠之气，是瘟疫的致病病原，该书认为“人感疫疠之气，故一岁之中，病无长少，率相似者，此则时行之气”。至明代吴又可的《温疫论》才明确指出：“瘟疫之为病，非风、非寒、非暑、非湿，乃天地间别有一种异气所感”，“疫者，感天地之疠气”。所谓“异气”、“疠气”，又称“杂气”，都属于疫毒的概念。在当时的历史条件下，吴又可不可能看到疫毒的形态结构，但他确信疫毒是导致瘟疫的病原。尽管其“无形可求，无象可见，况无声复无臭”，“其来无时，其着无方”，“茫然不可测”。但这些疫毒之气确实客观地存在于自然界，人们一旦与之接触，通过口鼻进入体内，便感受而发生疫病。根据吴又可列举“异气”、“疠气”所致多种疾病来看，其临床表现是起病急，传变快，表证短暂，较快出现以高热、烦渴为特点的实热证；在热甚伤阴的情况下，极易逆变，出现痉、厥、闭、脱等人营入血的危证。作为病因的毒，既与六淫、疫疠之气有密切的联系，又与其有不同之处。寓于六淫之毒，多无传染性；寓于疫疠之毒，则常具有传染性。论毒最早者为《黄帝内经》，该书认为偏胜之气为毒，并将其分为“寒毒”、“热毒”、“湿毒”、“燥毒”等类，其产生与气候有关，乃属六淫之毒，无传染性。此后晋之《肘后备急方》，隋之《诸病源候论》，唐之《备急千金要方》等，先后记载有“沙风毒”、“水毒”、“狂犬毒”等的致病特点，除有一定季节性外，并有特定传入途径的描述。此后进一步认识到如疫疹、疫痧、疫痢、疫疟、疫咳、疫喉，以及大头瘟、虾蟆瘟等，它们的病因都属于疫毒的范围。现代有人提出了“毒寓于邪，毒随邪入，热由毒生，变由毒起”的观点来解释温热病的演变，以解毒清热、解毒固脱等治则治疗温热病，丰富了中医病因的学术内容。

三、情志伤

喜、怒、忧、思、悲、恐、惊7种情志活动，在正常情况下，是人体精神活动的外在表现，若外界各种精神刺激程度过重或持续时间过长，则可导致人体的阴阳失调，气血不和，经脉阻塞、脏腑功能紊乱而发病。情志致病，主要引起五脏气机失调的病证。正如《灵枢·寿夭刚柔》所说：“忧恐愤怒伤气，气伤脏，乃病脏。”所以七情致病一般有以下两大特点。

1. 情志致病损伤五脏　情志变动可以损伤内脏，其中首先是心。因为“心为五脏六腑之大主”，为“精神之所舍”，故《灵枢·口问》云：“悲哀愁忧则心动，心动则五脏六腑皆摇。”另外，不同的情志变化，对内脏又有不同的影响，即“怒伤肝”、“喜伤心”、“思伤脾”、“悲伤肺”、“恐伤肾”，但五脏五志之说，显然受事物五行归类的影响，切不可过于机械硬套，应视具体患者和具体病情而定。一般说来，情志伤脏，常以心、肝、脾三脏的症状多见。

2. 情志变动影响气机　《素问·举痛论》云：“百病生于气也。怒则气上，喜则气缓，悲则气消，恐则气下，寒则气收……炅则气泄，惊则气乱，劳则气耗，思则气结。”说明不同的情志变化，对人体气机活动的病机影响是不相同的，所导致的症候亦不相同。情志因素影响气机的许多病证中，以肝气失调最突出，临床上最常见的是“郁证”。这是多种病症的综合概念。凡具有情志怫郁，气机阻滞，进而致血瘀、痰结、火逆等，多属于郁证范围。正如《丹溪心法》所说：“气血冲和，万病不生，一有怫郁，诸病生焉。故人身诸病，多生于郁。”气机郁滞，日久不愈，或气病及血，或郁而生热，或津聚为痰结，或气升而火热，变化多端，而形成多种疾病。临床所见郁证，大多属于气机失常的疾患，但日久则可导致脏腑、气血、津液的多种病变。

四、饮食伤

人之生长发育，赖饮食之营养以维护，但饮食失宜也可以引起疾病。早在《素问·痹论》就指出：“饮食自倍，肠胃乃伤。”饮食不节致病，多见于过食辛辣生冷、肥甘厚味，或暴饮暴食之后，也有偏食或摄入不足而致病者。若过食辛辣、肥甘厚味，则易生热、生湿、生痰，成为某些脏腑病证的原因；过食生冷，则常损及脾胃阳气，出现一派脾虚证候；暴饮暴食，常成食滞，使脾胃失运，出现食伤脾胃之证；偏食或营养摄入不足，常可引起如雀盲、脚气病等气血不足病证；误食有毒食物，则可导致不同特点的食物中毒症。

五、劳逸伤

过度而持久地进行某种劳动（包括体力和脑力劳动），超过人体所能承受的限度，则常由劳而倦，由倦而耗伤气血，影响脏腑功能，导致疾病。因此，中医将劳倦列为常见的内伤病因之一。正如《素问·宣明五气》云："五劳所伤，久视伤血，久卧伤气，久坐伤肉，久立伤骨，久行伤筋，是谓五劳所伤。"指出了持久地从事某种特殊的活动或单调的动作，可以造成某一器官或组织的过度疲劳，而发生疾病。同时也应注意"久坐伤肉，久卧伤气"。这说明过逸少劳亦有不利，也可为病。常见卧床过久，多坐少动的人，每多两足痿弱，肢体乏力，饮食减少。可见终日坐卧，则气血流动缓慢，肌肉筋骨活动能力减弱，脏腑功能活动降低，消化功能减退，抗病能力低下，从而发生各种疾病。因此，既要防止过度劳伤，也要避免久坐久卧，进行适量的活动，这样才会保持身体健康。另一方面，劳伤还有一个意义，是指房劳过度。房劳过度，常会造成肾精亏损，从而产生腰痛、头目眩晕、耳聋耳鸣、干咳气短等一系列的肾虚症状。

第二节　脏腑、气血、津液、经络的主要病机

一、脏腑的主要病机

五脏的病机变化，主要决定于它们所主的气、血、津、液、精等的生化关系，同时也为各脏自身生理特性所决定。现将五脏和六腑的主要病机分述如下。

（一）心

1. 神明失主　"神"是人的精神和思维活动，是心的重要生理功能。心病则神明失其所主，于是出现失眠、多梦、健忘、神志不宁，甚至谵妄、昏迷等神志病状。它包括心神失养和邪气犯心两个方面。

（1）心神失养：心主宰神志活动，必赖气血以养。《灵枢·本神》说："心藏脉，脉舍神。"《素问·八正神明论》也说："气者，人之神。"如劳倦伤脾，气血化源不充，或思虑过度，血液暗耗，气血不足以养心，失眠、健忘等乃由之而生。《景岳全书·不寐》说："无邪而不寐者，必营气之不足也。营主血，血虚则无以养心，心虚则神不守舍。"当心暴失其养，神无所倚，即可发生神明涣散，意识模糊，乃至昏迷的重笃危象，可见于气脱血脱、亡阴亡阳的患者。

（2）邪气犯心：主要由温热、痰浊、瘀血等引起。邪气扰心，则神志不宁；心窍阻塞，则神机被遏。温病热入营血，内陷心包，邪热扰心，可见心烦不寐，时有谵语；若煎熬血液，热瘀互结，闭阻心窍，则神昏谵语与唇青色紫等热瘀征象并见。杂病多由痰热（火）所致。痰火扰心，表现为胆怯易惊、噩梦纷纭，甚至发生精神狂躁等神志不宁症状。心窍为痰浊所阻，神机不运，因而多寐嗜睡、呕吐痰涎，严重时可出现意识不清、神志痴呆诸症。

2. 血运不畅　心、血、脉三者的正常是保证血运畅通的前提条件，彼此互相影响。若心之推动无力，心失血养或脉络痹阻，都可使血运不利，从而出现有关的脉象改变和惊悸、怔忡、胸痹，甚至真心痛等病证。

（1）行血无力：心脏之所以能推动血液运行，全赖心气心阳的作用。《素问·平人气象论》所说的"心藏血脉之气"，即指此气而言。《素问·脉要精微论》说："脉者，血之府也。长则气治，短则气病……代则气衰，细则气少，涩则心痛。"指出了脉"长"是气足的表现，"短"、"代"、"细"都是心气不足，行血无力的反映。"涩则心痛"，系阳气虚弱，使血行凝滞，故出现脉来涩滞，甚至发生心痛。

（2）血不养心：血赖心以行，心赖血以养。血虚不能养心，心中惕惕然而动，是为怔忡。《济生方》说："夫怔忡者，此心血不足也。"由血不足而怔忡者常伴见脉细弱或结代等象。

（3）脉络痹阻：脉络的病变，也易引起血流瘀滞。特别是心脉痹阻，血不能养心，对心脏的危害尤大，它是心痹、真心痛的基本病机变化，多因瘀血、痰浊阻络所致。如《素问·痹论》说："心痹者，脉不通，烦则心下鼓，暴上气而喘。"就属于这种病变。由于"神"需血液的濡养，而心主血脉的功能又必须在"神"的主宰下才能正常进行，两者关系密切。因此，临床上心神失常与血运不畅常交错并存。如失眠、健忘与心悸互见，惊悸多因惊恐、恼怒而发等。

（二）肝

1. 疏泄失职　肝的疏泄作用，主要是疏畅气血、调节情志，促进胆汁分泌与排泄，协助脾胃消化。肝的疏泄功能失常，势必引起上述3个方面的病变。由于肝以血为体，以气为用，故疏泄失职多以气分病变为主，也可波及血分。一般分为疏泄不及和疏泄太过两种。它们反映在临床上，分别是肝气郁结和肝气横逆的证候。

（1）疏泄不及：多因心绪不畅或湿热邪气阻滞气机，使肝气郁结，木失条达，疏泄因之不及。影响肝气多表现为抑郁寡欢、意志消沉、胸胁苦满、饮食呆钝，或为黄疸。累及肝血则并见胁痛如刺、肌肉消瘦及妇女月事不调等。

（2）疏泄太过：乃因精神刺激，肝脏气机不和，横窜上逆为患。临床表现以胀痛为主，多从本脏部位开始，然后循经扩散，上及胸膺巅顶，下及前阴等处，以两胁及少腹最为明显，进而出现纳呆、嗳气、呕吐、泄泻等脾胃症状。并因气失调畅，使情志怫郁，引起恼怒、急躁等症。若血随气逆而上奔下溢，则为出血。

2. 升发异常　肝的升发作用有助于肺之宣发和脾胃气机的升降，也是其维持自身生理活动的重要条件。《谦斋医学讲稿·论肝病》说："正常的肝气和肝阳是使肝脏升发和调畅的一种能力，故称做'用'。病则气逆阳亢，即一般所谓'肝气'、'肝阳'证，或表现为懈怠、忧郁、胆怯、头痛、麻木、四肢不温，便是肝气虚和肝用虚的证候。"前者为升发太过，后者为升发不及。

（1）升发太过：除肝气上逆外，还包括肝火冲激和肝阳浮动。引起肝火的原因，或为肝脏蕴热，或由肝气转化，所谓"气有余便是火"。由于火性炎上，故其症状以头痛昏胀、面红而热，以及口苦、目赤、耳鸣最为常见。冲逆无制，则波及其他内脏。如《类证治裁》说：肝火冲激，"为吞酸胁痛，为狂，为痿，为厥，为痞，为呃逆，为失血"。肝阳之所以浮动，一因肝热而阳升于上，一因阴（血）虚而阳不潜藏。其主要症状有：头晕微痛，目眩畏光，恶动喜静，并易惹动胃失和降，泛酸呕吐。

（2）升发不及：主要是生理性的肝气、肝阴不足，从而使肝脏功能减退。如《太平圣惠方》说："肝虚则生寒，寒则苦胁下坚胀，寒热，腹满不欲饮食。悒悒情不乐，如人将捕之。视物不明，眼生黑花，口苦、头痛，关节不利，筋脉挛缩，爪甲干枯。喜悲恐，不得大息。诊其脉沉细滑者，此是肝虚之候也。"指出肝气升发不及，不但是肝气、肝阳虚，而且肝血也不足。

3. 藏血失司　《素问·调经论》说："肝藏血。"《素问·五脏生成》也说："人卧血归于肝。"均说明肝有贮藏和调节血液的功能。营血不足，则肝脏藏血量减少；藏血功能障碍，则外溢而为出血。

（1）藏血不足：营血是肝所以养目、柔筋、营爪的物质基础。若营血亏乏，则贮藏于肝的血量不足，分布到全身去的血液不能满足生理活动的需要，不但易倦乏力，不耐劳累，且目无血养而干涩，视物昏花；血不营筋则筋肉挛急，屈伸不利；血虚则肝木失其柔和之性，遂致眩晕欲仆、肢麻、抽搐，临床上称为肝血不足。

（2）血失归藏：是因肝脏贮藏血液的功能障碍，血无所归而外溢，发生咯血、呕血、便血等血证，谓之"肝不藏血"，可因肝气、肝火、肝阴不足及肝血瘀阻等导致。

4. 内风妄动　肝为风木之脏，各种内外因素扰及肝脏，均有发生肝风的可能。故《素问·至真要大论》说："诸风掉眩，皆属于肝。"以邪热内扰和虚风内动为常见。

（1）邪热内扰：暴感温热之邪，热势弛张，内扰为患；或邪热深入厥阴，引动肝风，出现颈项强直、目睛上吊、角弓反张、抽搐等"风胜则动"之症。每与高热并见，此属热甚生风。

（2）虚风内动：素体阴虚，或年迈营阴内耗，肝木失养，虚风内动，上扰清空则眩晕头痛，横窜筋脉则肢麻震颤。若肝阳暴张，风火相煽，夹痰上蒙心窍，则神明被遏，而见神昏、舌强不语；阻于经脉则肢体偏瘫、口眼歪斜。此外，热病后期，因肝肾阴精亏耗，以致虚风内动，可见惊惕瘛疭之候。

（三）脾

1. 运化失司　运化，包括运化水谷和水湿。运化水谷，是脾对饮食中精微物质的消化、吸收和输布，所谓脾"为胃行其津液"（《素问·太阴阳明论》），"五味入胃，由脾布散"（《类经·藏象类》）即指此而言。运化水湿，是脾参与水液代谢的功能。脾虚运化无力或湿邪等阻滞气机，都可使运化失健，产生便溏、乏力、痰饮、水肿等病证。

（1）气虚不化：脾对食物的消化、吸收，是由脾气来实现的。《医述》说：“饮食入胃，有气有质……得脾气一吸，则胃气有助，食物之精气得以留尽，至其有质无气，乃纵之使去，幽门开而糟粕去弃矣。”故气虚则消化无力，纳呆运迟，食后腹胀；吸收障碍则腹泻便溏，甚则完谷不化。

（2）清气不升：《脾胃论·天地阴阳生杀之理在升降浮沉之间论》说：“饮食入胃，而精气先输脾归肺，上行春夏之令，以滋养周身，乃清气为天者也。”脾不升清，则水谷精微不能上输心肺，濡养脏腑组织，多与脾虚并见，为脾虚不运的机转之一。严重时，气陷于下，除脾虚的一般症状外，更有脘腹重坠、久泻脱肛、便意频数等表现。

（3）气虚水停：“脾气散精，上归于肺”，是津液代谢的首要环节。脾气虚弱，不能为胃行其津液，以致水停为饮，酿湿生痰，或泛滥全身而为水肿。所谓“诸湿肿满，皆属于脾”，“脾为生痰之源”等，即指此类病变而言。

（4）气机阻滞：脾之化谷升清，布散水津，还有赖自身气机的调达。若气机受阻，也可使脾之运化失常，每有腹中胀满等中焦壅遏不畅的征象伴见。其发生原因，除肝病及脾，食积于胃，痰湿中阻等外，以湿气困脾最为常见。湿邪可自外而入，亦可由内而生。湿遏脾阳，气不得升，或脾虚生湿，虚而兼滞，又可反过来妨碍脾的运化。故脾虚与湿盛常互相影响，气虚与气滞亦可互为因果。

2. 统血无权　是指脾虚不能统摄血液而发生的出血病变。《难经·四十二难》说：脾“主裹血”。“裹”，即裹结不散之意，指出了脾有统血的功能。脾不统血的机制，一是血失气裹，一是血随气陷而下。

（1）血失气裹：因脾气虚弱，无力为之裹束，以致血液外溢的病机。营血来源于水谷精微。中焦脾虚，不但使气血化源不充，而且不能摄血，以致发生出血。这种出血，在病因上多缘于劳倦思虑，损伤脾气所致。

（2）血随气陷：脾气主升，血因之而上行。脾虚则升清作用减弱，故脾不统血的出血以下血多见。因脾气不升，则血随气陷而下，临床上伴有中气下陷之证。治疗除补脾益气摄血外，还需佐以升举阳气之品，方可收到较好疗效。

（四）肺

1. 宣肃失司　《素问·阴阳应象大论》说：“天气通于肺”，肺赖肃降以吸入天之清气，靠宣发以呼出体内浊气。宣肃配合，呼吸交替。由于这种吐故纳新的作用，使体内外气体得到交换，是维持人体正常生命活动的重要条件。故宣肃失司，呼吸异常，是肺脏的基本病变，在临床上表现为咳、喘、哮等病证。

宣发和肃降是肺主呼吸的两个方面，是相反相成的两个环节。因此，肺气不宣和肺失肃降可以彼此影响，或同时发生。其机制可概括为二种：一是邪气干肺，肺气壅遏，宣肃受阻；二是脏气亏耗，宣肃无权。

（1）宣肃受阻：肺为清虚之脏，乃“脏腑之华盖，呼之则虚，吸之则满。只受得本然之正气，受不得外来之客气……亦只受得脏腑之清气，受不得脏腑之病气”（《医学三字经·咳嗽》）。故无论外感六淫邪气犯肺，内生的痰湿、水饮阻肺，以及肝火等波及于肺，都可使清虚之体受扰，宣肃失司在所必然。

（2）宣肃无权：《素问·脏气法时论》说：“肺病者……虚则少气不能报息。”，指出肺气虚损，气体交换受阻，因而呼吸气短，难于接续。若肾虚不能纳气归元，将更加重气促。

由于肺虚卫外功能减弱，外邪易入；或气不布津，积为痰饮；或气虚血滞，瘀阻肺络；或阴虚火旺，煎熬津液为痰，以致虚实夹杂，宣肃无权与宣肃受阻两种机制同时并存，应注意分清孰主孰次，治疗方能切中病机。

2. 通调受阻　是指肺的病变引起的津液散布障碍。在水液散布过程中，肺继“脾气散精”之后，其有“通调水道，下输膀胱”的作用，是保证“水津四布”的重要环节之一。故有“肺主行水”、“肺为水之上源”之说。如果气化受阻，肺之水道不通，即可导致小便不利而水肿，甚则癃闭等病证。其病机如下。

（1）气失宣畅：风邪犯肺，气失宣畅，不能通调水道，下趋膀胱，流溢于肌肤，发为水肿。若肺热气壅，上窍闭塞，则下窍不通，而为癃闭。

（2）敷布失调：咳喘经年，肺气亏损，津气敷布失调，留为痰饮。若损及脾肾，水失所主，关门不利，则为水肿。

（五）肾

1. 藏精不足　《灵枢·本神》说："肾藏精。"精气禀受于父母，靠水谷精微的滋养，而由肾脏化生。它是人体生命活动的源泉，并有促进生长发育和繁衍生殖等重要功能，故称肾为先天之本。精气包括肾阴、肾阳两部分，又称元阴元阳、真阴真阳，分之二，合之则一。若先天不足，后天失养，或久病耗伤，肾脏藏精不足，一方面"水亏其源，则阴虚之病迭出；火衰其本，则阳虚之证迭生"（《类经附翼·求正录·真阴论》）。另一方面不育不孕，阳事异常，作强不能等病变也由之而生。

（1）精少不育：肾的精气盛衰，直接关系到人体的生殖能力。《素问·上古天真论》指出："女子七岁，肾气盛"，"二七而天癸至……月事以时下，故有子"，"七七……天癸竭……而无子"；"丈夫八岁，肾气实"，"二八肾气盛，天癸至，精气溢泻……故能有子"，"七八"而后，"肾脏衰"、"精少"、"天癸竭"，生殖功能衰退，终至消失。总之，有"天癸"便有子，无"天癸"便无子。而"天癸"的从无到盛至竭，是由肾中精气的盛衰所决定的。因此，肾的精气不足，则生殖能力减退，甚至缺如。

（2）阳事异常：是肾主生殖功能的另一障碍。《灵枢·决气》说："两神相搏，合而成形，常先身生，是谓精。"若精气不足，则性欲低下，男子阳痿早泄，女子宫虚经闭，均与元阳虚衰有关。如《景岳全书·阳痿》说：阳痿因于肾"火衰者十居七八，火盛者仅有之耳"。有时，相火亢盛，欲火内炽，阴不制阳，可见男子强中、女子白淫的病候。

（3）作强不能：《素问·脉要精微论》说："夫五脏者，身之强也。"五脏是人身形体强壮的根本，其中以肾最为重要。盖肾受"五脏六腑之精而藏之"（《素问·上古天真论》），为"作强之官，伎巧出焉"（《素问，灵兰秘典论》）。肾中精气充盛，则身体强壮，聪敏而慧。若肾精匮乏，不但发育迟缓，形衰易老，痿软无力，而且智能低下，健忘恍惚，神志痴呆，反应迟钝，行动笨拙。

2. 封藏失职　《素问·六节藏象论》说："肾者，主蛰，封藏之本，精之处也。"精来源于肾，其贮藏和排泄也由肾主管。精气宜藏不宜泄。若肾失封藏之职，不因交媾而精自出，是为遗精，多因精室受扰与精关不固所致。

（1）精室受扰：系心肝之君火、相火，或湿热邪气等下注扰动精室，影响其封藏功能，以致精液不安其宅而外溢。故《类证治裁·遗泄》说：肾精"恒扰于火，火动则肾之封藏不同。心为君火，肝肾为相火，君火一动，相火随之，而梦泄矣"。

（2）精关不固：在无火热邪气扰动精室的情况下，精之所以能安其处者，全在肾气充足，发挥其封藏的作用，若肾气虚损，则失其固藏之用，而精不能安守。

3. 开阖失度　《素问·逆调论》说："肾者水脏，主津液。"水液由肺下输膀胱的过程中，先经肾的气化，使其清者上升，浊者下降膀胱，排出体外。尿量排出的多少，由肾气的开阖作用进行调节、控制，故有"肾为胃关"之称。《医门法律·水肿论》说："肾气从阳则开，阳太盛则关门大开，水直下而为消；肾气从阴则阖，水不通则为肿。"就是指开阖失度的病变。

（1）关门不利：《素问·水热穴论》说："肾者，胃之关也。关门不利，故聚水而从其类也，上下溢于皮肤，故为附肿。附肿者，聚水而生病也。"多因肾阳衰微，气化失司，水液不能下输膀胱所致。即《医门法律·消渴论》所谓"关门不开，则水无输泄而为肿满"，有时肾阴不足也可导致，盖阳无阴则无以化故也。

（2）关门失阖：与关门不利相反，若关门失阖，肾虚不能使水之清者上升，则水液由肾直趋膀胱。正如《医门法律·消渴论》说："关门不闭，则水无底止而为消渴。"大抵因肾精亏乏，精不化水所致，久则损及肾阳。

4. 纳气失司　是指肾虚不能摄纳肺气的病变。呼吸虽为肺所主，但吸入之气必须靠肾气的摄纳，方可保证呼吸的正常进行，故有"肺为气之主，肾为气之根"之说。肾气虚弱，不能纳气归元，气不下行而浮逆于上，可发为肾不纳气之喘促；若肺脏虚损，病穷及肾，亦可导致这一证候的发生。

（六）小肠

泌别失常是指小肠分清泌浊的功能障碍。《素问·灵兰秘典论》说："小肠者，受盛之官，化物出焉。"小肠受盛经胃腐熟、脾散精的水谷，进行分泌清浊，水液经肾输于膀胱，糟粕则下入大肠而为粪便。若泌别失职，清浊俱下，注入大肠则为腹泻。因其水液不走膀胱，故多伴见尿量减少。需要强调的是，小肠分清泌浊是在脾胃对水谷腐熟、运化的基础上进行的，它必须以脾胃功能正常为前提。因之，由脾胃病变，如脾虚不运、水湿困脾或食滞于胃等所致的泄泻，虽也有小肠泌浊失常的因素在内，但病本则在脾胃，不得完全归咎于小肠。同样，泄泻也属大肠传导失职，但主要与脾胃有关。临床上应通盘考虑。

（七）胆

1. 胆汁外溢　胆为“中精之腑”，内藏胆汁。胆汁是肝之“余气”而成。由于肝的疏泄作用，使胆汁助脾胃以化物，是为木能疏土的机转之一。如胆汁分泌排泄受阻，外溢于肌肤而为黄疸，同时，还要影响脾胃的消化功能。诚如《景岳全书·黄疸》所说：“胆伤则胆气败，而胆液泄，故为此证（黄疸）。”其常见的病机如下。

（1）湿毒阻遏：湿毒经口而入，内犯脾胃，阻滞气机，肝气因之壅遏，胆汁失于通降，溢入血中，泛于肌肤，发为黄疸。

（2）胆管瘀塞：沙石结聚，或瘀血停积，胆汁下行受阻，遂致外溢而成黄疸。

2. 决断无权　决断，即决定、判断。《素问·灵兰秘典论》说：“胆者，中正之官，决断出焉。”决断无权，是胆病反映于精神思维方面的障碍，表现为遇事易惊、犹豫不决的惊悸、虚怯等症。多因痰热阻滞，胆气不宁所致。由于心主神志，胆气不宁，又多可累及心神，故其常与失眠、多梦并见。

（八）胃

1. 腐熟异常　腐熟是胃对食物的沤腐消磨。食物只有经过胃的腐熟，脾才能将其吸收运化。常人随胃气的强弱而食欲有所差别，便与对食物的腐熟作用大小有关。水谷不腐和消谷善饥都是腐熟异常的病变。

（1）胃失腐熟：或因暴饮暴食，损害胃气，所谓“饮食自倍，肠胃乃伤”，此为食积，属实。若胃气虚弱，水谷难消，或胃阴不足，失于濡润，均可使腐熟能力减弱，而致纳少难化。若损及脾阳，则可见完谷不化。

（2）胃热消谷：胃有积热，邪热消谷，虽多食善饥，而饮食不为所用，精微自小便而出，常伴有多饮多尿，其尿“味甜”等症。

2. 气失和降　气失和降，是胃气不能下行的病变。胃气以通为和，以降为顺。只有胃气的通降，使胃内容物下行至肠中，始能重新受纳水谷。《素问·五脏别论》说：“水谷入口，则胃实而肠虚；食下，则肠实而胃虚。”气失通降，阻滞于胃则为痞满。胃气上逆，则嗳气、呃逆、恶心、呕吐，甚则反胃。主要病机如下。

（1）胃气失和：多因六淫邪气犯胃，或痰饮停蓄于胃，或肝气犯胃，其气不得下行，痞满冲逆诸症由之而生。

（2）幽门瘀阻：胃与小肠以幽门相接，若瘀血、瘕块阻塞幽门，遂使胃气下行之道受阻，滞塞难通，或至上逆。

（3）胃虚气逆：胃气虚弱不能运化，胃阴不足失于濡润，以致胃气通降不能，反逆而上行。

（九）大肠

《素问·灵兰秘典论》说：“大肠者，传导之官，变化出焉。”大肠为消化道的最末端，它将食物残渣“变化”为粪便，并排出体外。因此，稀水便、脓血便、干结便等粪质异常和便次的增多或减少都属大肠传导失常的病变，临床表现为泄泻、痢疾、便秘等病证。除湿热等邪气直接侵犯大肠外，多为其他脏腑病变，如肺失肃降、胃失通降、脾阳不振、肾阳衰惫等影响所致。

（十）膀胱

膀胱的主要病机是气化不利。膀胱通过“气化”作用，将贮藏的尿液排出体外。所以气化不利，主要反映在膀胱的排尿功能障碍，出现小便不利、淋、癃、闭等病证。《素问·灵兰秘典论》说：“膀胱者，州都之官，津液藏焉，气化则能出矣。”寒湿、湿热等邪气客于膀胱，或砂石、瘀血阻滞膀胱，使气化不能正常进行。另一方面，由于膀胱的气化作用，有赖于肾气的开阖，故肾的开阖失常，也可影响膀胱的气化功能。前者是气化受阻，后者是气化不及，病机有着明显的不同。

二、气血的主要病机

气血是人体生命活动的重要物质基础。气血不足，使气主煦之、血主濡之等营养作用减弱。另一方面，气血运行异常，也会影响自身功能的发挥，引起相应的病变。所以，气血衰少及其营运障碍，是气血病证的基本病机变化。气血与脏腑的关系十分密切。气血由脏腑化生、输布，脏腑又赖之以进行正常的生理活动。脏腑发生病变会影响气血的变化，而气血病变也会影响某些脏腑，气血病变不可离开脏腑而孤立存在。可以认为，气血病变是脏腑病变的一个组成部分。

（一）气

1. 气虚不用　气虚不用，是因气的不足而使人体的功能活动衰退。气之所以虚，主要因为化源不充。气虚多与肺脾肾虚损有关，如久病咳喘，发为肺胀，呼吸功能减弱；饮食不节，饥饱劳倦伤脾，脾虚无以运化水谷；早婚多育，房劳伤肾，肾中元气受损，皆可使气的来源匮乏。此外，体质素弱，久病体虚等也可发生。当然，气虚因消耗太过所致者，在临床亦不少见。气虚的病机主要如下。

（1）卫外失固：气能护卫肌表，防御外邪入侵，卫气因之而得名。气虚则卫外功能减弱，六淫邪气易于入侵。邪气侵入人体，发病与否也取决于气的强弱。发病以后，气与邪争的胜负，则直接影响着疾病的转归和预后。

（2）生化不及：在维持人体生命活动的各种基本物质中，气属阳，血、津液与精属阴。阳生则阴长，故气能生血，气能化津，气能养精。气虚日久，则血无气以生，遂因之而虚。水不化津则停蓄为患，精乏气养则生长发育迟缓，脏腑功能减退。

（3）固摄不能：这主要指气虚不能固摄阴液的病变。如津液失固而外泄的自汗，气不摄血的出血，肾气不固的滑精、遗尿、溲频。此外，气虚下陷的脱肛、虚坐努责等亦属之。

（4）气运乏力：气有推动血液循行、津液输布等作用，气虚则推动乏力，可以发生血液停滞、水液潴留的病变。就气的本身而言，气运乏力还可导致气滞。

2.　气运失常　气贵流通，并依一定的方向运行，故气的运行失常包括气滞壅遏与气行逆乱两类。

（1）气滞壅遏：气滞多由六淫寒湿邪气、食积和郁怒伤肝等引起。也可在痰饮、瘀血的基础上发生。胀痛与满闷是气滞的主要临床表现。其胀痛的特点是时轻时重，胀甚于痛，痛无定处。满闷包括胸闷胁满、腹胀，嗳气或矢气后可以减轻或消失，是气机不畅之故。气滞经络者，多见于肝经。气滞脏腑者，以肺、胃、肠为主。故气滞壅遏的病变，主要与肝、肺、胃、肠有关。若气滞影响水津与血液的运行，可以引起水液积蓄和血行障碍。此外，气滞还能化火。反映在临床上，分别是气滞痰凝、气滞水停、气滞血瘀和气滞化火的证候。

（2）气行逆乱：气行逆乱，是指气的运动方向（气机）逆生理之常的病变。如肺气以肃降为宜，气上逆则为喘咳；胃气以下行为顺，气上逆则为呕吐等。从理论上说，气机当升不升，谓之气陷；当降不降，谓之气逆。两者都属气行逆乱的范围，如脾气当升不升而气陷于下；肾气当纳不纳而气浮于上等。

另外，习惯上还把肝气横逆和胃气上冲也包括在气逆之内。须知肝气横逆虽非肝气的逆向病变，而为升发太过，但因其常致胃气上冲，治疗上要采用平肝降逆和胃的方法，含有上者下之之意。而冲脉为血海，肝主藏血，故孕妇恶阻，呕恶不止，其冲气上逆者，亦多与肝胃有关，治疗应以平肝和胃降冲（逆）为法。

（二）血

1. 血液不足　血之所以虚少，或由化源不充，或由耗血过多。化源不足，多因脾胃亏损，水谷精微不足以生血；肾气衰惫，精气不足以化血。此外，由于津血同源，彼此可以互为补充，在一定条件下，津液可以注入脉中而为血，血中的津液也可渗于脉外而为津。故热邪、吐泻等伤津，也可导致 mr 量的不足，久病营血暗耗，以及慢性失血及大量出血等，则属耗血过多。也有因瘀血不去，新血不生所致者。血虚的病机主要如下。

（I）失于濡养：血虚的病证繁多，然总其一点，无非体失濡养使然，在临床上，血虚主要表现在心肝二脏。这是因为，心主血而肝藏血，心肝二脏与血的关系最为密切。因此，血虚呈现的症状也以此二脏最多。随着血虚得到纠正，其症状也随之消失。从五脏关系看，心为肝之子，肝为肾之子。根据虚则补母和阳生阴长的理论，补心多兼补肝，补肝又兼滋肾，在血虚较为严重的情况下，补血方内又常用补脾肺之气的药物。可见，在实际治疗时尚需考虑到五脏，只是侧重于心肝二脏而已。

（2）血不载气：血为气母，气赖血以附，载之以行。血虚气无以附，遂因之而虚。如慢性失血由血虚而致气虚者属之。特别是在大失血的情况下，气随血亡而脱，此时气脱反而成为主要矛盾。盖有形之血难以骤生，无形之气所当急固。故治疗应益气固脱以摄血。

2. 血行失常　血行脉中，环周不休。若留着不行，则为瘀血；溢于脉外，则为出血。

（1）瘀血阻滞：血本畅行于经脉之中，如无寒热之邪和气滞气虚之变，以及痰湿水饮停滞和外力之伤，则无瘀阻可言。有一于此，则生瘀血。而血液质地的异常，如津液脱失，血黏不畅，也可致瘀，谓之津亏血瘀。此外，离经之血也属瘀血范围。

瘀者，瘀也。瘀血引起的种种病象，都与阻滞不畅、瘀塞不通的病机变化有关。如疼痛，局部青紫或红肿，舌质紫黯、瘀斑，以及舌下络脉青紫等，皆缘于血脉流通受阻。这种疼痛的特点是：痛处固定不移，如针如锥，久痛难愈。其他见症更是多端，如死血凝结之癥积；失于血养的肌肤甲错；神机失灵之健忘、怔忡、癫狂、半身不遂；血不归经之出血；营卫流通受阻之发热；血不载气之口唇爪甲紫绀；以及因某些脉络瘀阻而出现鼓胀之腹部青筋暴涨等。除此之外，还可引起气滞、水停等继发性病变。瘀血的病变亦主要与心肝二脏有关，这是因为心主血脉和肝主疏泄直接影响血液运行的缘故。当然，肺脾肾功能减退也可诱发或加重瘀血，如肺气虚损可致心血瘀阻，脾肾阳虚则可加重其病情，其机制均属气虚不能行血。

（2）血失常道：《素问·脉要精微论》说："脉者，血之府也。"血液不循常道，溢出脉外，则为出血。究其缘由，盖有脉络损伤、迫血妄行、气血失调与瘀血阻滞 4 种。

①脉络损伤：血失常道的部位，有内外之分，上下之异，然皆脉络损伤使然。《灵枢·百病始生》说："阳络伤则血外溢，血外溢则衄血；阴络伤则血内溢，血内溢则后血。"造成脉络损伤的原因，除跌仆损伤外，还可由气血病变引起。

②迫血妄行：多因火热所致。如《济生方·失血论治》说："夫血之妄行也，未有不因热之所发，盖血得热则淖溢。"诸凡外感温热邪气或嗜辛燥醇酒之品，或五志过极化火，或阴虚火旺之类，均属此范围。

③气血失调：是由气的乘逆，使血液不循常道。怒则气逆，血随气上而外溢；气虚不能摄护，则血脱陷而妄行。

④瘀血阻滞：瘀血阻滞脉络，血液不得畅行，以致血不循经而溢出脉外，发生溢血。

三、津液的主要病机

津液是人体正常水液的总称，也是维持人体生理活动的重要物质。津液生成、输布、排泄的任何一个代谢环节失常，都会引起相应的病变，而出现种种证候。津液濡养脏腑，脏腑参与津液的代谢。津液代谢失常多继发于脏腑病变，是脏腑病变的结果，又反过来加重脏腑病变，促使病情进一步恶化。津液不足和水不化津，潴留体内，是津液代谢失常的两种基本病机变化。

（一）津液不足

化源不充和耗损过多，是造成津液不足的两个方面。前者如摄水不足，或脾胃不健，水不化津；后者如热邪伤津，大量汗出，剧烈吐泻，误治温燥或攻利太过等。津液不足的主要病机变化如下。

1. 体失滋养　滋润、充养形体是津液的重要功能。津液不足，则脏腑器官失于滋养而现干燥不润之象，如皮肤干燥甚则皴瘪、口唇燥裂、舌面无津、咽干鼻燥等。这些见症常为辨别有无伤津的重要指征。在脏腑关系上，津液不足主要是指肺胃阴液受劫，每有干咳、呼吸不利、纳差、口渴、气逆及小便短少等肺胃津亏失润病象。若伤阴进一步发展，出现红绛无苔，口反不渴，甚或舌体枯萎、强硬，耳聋神昏，痉厥动风等，则为肝肾阴精受损；而虚烦不寐，心中憺憺大动，又为心阴严重耗伤的表现，多见于温病晚期，热邪入于营血者。

2. 气随液脱　在吐泻频繁、汗出过多的情况下，津液大量丧失，往往气随液脱，出现目眶凹陷、皮肤干瘪、呼吸短促、心烦神疲、尿少或闭、舌质干红、脉细数无力等气阴两伤的证候。甚则伤及阳气，而现四肢厥冷、汗出身凉、呼吸微弱、语声低怯、脉细欲绝等亡阳危象，是为阴伤而损及阳气者。

3. 血流瘀滞　津液作为血液的组成部分，有助于血液的流畅。津亏不足以滑利血脉，则血行瘀滞。血犹如舟，津犹如水，水津充沛，血始能行，若津液为火灼竭，则津枯血行瘀滞，多见于温热入血，或严重吐泻伤津的后期。

此外，有的患者并无大汗、吐泻、利尿等原因，且饮水量特多，反而出现津液不足者，皆因“阴亏阳亢，津涸热淫”（《临证指南医案·三消》）。水不化津，直趋膀胱而出，即多饮与多尿并见，常伴多食善饥，此为消渴，乃为另一种病证，与前述并发于其他病证者不同。

（二）水液停蓄

水液停蓄，是指体内非生理性的水液（如饮邪）及其凝结物（痰）而言，它们同属津液代谢失常的病理产物。津液代谢主要与肺脾肾有关。如肺失宣肃，气不布津；脾失运化，水不化津；肾失气化，水气泛溢。三者都可使津液的生成、转输、排泄障碍，则津液反成为水邪，停蓄为患。

1. 阻滞气机　痰饮水气最易阻滞脏腑经络气机而出现种种病变。如痰滞于肺，则为咳喘；痰迷心窍，则为癫狂；痰阻于胃，则为痞满，恶心呕吐；痰瘀经络，则肢体麻木，半身不遂；痰结咽喉，则咽部梗塞不舒等。又如饮停胸胁，则胸胁胀满、咳喘引痛；饮在肠间，则腹满食少、肠鸣辘辘等。

2. 伤及阳气　水邪属阴，最易伤人阳气，尤以损害脾肾为常见。水气病初期多因肺失宣肃，久则伤及脾肾阳气，以致病情反复，缠绵难愈。

四、经络的主要病机

经络遍布全身，把人体联结成一个有机的整体。在疾病过程中，无论邪气的传变，脏腑病变的相互影响，以及内部病变形诸外，都是由经络参与其间而实现的。一般地说，疾病由表入里、由浅入深的转变过程，就是邪气沿着经脉入舍脏腑的过程。如《素问·皮部论》说：“邪客于皮则腠理开，开则邪入客于络脉，络脉满则注于经脉，经脉满则入舍于腑脏也。”这是邪从皮毛的入侵情况。某些邪气虽然病初是直接侵犯脏腑，如“温邪上受，首先犯肺”。但其顺传阳明，逆传心包，以及热邪蔓延三焦等，同样是通过经络进行转变的。有时，由于邪气侵犯的部位不同，内传的脏腑也不同。如《素问·痹论》说：“五脏皆有合，病久而不去者，内舍于其合也。故骨痹不已，复感于邪，内舍于肾；筋痹不已，复感于邪，内舍于肝；脉痹不已，复感于邪，内舍于心；肌痹不已，复感于邪，内舍于脾；皮痹不已，复感于邪，内舍于肺。”这种五脏五体相合的邪气传变关系，仍然离不开经络的途径。另外，经络还是内脏之间、脏腑与体表组织器官之间病变相互影响的重要渠道，其中以相合脏腑之间的影响最为明显。如心火上炎的舌赤糜烂，胃火上冲的牙龈肿痛，肝胆湿热的耳痛、溢脓等，都缘于此。“有诸内必形诸外”，体内病变的显露于外，多与经络的通联作用和分布循行部位紧密相关。由于经络有一定的络属脏腑和循行部位，因而内部病变可以通过经络反映到体表的一定部位。例如，肝病常见两胁或少腹痛，或睾丸肿痛，这是因为足厥阴肝经所循，“布胁肋”、“抵少腹”、“绕阴器”，两胁、少腹与阴器是肝经所过之处。又如头痛部位与经络的关系，在颈项者多与太阳经有关，在前额者多与阳明经有关，在两侧者多与少阳经有关，在巅顶者多与足厥阴经有关，这些部位同样都是相应经络所过之处。经络的络属作用不单是把相合的脏腑直接联结起来，同时又把脏腑与体表的五官、五体和二阴沟通，形成以五脏为中心的 5 个系统，使脏腑病变直接反映到相合的体表组织，形成具有一定特异性的证候，是临床据以辨识内脏病变的一个重要方面。关于经络自身的病变，由于各种经络的属性与功能不同，其病机变化也大不一样。一般说，十二经脉以六淫邪气、瘀血痰饮壅塞其中，引起经络阻滞为主要病机；而奇经八脉则以经络阻滞与经气不足的病机较为常见。前者如寒滞肝经，络脉瘀阻；后者如带脉失约，冲任不固，跷维不用和冲任受阻等。

第二章

中医辨证

第一节　八纲基本证

一、表里辨证

表里是辨别病变部位外内浅深的两个纲领。

表与里是相对的概念，如皮肤与筋骨相对而言，皮肤属表，筋骨属里；脏与腑相对而言，腑属表，脏属里；经络与脏腑相对而言，经络属表，脏腑属里；经络中三阳经与三阴经相对而言，三阳经属表，三阴经属里等。

表里主要代表辨证中病位的外内浅深，一般而论，身体的皮毛、肌腠、经络在外，属表；血脉、骨髓、脏腑相对在内，属里。因此，临床上一般把外邪侵犯肌表，病位浅者，称为表证；病在脏腑，病位深者，称为里证。从病势上看，外感病中病邪由表入里，疾病渐增重为势进；病邪由里出表，疾病渐减轻为势退。因而前人有病邪入里一层，病深一层，出表一层，病轻一层的认识。

辨别表里对于外感疾病来说，尤为重要。这是由于内伤杂病的证型一般属于里证范畴，主要应辨别“里”所在的具体脏腑的病位。而外感病则往往具有由表入里、由浅而深、由轻而重的发展转变过程，因此，表里辨证是对外感病发展的不同阶段的基本认识，它可说明病情的轻重浅深及病机变化的趋势，可为把握疾病演变的规律及取得诊疗的主动性提供依据。

（一）表证

表证是指外感疾病的初期阶段，正（卫）气抗邪于肤表浅层，以新起恶寒发热为主要特征的证。

1. 临床表现　新起恶风寒，或恶寒发热，头身疼痛，喷嚏，鼻塞，流涕，咽喉痒痛，微有咳嗽、气喘，舌淡红，舌苔薄，脉浮。

2. 证因分析　六淫、疫疠等邪气，经皮毛、口鼻侵入机体，正邪相争于肤表，阻遏卫气的正常宣发、温煦功能，故见恶寒发热；外邪束表，经气郁滞不畅，不通则痛，故有头身疼痛；皮毛受邪，内应于肺，鼻咽不利，故喷嚏、鼻塞、流清涕，咽喉痒痛；肺气失宣，故微有咳嗽、气喘；病邪在表，尚未入里，没有影响胃气的功能，舌象没有明显变化，故舌淡红、苔薄；正邪相争于表，脉气鼓动于外，故脉浮。

表证发生，主要是感受六淫之邪，临床常见的表证有风邪袭表证、寒邪束表证、风热犯表证、湿邪遏表证、燥邪犯表证、暑湿伤表证、热邪犯表证及疫疠证的早期阶段等。本证以新起恶寒发热，脉浮等症状为辨证要点。

（二）里证

里证是指病变部位在内，脏腑、气血、骨髓等受病所反映的证。

1. 临床表现　里证的范围极为广泛，凡非表证（及半表半里证）的特定证候，一般都属里证的范畴，因此其表现多种多样。

2. 证因分析　里证形成的原因有三个方面：一是外邪袭表，表证不解，病邪传里，形成里证；二是外邪直接入里，侵犯脏腑等部位，即所谓“直中”为病；三是情志内伤、饮食劳倦等因素，直接损伤脏腑气血，或脏腑气血功能紊乱而出现各种证。由于里证形成的原因及表现不同，其证候机制亦各不相同。

本证以脏腑、气血津液等异常所致症状为辨证要点。

（三）半表半里证

表半里证指病变既非完全在表，又未完全入里，病位处于表里进退变化之中，以寒热往来等为主要表现的证。

1. 临床表现　寒热往来，胸胁苦满，心烦喜呕，默默不欲饮食，口苦，咽干，目眩，脉弦。

2. 证因分析　属六经辨证中的少阳病证，多因外感病邪由表入里的过程中，邪正分争，少阳枢机不利所致。

本证以寒热往来，胸胁苦满，口苦，咽干，目眩，脉弦等症状为辨证要点。

二、寒热辨证

寒热是辨别疾病性质的两个纲领。

病邪有阳邪与阴邪之分，正气有阳气与阴液之别，寒证与热证实际是机体阴阳偏盛、偏衰的具体表现，正如张景岳所说“寒热乃阴阳之化也。”阴盛或阳虚则表现为寒证，阳盛或阴虚则表现为热证。《素问·阴阳应象大论篇》所言“阳胜则热，阴胜则寒”及《素问·调经论篇》所说“阳虚则外寒，阴虚则内热”即是此意。

寒象、热象与寒证、热证既有区别，又有联系。如恶寒、发热等可被称为寒象或热象，是疾病的表现征象，与反映疾病本质的寒证或热证是不同的。一般情况下，疾病的本质和表现的征象多是相符的，热证多见热象，寒证多见寒象。但反过来，出现某些寒象或热象时，疾病的本质不一定就是寒证或热证。因此，寒热辨证，不能孤立地根据个别症状作判断，而是应在综合分析四诊资料的基础上进行辨识。

辨清寒证与热证，对于认识疾病的性质和指导治疗有重要意义，是确定“寒者热之，热者寒之”治疗法则的依据。

（一）寒证

寒证是指感受寒邪，或阳虚阴盛，导致机体功能活动衰退所表现的具有“冷、凉”特点的证。由于阴盛可表现为寒的证，阳虚亦可表现为寒的证，故寒证有实寒证与虚寒证之分。

1. 临床表现　恶寒（或畏寒）喜暖，肢冷蜷卧，冷痛喜温，口淡不渴，痰、涕、涎液清稀，小便清长，大便溏薄，面色苍白，舌质浅淡，苔白而润，脉紧或迟等。

2. 证因分析　多因感受寒邪，或过服生冷寒凉所致，起病急骤，体质壮实者，多为实寒证；因内伤久病，阳气虚弱而阴寒偏胜者，多为虚寒证；寒邪袭于表者，多为表寒证；寒邪客于脏腑，或因阳虚阴盛所致者，多为里寒证。阳气虚弱，或因外寒阻遏阳气，形体失却温煦，故见恶寒（或畏寒）喜暖、肢冷蜷卧、冷痛喜温等症；阴寒内盛，津液未伤，所以口淡不渴，痰、涕、涎液、大小便等分泌物、排泄物澄澈清冷，苔白而润；寒邪束遏阳气则脉紧，阳虚推动缓慢则脉迟。本证以怕冷喜暖与分泌物、排泄物澄澈清冷等症状共见为辨证要点。

（二）热证

热证是指感受热邪，或脏腑阳气亢盛，或阴虚阳亢，导致机体功能活动亢进所表现的具有“温、热”特点的证。由于阳盛可表现为热的证，阴虚亦可表现为热的证，故热证有实热证、虚热证之分。

1. 临床表现　发热，恶热喜冷，口渴欲饮，面赤，烦躁不宁，痰、涕黄稠，小便短黄，大便干结，舌红少津，舌苔黄燥，脉数等。

2. 证因分析　多因外感火热阳邪，或过服辛辣温热之品，或寒湿郁而化热，或七情过激，五志化火等导致体内阳热过盛所致，病势急骤，形体壮实者，多为实热证；因内伤久病，阴液耗损而阳气偏亢者，多为虚热证；风热之邪袭于表者，多为表热证；热邪盛于脏腑，或因阴虚阳亢所致者，多为里热证。由于阳热偏盛，津液被耗，或因阴液亏虚而阳气偏亢，故见发热、恶热、面赤、烦躁不宁、舌红、苔黄、脉数等症；热伤阴津，故见口渴欲饮、痰涕黄稠、小便短黄、大便干结、舌红少津等症。本证以发热恶热与分泌物、排泄物黏浊色黄等症状共见为辨证要点。

三、虚实辨证

虚实是指辨别邪正盛衰的两个纲领，主要反映病变过程中人体正气的强弱和致病邪气的盛衰。《素问·通评虚实论篇》说："邪气盛则实，精气夺则虚。"《景岳全书·传忠录》亦说："虚实者，有余不足也。"实主要指邪气盛实，虚主要指正气不足，所以实与虚是用以概括和辨别邪正盛衰的两个纲领。

由于邪正斗争是疾病过程中的根本矛盾，阴阳盛衰及其所形成的寒热证，亦存在着虚实之分，所以分析疾病过程中邪正的虚实关系，是辨证的基本要求，因而《素问·调经论篇》有"百病之生，皆有虚实"之说。通过虚实辨证，可以了解病体的邪正盛衰，为治疗提供依据。实证宜攻，虚证宜补，虚实辨证准确，攻补方能适宜，才能免犯实实虚虚之误。

（一）虚证

虚证是指人体阴阳、气血、津液、精髓等正气亏虚，而邪气不显著为基本病理所形成的证。

1. 临床表现　由于损伤正气的不同及影响脏腑器官的差异，虚证的表现也各不相同。

2. 证因分析　多因先天禀赋不足，后天失调或疾病耗损所致。如饮食失调，营血生化不足；思虑太过、悲哀惊恐、过度劳倦等，耗伤气血营阴；房事不节，耗损肾精元气；久病失治、误治，损伤正气；大吐、大泻、大汗、出血、失精等，使阴阳气血耗损，均可形成虚证。

本证以临床表现具有"不足、松弛、衰退"等特征为辨证要点。

（二）实证

实证是指人体感受外邪，或疾病过程中阴阳气血失调，体内病理产物蓄积，以邪气盛实、正气不虚为基本病理所形成的证。

1. 临床表现　由于感邪性质与病理产物的不同，以及病邪侵袭、停积部位的差别，实证的表现也各不相同。

2. 证因分析　实证的形成主要有两方面：一是因风寒暑湿燥火、疫疠以及虫毒等邪气侵犯人体，正气奋起抗邪所致；二是内脏功能失调，气化失职，气机阻滞，形成痰、饮、水、湿、脓、瘀血、宿食等有形病理物质，壅聚停积于体内所致。本证以临床表现具有"有余、亢盛、停聚"等特征为辨证要点。

四、阴阳辨证

阴阳是指归类病证类别的两个纲领。

阴阳是辨别疾病类别的基本大法。阴、阳分别代表事物相互对立的两个方面，它无所不指，也无所定指，故疾病的性质、证的类别以及临床表现，一般都可用阴阳进行概括或归类。《素问·阴阳应象大论篇》说："善诊者，察色按脉，先别阴阳。"《类经·阴阳类》说："人之疾病……必有所本，或本于阴，或本于阳，病变虽多，其本则一。"《景岳全书·传忠录》亦说："凡诊病施治，必须先审阴阳，乃为医道之纲领，阴阳无谬，治焉有差？医道虽繁，而可以一言蔽之者，曰阴阳而已。"由此可见阴阳在辨别病证中的重要性。

阴证与阳证的划分是根据阴阳学说中阴与阳的基本属性。凡临床上出现具有兴奋、躁动、亢进、明亮、偏于身体的外部与上部等特征的临床表现、病邪性质为阳邪、病情变化较快的表证、热证、实证时，一般可归属为阳证的范畴；出现具有抑制、沉静、衰退、晦暗、偏于身体的内部与下部等特征的临床表现、病邪性质为阴邪、病情变化较慢的里证、寒证、虚证时，一般可归属为阴证的范畴。阴阳是八纲中的总纲。表证与里证、寒证与热证、虚证与实证反映了病变过程中几种既对立又统一的矛盾现象。此三对证是分别从不同的侧面来概括病情的，所以只能说明疾病在某一方面的特征，而不能反映出疾病的全貌。六类证型相互之间虽然有一定的联系，但既不能相互概括，也不能相互取代，六者在八纲中的地位是相等的。因此，为了对病情进行更高层面或总的归纳，可以用阴证与阳证概括其他六类证，即表证、热证、实证属阳，里证、寒证、虚证属阴，因此，阴阳两纲可以统帅其他六纲而成为八纲中的总纲。

阴证与阳证的划分不是绝对的，是相对而言的。如与表证相对而言，里证属于阴证，但里证又有寒热、虚实之分，相对于里寒证与里虚证而言，里热证与里实证则又归于阳证的范畴。因此，临床上在对具体病证归类时会存在阴中有阳，阳中有阴的情况。

第二节　八纲证之间的关系

八纲中，表里寒热虚实阴阳，各自概括着一个方面的病理本质，然而病理本质的各个方面是互相联系着的。寒热病性、邪正相争不能离开表里病位而存在，反之也没有可以离开寒热虚实等病性而独立存在的表证或里证。因此，用八纲来分析、判断、归类证，并不是彼此孤立、绝对对立、静止不变的，而是可有相兼、错杂、转化，甚至出现真假，并且随病变发展而不断变化。临床辨证时，不仅要注意八纲基本证的识别，更应把握八纲证之间的相互关系，只有将八纲综合起来对病情作综合性的分析考察，才能对各证有比较全面、正确的认识。八纲证之间的相互关系，主要可归纳为证的相兼、证的错杂、证的转化及证的真假 4 个方面。

一、证的相兼

广义的证的相兼，指各种证的相兼存在。本处所指狭义的证的相兼，是指在疾病的某一阶段，其病位无论是在表、在里，但病情性质上没有寒与热、虚与实等相反的证存在的情况。表里、寒热、虚实各自从不同的侧面反映疾病某方面的本质，故不能互相概括、替代，临床上的证则不可能只涉及病位或病性的某一方面。因而辨证时，无论病位之在表在里，必然要区分其寒热虚实性质；论病性之属寒属热，必然要辨别病位在表或在里、是邪盛或是正虚；论病情之虚实，必察其病位之表里、病性之寒热。

根据证的相兼的概念，除对立两纲（表与里、寒与热、虚与实）之外的其他任意三纲均可组成相兼的证。经排列组合可形成表实寒证、表实热证、表虚寒证、表虚热证、里实寒证、里实热证、里虚寒证、里虚热证八类证。但临床实际中很少见到真正的表虚寒证与表虚热证。以往关于“表虚证”有两种说法：一是指外感风邪所致有汗出的表证（相对外感风寒所致无汗出的“表实证”而言）。其实表证的有无汗出，只是在外邪的作用下，毛窍的闭与未闭，是邪正相争的不同反应，毛窍未闭、肤表疏松而有汗出，不等于疾病的本质属虚，因此，表证有汗出者并非真正的虚证。二是指肺脾气虚所致卫表（阳）不固证，但实际上该证属于阳气虚弱所致的里虚寒证。

相兼的证的临床表现一般多是相关纲领证候的叠加。

例如：表实寒证与表实热证，既同属于表证的范畴，又分别属于寒证与热证，分别以恶寒重发热轻、无汗、脉浮紧及发热重恶寒轻、口微渴、汗出、脉浮数等为辨证要点；里实寒证与里实热证既同属于里实证的范畴，又分别属于寒证与热证，分别以形寒肢冷、面白、口不渴、痰稀、尿清、冷痛拒按、苔白、脉沉或紧及壮热、面赤、口渴、大便干结、小便短黄、舌红苔黄、脉滑数或洪数为辨证要点；里虚寒证与里虚热证既同属于里虚证的范畴，又分别属于寒证与热证，分别以畏寒肢冷、神疲乏力、尿清便溏、冷痛喜温喜按、舌淡胖苔白、脉沉迟无力及形体消瘦、五心烦热、午后颧红、口燥咽干、潮热盗汗、舌红绛、脉细数为辨证要点。

二、证的错杂

证的错杂指在疾病的某一阶段，八纲中相互对立的两纲病证同时并见所表现的错杂证。在错杂的证中，矛盾的双方都反映着疾病的本质，因而不可忽略。临床辨证当辨析疾病的标本缓急，因果主次，以便采取正确的治疗。八纲中的错杂关系，从表与里、寒与热和虚与实角度，分别可概括为表里同病、寒热错杂、虚实夹杂，但临床实际中表里与寒热、虚实之间是可以交互错杂的，如表实寒里虚热、表实热里实热等，因此临证时应对其进行综合分析。

（一）表里同病

表里同病是指在同一患者身上，既有表证，又有里证。表里同病的形成常见于以下 3 种情况：一是初病即同时出现表证与里证的表现；二是表证未罢，又及于里；三是内伤病未愈而又感外邪。表里同病，以表里与虚实或寒热分别排列组合，包括表里俱寒、表里俱热、表里俱虚、表里俱实、表热里寒、表寒里热、表虚里实与表实里虚 8 种情况。除去临床上少见的“表虚证”，则表里同病可概括为以下 6 种情况。

1. 表里俱寒　如素体脾胃虚寒，复感风寒之邪，或外感寒邪，同时伤及表里，表现为恶寒重发热轻、头身痛、流清涕、脘腹冷痛、大便溏泄、脉迟或浮紧等。

2. 表里俱热　如素有内热，又感风热之邪，或外感风热未罢，又传及于里，表现为发热重恶寒轻、咽痛、咳嗽气喘、便秘尿黄、舌红苔黄、脉数或浮数等。

3. 表寒里热　如表寒未罢，又传及于里化热，或先有里热，复感风寒之邪，表现为恶寒发热、无汗、头痛、身痛、口渴喜饮、烦躁、便秘尿黄、苔黄等。

4. 表热里寒　如素体阳气不足，复感风热之邪，表现为发热恶寒、有汗、头痛、咽痛、尿清便溏、腹满等。

5. 表里俱实　如饮食停滞之人，复感风寒之邪，表现为恶寒发热、鼻塞流涕、脘腹胀满、厌食便秘、脉浮紧等。

6. 表实里虚　如素体气血虚弱，复感风寒之邪，表现为恶寒发热、无汗、头痛身痛、神疲乏力、少气懒言、心悸失眠、舌淡脉弱等。

（二）寒热错杂

寒热错杂是指在同一患者身上，既有寒证的表现，又有热证的症状。寒热错杂的形成有 3 种情况：一是先有热证，复感寒邪，或先有寒证，复感热邪；二是先有外感寒证，寒郁而入里化热；三是机体阴阳失调，出现寒热错杂。

结合病位，可将寒热错杂概括为表里的寒热错杂与上下的寒热错杂。表里的寒热错杂包括表寒里热与表热里寒，详见表里同病；上下的寒热错杂包括上热下寒及上寒下热。

1. 上热下寒　如患者同时存在上焦有热与脾胃虚寒，则既有胸中烦热、咽痛口干、频欲呕吐等上部热证表现，又兼见腹痛喜暖、大便稀薄等下部寒证的症状。

2. 上寒下热　如患者同时存在脾胃虚寒与膀胱湿热，则既有胃脘冷痛，呕吐清涎等上部寒证的表现，同时又兼见尿频、尿痛、小便短等下部热证的症状。

（三）虚实夹杂

虚实夹杂是指同一患者，同时存在虚证与实证的表现。虚实夹杂的形成主要有以下两种情况：一是因实证邪气太盛，损伤正气，而致正气虚损，同时出现虚证；二是先有正气不足，无力祛除病邪，以致病邪积聚，或复感外邪，又同时出现实证。

结合病位，虚实夹杂可概括为表里或上下的夹杂。但辨别虚实夹杂的关键是分清虚实的孰多孰少，病势的孰缓孰急，为临床确立以攻为主或以补为主或攻补并重的治疗原则提供依据，因此，可将虚实夹杂概括为以虚为主的虚证夹实、以实为主的实证夹虚及虚实并重 3 种类型。

1. 虚证夹实　如温热病后期，虽邪热将尽，但肝肾之阴已大伤，此时邪少虚多，表现为低热不退、口干口渴、舌红绛而干、少苔无苔、脉细数等，治法当以滋阴养液为主，兼清余热之邪。

2. 实证夹虚　如外感温热病中常见的实热伤津证，为邪多虚少，表现为既见发热、便秘、舌红、脉数等里实热的现象，又见口渴、尿黄、舌苔干裂等津液受伤的虚象，治法当以清泻里热为主，兼以滋阴润燥。

3. 虚实并重　如小儿疳积证，往往虚实并重，既有大便泄泻、完谷不化、形瘦骨立等脾胃虚弱的表现，又有腹部膨大、烦躁不安、贪食不厌、舌苔厚浊等饮食积滞、化热的症状，治疗应消食化积与健脾益气并重。

三、证的转化

证的转化是指在疾病的发展变化过程中，八纲中相互对立的证之间在一定条件下可以互易其位，相互转化成对立的另一纲的证。但在证的转化这种质变之前，往往有一个量变的过程，因而在证的转化之前，又可以呈现出证的相兼或错杂现象。证的转化后的结果有两种可能，一是病情由浅及深、由轻而重，向加重方向转化；二是病情由重而轻、由深而浅，向痊愈方向转化。八纲证的转化包括表里出入、寒热转化、虚实转化 3 种情况。

（一）表里出入

表里出入是指在一定条件下，病邪从表入里，或由里透表，致使表里证发生变化。

1. 表邪入里　表邪入里是指先出现表证，因表邪不解，内传入里，致使表证消失而出现里证。

例如：外感病初期出现恶寒发热、头身疼痛、无汗、苔薄白、脉浮紧等症状，为表实寒证。如果失治误治，表邪不解，内传于脏腑，继而出现高热、口渴、舌苔黄、脉洪大等症状，即是表邪入里，表实寒证转化为里实热证。

2. 里邪出表　里邪出表是指某些里证在治疗及时、护理得当时，机体抵抗力增强，驱邪外出，从而表现出病邪向外透达的症状或体征。其结果并不是里证转化为表证，而是表明邪有出路，病情有向愈的趋势。

例如：麻疹患儿疹不出而见发热、喘咳、烦躁等症，通过恰当调治后，使麻毒外透，疹子发出而烦热、喘咳等减轻、消退；外感温热病中，出现高热、烦渴等症，随汗出而热退身凉、烦躁等症减轻，便是邪气从外透达的表现。

邪气的表里出入，主要取决于正邪双方斗争的情况，因此，掌握病势的表里出入变化，对于预测疾病的发展与转归，及时调整治疗策略具有重要意义。

（二）寒热转化

寒热转化是指寒证或热证在一定条件下相互转化，形成相对应的证。

1. 寒证化热　寒证化热是指原为寒证，后出现热证，而寒证随之消失。

寒证化热常见于外感寒邪未及时发散，而机体阳气偏盛，阳热内郁到一定程度，则寒邪化热，形成热证；或是寒湿之邪郁遏，而机体阳气不衰，由寒而化热，形成热证；或因使用温燥之品太过，亦可使寒证转化为热证。

例如：寒湿痹病，初为关节冷痛、重着、麻木，病程日久，或过服温燥药物，而变成患处红肿灼痛等，则是寒证转化为热证。

2. 热证转寒　热证转寒是指原为热证，后出现寒证，而热证随之消失。热证转寒，常见于邪热毒气严重的情况之下，因失治、误治，以致邪气过盛，耗伤正气，阳气耗散，从而转为虚寒证，甚至出现亡阳的证。

例如：疫毒病初期，表现高热烦渴、舌红脉数、泻痢不止等。由于治疗不及时，骤然出现冷汗淋漓、四肢厥冷、面色苍白、脉微欲绝等症，则是由热证转化为了寒证（亡阳证）。

寒证与热证的相互转化，是由邪正力量的对比所决定的，其关键又在机体阳气的盛衰。寒证转化为热证，是人体正气尚强，阳气较为旺盛，邪气才会从阳化热，提示人体正气尚能抗御邪气；热证转化为寒证，是邪气虽衰而正气不支，阳气耗伤并处于衰败状态，提示正不胜邪，病情加重。

（三）虚实转化

虚实转化是指在疾病的发展过程中，由于正邪力量对比的变化，致使虚证与实证相互转化，形成对应的证。实证转虚为疾病的一般规律，虚证转实临床少见，实际上常常是因虚致实，形成本虚标实的证。

1. 实证转虚　实证转虚是指原先表现为实证，后来表现为虚证。邪正斗争的趋势，或是正气胜邪而向愈，或是正不胜邪而迁延。故病情日久，或失治误治，正气伤而不足以御邪，皆可形成实证转化为虚证。

例如：外感热病的患者，始见高热、口渴、汗多、烦躁、脉洪数等实热证的表现，因治疗不当，日久不愈，导致津气耗伤，而出现形体消瘦、神疲嗜睡、食少、咽干、舌嫩红无苔、脉细无力等虚象，即是由实证转化为虚证。

2. 虚证转实　虚证转实是指正气不足，脏腑功能衰退，组织失却濡润充养，或气机运化迟钝，以致气血阻滞，病理产物蓄积，邪实上升为矛盾的主要方面，而表现以实为主的证候，因此，实为因虚致实的本虚标实证。

例如：心阳气虚日久，温煦无能，推运无力，则可使血行迟缓而成瘀，在原有心悸、气短、脉弱等心气虚证的基础上，而后出现心胸绞痛、唇舌紫暗、脉涩等症，则是心血瘀阻证，此时血瘀之实的表现较心气之虚的表现显得更为突出。

总之，所谓虚证转化为实证，并不是指正气来复，病邪转为亢盛，邪盛而正不虚的实证，而是在虚证基础上转化为以实证为主要矛盾的证候。其本质是因虚致实，本虚标实。

四、证的真假

证的真假是指当某些疾病发展到严重或后期阶段时，可表现出一些与疾病本质不一致，甚至相反的“假象”，从而干扰对疾病真实面貌的认识。“真”，是指与疾病内在本质相符的证；“假”，是指疾病发展过程中表现出的一些不符合常规认识的“假象”，即与病理本质所反映的常规证不相应的某些表现。当出现证的真假难辨时，一定要注意全面分析，去伪存真，抓住疾病的本质。八纲证的真假主要可概括为寒热真假与虚实真假两种情况。

（一）寒热真假

一般来说，寒证多表现为寒象，热证多表现为热象，只要抓住寒证、热证的要点就可作出判断。但在某些疾病的严重阶段，当病情发展到寒极或热极的时候，有时会出现一些与其寒、热病理本质相反的“假象”症状或体征，从而影响对寒证、热证的准确判断。具体来说，有真热假寒和真寒假热两种情况。

1. 真热假寒　真热假寒是指疾病的本质为热证，却出现某些“寒”的现象，又称“热极似寒”。如里热炽盛之人，除出现胸腹灼热、神昏谵语、口臭息粗、渴喜冷饮、小便短黄、舌红苔黄而干、脉有力等里热证的典型表现外，有时会伴随出现四肢厥冷、脉迟等“寒象”症状。从表面来看，这些“寒象”似乎与疾病的本质（热证）相反，但实际上这些表现是由于邪热内盛，阳气郁闭于内而不能布达于外所致，而且邪热越盛，厥冷的症状可能越重，即所谓“热深厥亦深”，因此，这些“寒象”实为热极格阴的表现，本质上也是热证疾病的反映，只不过是较常规热证的病机和表现更为复杂而已。

2. 真寒假热　真寒假热是指疾病的本质为寒证，却出现某些“热象”的表现，又称“寒极似热”，如阳气虚衰，阴寒内盛之人，除出现四肢厥冷、小便色清、便质不燥、甚至下利清谷、舌淡苔白、脉来无力等里虚寒证的典型表现外，尚可出现自觉发热、面色发红、神志躁扰不宁、口渴、咽痛、脉浮大或数等“热象”症状。从表面来看，这些“热象”似乎与疾病的本质（寒证）相反，但实际上这些表现是由于阳气虚衰，阴寒内盛，逼迫虚阳浮游于上、格越于外所致，而非体内真有热。同时，这些“热象”与热证所致有所不同。如虽自觉发热，但触之胸腹无灼热，且欲盖衣被；虽面色发红，但为泛红如妆，时隐时现；虽神志躁扰不宁，但感疲乏无力；虽口渴，却欲热饮，且饮水不多；虽咽喉疼痛，但不红肿；虽脉浮大或数，但按之无力。因此，这些“热象”实为寒极格阳的表现，本质上也是寒证疾病的反映，但较一般寒证的病机和表现更为复杂。当出现上述“热极似寒”或“寒极似热”的情况时，一定要注意在四诊合参、全面分析的基础上，透过现象抓本质。在具体辨别时，应注意以下几个方面。

（1）了解疾病发展的全过程：一般情况下，“假象”容易出现在疾病的后期及危重期。

（2）辨证时应以身体内部的症状及舌象等作为判断的主要依据，外部、四肢的症状容易表现为“假象”。

（3）“假象”和真象存在不同：如“假热”之面赤，是面色苍白而泛红如妆，时隐时现，而里热炽盛的面赤却是满面通红；“假寒”常表现为四肢厥冷伴随胸腹部灼热，揭衣蹬被；而阴寒内盛者则往往身体蜷卧，欲近衣被。

（二）虚实真假

一般来说，虚证的表现具有“不足、松弛、衰退”的特征，实证的表现具有“有余、亢盛、停聚”的特征。但疾病较为复杂或发展到严重阶段，可表现出一些不符合常规认识的征象，也就是当患者的正气虚损严重，或病邪非常盛实时，会出现一些与其虚、实病理本质相反的“假象”症状或体征，从而影响对虚、实证的准确判断。具体来说，有真实假虚和真虚假实两种情况。

1. 真实假虚　真实假虚是指疾病的本质为实证，却出现某些“虚羸”的现象，即所谓“大实有羸状”如实邪内盛之人，出现神情默默、身体倦怠、不愿多言、脉象沉细等貌似“虚羸”的表现，是由于火热、痰食、湿热、瘀血等邪气或病理产物大积大聚，以致经脉阻滞，气血不能畅达所致，其病变的本质属实。因此，虽默默不语但语时声高气粗，虽倦怠乏力却动之觉舒，虽脉象沉细却按之有力，与虚、证所导致的真正“虚羸”表现不同。同时还伴随疼痛拒按、舌质苍老、舌苔厚腻等实证的典型表现，是“大实有羸状”的复杂病理表现。

2. 真虚假实　真虚假实是指疾病的本质为虚证，反出现某些“盛实”的现象，即所谓“至虚有盛候”。如正气内虚较为严重之人，出现腹胀腹痛、二便闭涩、脉弦等貌似“盛实”的表现，是由于脏腑虚衰，气血不足，运化无力，气机不畅所致，其病变的本质属虚。因此，腹虽胀满而有时缓解，不似实证之持续胀满不减；腹虽痛，不似实证之拒按，而是按之痛减；脉虽弦，但重按无力，与实证所致表现不同，同时伴随神疲乏力、面色无华、舌质娇嫩等虚证的典型表现，是“至虚有盛候”的复杂病理表现。

当出现上述“大实有羸状”或“至虚有盛候”的情况时，一定要注意围绕虚证、实证的表现特点及鉴别要点综合分析，仔细辨别，从而分清虚、实的真假。

第三节　六淫辨证

六淫之邪侵袭人体，机体必然发生一定的病理变化，并通过不同的症状和体征反映出来。因此，六淫辨证则是根据六淫各自的自然特性和致病特点，探求疾病所属何因的辨证方法。六淫病证的发生，往往与季节有关。如春多风病，夏多暑病，长夏多湿病，秋多燥病，冬多寒病。在四时气候变化中，六淫病证并不是固定的，且人体感受邪气，也不是单一的，例如风有风寒、风热、风湿；暑有暑热、暑湿、暑风等，因此，疾病的表现也是复杂多变的。

此外，临床上还有一些病证，其病因并不是外感六淫所致，而是在疾病发展过程中由于内部病理变化所产生的类似六淫的证候，称为内风证、内寒证、内湿证、内燥证、内火证等，其实质上是一种象征性的病理归类，应注意辨析。

一、风淫证

风淫证是指感受外界风邪所致的一类证，或称外风证。根据风邪侵袭所反映病位的不同，风淫证常有风邪袭表证、风邪犯肺证、风客肌肤证、风邪中络证、风窜关节证、风水相搏证等。风为百病之长，根据与外风兼见证候的不同，又有风寒、风热、风火、风湿以及风痰、风水、风毒等名称的不同。

1. 临床表现　一般有恶风寒，微发热，汗出，鼻塞或喷嚏，咳嗽，咽喉痒痛，苔薄白，脉多浮缓；或新起皮肤瘙痒，甚至出现丘疹时隐时现、此起彼落；或突现颜面麻木不仁，口眼㖞斜，颈项拘急；或肢体关节疼痛而游走不定；或突起面睑肢体浮肿。

2. 证因分析　多因感受外界的风邪，其中也可能包含着某些生物性致病因素。风邪袭表，腠理开合失调，故见恶风、微热、汗出等症；风邪犯肺，肺系不利，则见鼻塞或喷嚏、咳嗽、咽喉痒痛等；风邪客于肌肤，则见皮肤瘙痒，或见丘疹时隐时现、此起彼落；风邪侵袭经络，经气阻滞不通，轻则局部脉络麻痹、失调，而见肌肤麻木不仁、口眼㖞斜，重则导致筋脉挛急，而现颈项强直等症；风与寒湿合邪，阻痹经络，流窜关节，则肢体关节游走疼痛；风水相搏，肺失宣降，则见面睑肢体浮肿。本证以新起恶风、微热、汗出、脉浮缓，或突起风团、瘙痒、麻木、肢体关节游走疼痛为辨证要点。

风邪袭表者，治宜疏风解表，方用荆防败毒散（《摄身众妙方》，荆芥、防风、羌活、独活、川芎、生姜、甘草、薄荷、柴胡、前胡、桔梗、茯苓）；风邪犯肺者，治宜疏风宣肺，方用杏苏散（《温病条辨》，杏仁、苏叶、半夏、橘红、桔梗、枳壳、前胡、茯苓、甘草、大枣、生姜）或桑菊饮（《温病条辨》，桑叶、菊花、连翘、杏仁、桔梗、甘草、芦根、‘薄荷）；风邪客于肌肤者，治宜疏风清热利湿，方用消风散（《外科正宗》，当归、生地黄、防风、蝉蜕、知母、苦参、胡麻仁、荆芥、苍术、牛蒡子、石膏、木通、甘草）；风邪侵袭经络者，治宜祛风止痉，方用牵正散（《杨氏家藏方》，白附子、白僵蚕、全蝎）；风寒湿痹痛者，治宜祛风宣痹，方用防风汤（《宣明论方》，防风、当归、茯苓、杏仁、黄芩、秦艽、葛根、麻黄、肉桂、生姜、大枣、甘草）；风水相搏者，治宜祛风利水，方用越婢加术汤（《金匮要略》，麻黄、石膏、甘草、生姜、大枣、白术）。

二、寒淫证

凡感受外界寒邪所致的一类证，称为寒淫证，或称实寒证。根据寒邪侵袭所反映病位的不同，寒淫证有“伤寒证”、“中寒证”之分。伤寒证是指寒邪外袭，伤人肤表，阻遏卫阳，阳气抗邪于外所表现的表实寒证；中寒证是指寒邪直中而内侵脏腑、气血，损伤或遏制阳气，阻滞气机或血液运行所表现的里实寒证。寒邪常与风、湿、燥、痰、饮等病因共同存在，而表现为风寒、寒湿、凉燥、寒痰、寒饮等证。并且常因寒而导致寒凝气滞、寒凝血瘀，寒邪损伤机体阳气可演变成虚寒证，甚至亡阳证。

1. 临床表现　伤寒证者新起恶寒，或伴发热之感，头身疼痛，无汗，鼻塞流清涕，口不渴，舌苔白，脉浮紧等。中寒证者新起畏寒，脘腹或腰背等处冷痛、喜温，或见呕吐腹泻，或见咳嗽、哮喘、咯吐白痰。

2. 证因分析　多因淋雨、涉水、衣单、露宿、食生、饮冷等，体内阳气未能抵御寒邪而致病。故多属新病突起，病势较剧，并常有感受寒邪的原因可查。伤寒证多因寒伤于表，郁闭肌腠，失于温煦，故见恶寒、疼痛、无汗、口不渴、分泌物或排泄物清稀、苔白、脉浮紧等。

中寒证多因寒邪遏伤机体阳气，故常有新起恶寒、身痛肢厥、蜷卧拘急、小便清长、面色苍白、舌苔白、脉沉紧或沉弦、沉迟有力等一般表现之外，且因寒邪所犯脏腑之别，因而可表现出各自脏器的证候特点。如寒滞胃肠，多有呕吐腹泻；如寒邪客肺，常见咳嗽、哮喘、咯吐白痰等。

本证以恶寒甚、无汗、头身或胸腹疼痛、苔白、脉弦紧为辨证要点。

寒伤于表者，治宜辛温解表，方用麻黄汤（《伤寒论》，麻黄、桂枝、炙甘草、杏仁）；寒邪直中胃肠者，治宜温中散寒，方用桂附理中汤（《产科发蒙》，人参、炒白术、炒干姜、肉桂、制附子、炙甘草）；寒邪客肺者，治宜温肺化痰，方用小青龙汤（《伤寒论》，麻黄、芍药、细辛、干姜、炙甘草、桂枝、五味子、半夏）。

三、湿淫证

湿是指外界湿邪侵袭人体，或体内水液运化失常而形成的一种呈弥漫状态的病理性物质。由外界湿邪所致的证，即为湿淫证，亦称外湿证。亦有因过食油腻、嗜酒饮冷等而致脾失健运，水液不能正常输布而湿浊内生，是为内湿证。然而，湿证之成，常是内外合邪而为病，故其临床表现亦常涉及内外。

根据寒邪侵袭所反映病位的不同，湿淫证有“湿遏卫表”、“湿凝筋骨”和“湿伤于里”等证。此外，湿郁则易于化热，而成湿热之证；湿邪亦可与风、暑、痰、水等邪合并为病，而为风湿、暑湿、痰湿、水湿、湿毒等证。

1. 临床表现　湿遏卫表，则恶寒微热，头胀而痛，身重体倦，口淡不渴，小便清长，舌苔白滑，脉濡或缓。湿凝筋骨，则骨节烦疼，关节不利。湿伤于里，除面色晦垢，肢体困重，舌苔滑腻，脉象濡缓等症之外，或有胸闷脘痞，纳谷不馨，甚至恶心欲呕；或见大便稀溏，或小便浑浊，妇女可见带下量多。

2. 证因分析　多因外湿侵袭，如淋雨下水、居处潮湿、冒犯雾露等而形成。湿遏卫表，与卫气相争，故恶寒微热；湿遏气机，清阳失宣，故见头胀而痛、身重体倦、口淡胸闷；湿不伤津，故口不渴、小便清长；舌苔白滑，脉濡或缓，是湿邪为患之征。寒湿留滞于筋骨，气血痹阻不通，不通则痛，故骨节烦疼，则关节不利。

湿伤于里，则可出现一系列脏腑气机困阻的病证。湿滞胃肠，胃失和降，则胸闷脘痞，纳谷不馨，甚则恶心欲呕；湿困脾阳，运化失常，故见大便稀溏；湿滞膀胱，气化失常，故小便浑浊；湿浊下注胞宫，则妇女可见带下量多。湿邪为病，病势多缠绵，容易阻滞气机，困遏清阳，故以面色晦垢、肢体困重、舌苔滑腻、脉象濡缓为主要表现。本证以身体困重、肢体酸痛、脘腹痞闷、舌苔滑腻为辨证要点。湿遏卫表者，治宜解表祛湿，方用藿香正气散（《太平惠民和剂局方》，大腹皮、白芷、紫苏、茯苓、半夏曲、白术、陈皮、厚朴、桔梗、藿香、甘草、生姜、大枣）；湿凝筋骨者，治宜利湿祛风散寒，方用薏苡仁汤（《奇效良方》，薏苡仁、当归、芍药、麻黄、官桂、甘草、苍术）；湿伤于里者，治宜温阳化湿，方用香砂理中汤（《医灯续焰》，炮姜、炒白术、炙甘草、人参、木香、砂仁）。

四、燥淫证

凡外界燥邪侵袭，耗伤人体津液所致的证，称为燥淫证，又称外燥证。燥淫证有“温燥”、“凉燥”之分，这多与秋季气候有偏热偏寒的不同变化相关。燥而偏热为温燥，燥而偏寒为凉燥。

1. 临床表现　皮肤干燥甚至皲裂、脱屑，口唇、鼻孔、咽喉干燥，口渴饮水，舌苔干燥，大便干燥，或见干咳少痰、痰黏难咯，小便短黄，脉象偏浮。凉燥常有恶寒发热，无汗，头痛，脉浮缓或浮紧等表寒症状；温燥常见发热有汗，咽喉疼痛，心烦，舌红，脉浮数等表热症状。

2. 证因分析　燥邪具有干燥，伤津耗液，损伤肺脏等致病特点。燥淫证的发生有明显的季节性，是秋天的常见证，发于初秋气温者为温燥，发于深秋气凉者为凉燥。燥邪侵袭，易伤津液，而与外界接触的皮肤、清窍和肺系首当其冲，所以燥淫证的证候主要表现为皮肤、口唇、鼻孔、咽喉、舌苔干燥，干咳少痰等症；大便干燥，小便短黄，口渴饮水系津伤自救的表现。

感受外界燥邪所致，所以除了“干燥”的证候以外，还有“表证”的一般表现，如轻度恶寒或发热、脉浮等。初秋之季，气候尚热，余暑未消，燥热侵犯肺卫，故除了干燥津伤之证候表现外，又见类似风热表证之象；深秋季节，气候既凉，气寒而燥，人感凉燥，除了燥象之外，可见类似寒邪袭表之表寒证。

临床上常见的燥淫证，有燥邪犯表证、燥邪犯肺证、燥干清窍证等，各自症状虽可有所偏重，但由于肌表、肺系和清窍常同时受累，以至于三证的症状常相兼出现，因而辨证时可不严格区分，而主要在于辨别凉燥与温燥。

燥淫证与由于血虚、阴亏所导致的机体失于濡润而出现的干燥证不同，前者因于外感，属外燥；后者因于内伤，属内燥。但两者亦可相互为因、内外合病。本证以皮肤、口鼻、咽喉干燥等为辨证要点。凉燥者，治宜辛温解表，宣肺润燥，方用杏苏散（《温病条辨》，苏叶、半夏、茯苓、前胡、桔梗、枳壳、甘草、生姜、大枣、橘皮、杏仁）；温燥者，治宜辛凉解表，润肺止咳，方用桑杏汤（《温病条辨》，桑叶、杏仁、沙参、象贝、香豉、栀皮、梨皮）。

五、火淫证

火淫证是指感受外界阳热之邪所致的一类实热证。

1. 临床表现　发热恶热，烦躁，口渴喜饮，汗多，大便秘结，小便短黄，面色赤，舌红或绛，苔黄干燥或灰黑，脉数有力（洪数、滑数、弦数等）。甚者或见神昏、谵语，惊厥、抽搐，吐血、衄血，痈肿疮疡。

2. 证因分析　火、热、温邪的性质同类，仅有轻重、缓急等程度之别。程度上认为“温为热之渐，火为热之极”，病机上有“热自外感，火由内生”之谓，但从辨证学的角度看，火证与热证均是指具有温热性质的证候，概念基本相同。

火淫证多因外界阳热之邪侵袭，如高温劳作、感受温热、火热烧灼、过食辛辣燥热之品、寒湿等邪气郁久化热、情志过极而化火、脏腑气机过旺等而起。火为阳邪，具有炎上，耗气伤津，生风动血，易致肿疡等特性。阳热之气过盛，火热燔灼急迫，气血沸涌，则见发热恶热、颜面色赤、舌红或绛、脉数有力；热扰心神，则见烦躁不安；邪热迫津外泄，则汗多；阳热之邪耗伤津液，则见口渴喜饮、大便秘结、小便短黄等。

由火热所导致的病理变化，最常见者为伤津耗液，甚至亡阴；火热迫血妄行可见各种出血；火热使局部气血壅聚，血肉腐败而形成痈肿脓疡；火热炽盛可致肝风内动，则见抽搐、惊厥；火热闭扰心神，则见神昏谵语等，其中不少为危重症。

火热证的临床证候，可因病变发生脏腑、组织等部位的不同，所处阶段的不同，以及轻重程度的不同，而表现出各自的特点。常见证有风热犯表证、肺热炽盛证、心火亢盛证、胃热炽盛证、热扰胸膈证、肠热腑实证、肝火上炎证、肝火犯肺证、热闭心包（神）证、火毒人脉证、热入营血证、热（火）毒壅聚肌肤证等，

按八纲归类，火热证有表实热、里实热之分。热邪外袭，卫气抗邪于外为表实热证；邪热传里，或火热之邪直接内侵，或体内阳热有余，以热在脏腑、营血等为主要表现者，为里实热证。外感温热类疾病的基本病性是热（火）。卫气营血辨证主要是说明温（火）热类疾病在不同阶段、层次以及轻重、演变等方面的证候特点。

火热证常与风、湿、暑、燥、毒、瘀、痰、饮等邪同存，而为风热证、风火证、湿热证、暑热证、温燥证、火（热）毒证、瘀热证、痰热证、热饮证等。病久而体内阴液亏虚者，常出现低热、五心烦热、口渴、盗汗、脉细数、舌红少津等症，辨证为阴虚证。阴虚证虽与火热证同属热证范畴，但本质上有虚实的不同，火热证以阳热之邪有余为主，发热较甚，病势较剧，脉洪滑数有力。

本证以发热、口渴、面红、便秘尿黄等为辨证要点。

治宜清热泻火，方用白虎汤（《伤寒论》，知母、石膏、甘草、粳米）或者黄连解毒汤（《外台秘药方》，黄连、黄芩、黄柏、栀子）。

六、暑淫证

暑淫证是指夏月炎暑之季，感受暑热之邪所致的一类证。暑邪的性质虽与火热之邪同类，但暑邪致病有严格的季节性，其病机、证候也与一般火热证有一定的差别。

根据感暑的轻重缓急，有伤暑、冒暑、中暑三类，其中，较之伤暑为轻者是冒暑；较之伤暑急骤而神闭者为中暑。而根据暑邪兼挟寒热之邪的不同，伤暑证又有阳暑和阴暑之别。一般暑季受热者为阳暑；暑月感寒者为阴暑。

1. 临床表现　若恶热，汗出，口渴喜饮，气短神疲，肢体困倦，小便短黄，舌红苔黄或白，脉洪数或虚数者，为阳暑；若头痛恶寒，身形拘急，肢体疼痛而心烦，肌肤大热而无汗，脉浮紧者，为阴暑。若仅见头晕、寒热、汗出、咳嗽等症者，是为冒暑。如暑热炎蒸，忽然闷倒，昏不知人，牙关紧闭，身热肢厥，气粗如喘者，为中暑。

2. 证因分析　伤暑之阳暑，多因夏季气温过高，或烈日下劳动过久，或工作场所闷热，因而受热，动而得病。由于暑性炎热升散，耗津伤气，故见恶热汗出，口渴喜饮，气短神疲，肢体困倦，小便短黄，舌红苔黄，脉洪数或虚数。伤暑之阴暑，常在炎热暑月，过食生冷，或贪凉露宿，因而受寒，静而得病。因寒束肌表，卫阳被遏，故见头痛恶寒，身形拘急，肢体疼痛，脉浮而紧；但暑热郁蒸于内，故并见心烦、肌肤大热等热象。冒暑，是夏月感受暑热湿邪，邪犯肺卫的暑淫轻症。暑邪在表，卫表失宣，故见头晕、寒热、汗出等；暑邪袭肺，气郁不宣，故见咳嗽。

中暑，是在炎夏酷暑季节，卒中暑热，内闭心神，故忽然闷倒，神志昏迷，不知人事，牙关紧闭；阳郁不达、暑热内迫，则有身热肢厥、气粗如喘等症。

本证以发热、口渴、汗出、疲乏、尿黄等为辨证要点。

伤暑之阳暑者，治宜清热泻暑，方用白虎加苍术汤［《类证活人书》，知母、甘草（炙）、石膏、苍术、粳米］；伤暑之阴暑者，治宜解表散寒，清暑化湿，方用新加香薷饮（《温病条辨》，香薷、金银花、鲜扁豆花、厚朴、连翘）；冒暑者，治宜清热疏风，泻暑祛湿，方用六和汤（《太平惠民和剂局方》，砂仁、半夏、杏仁、人参、炙甘草、茯苓、藿香、白扁豆、木瓜、香薷、厚朴）；中暑者，治宜清暑益气，解热熄风，方用白虎加人参汤（《伤寒论》，知母、石膏、人参、甘草）或者羚羊钩藤汤（《通俗伤寒论》，羚羊角、钩藤、霜桑叶、川贝母、鲜竹茹、生地黄、菊花、白芍、茯神、甘草）。

第四节　疫疠辨证

疫疠，是一类具有强烈传染性的致病邪气，又有“瘟疫”、“疠气”、“毒气”、“异气”之称。疫疠致病的一个特点是有一定的传染源和传染途径。其传染源有二：一是自然环境，即通过空气传染。二是人与人互相传染，即通过接触传染。其传染途径是通过呼吸道与消化道。疫病致病的另一特点是传染性强，死亡率高。《诸病源候论》说：“人感乖戾之气而生病，则病气转相染易，乃至灭门。”疫疠所致的病证很多，临床常见的有瘟疫、疫疹、瘟黄等病证。

一、瘟疫证

瘟疫证是指感受疫疠之气而发生的急性流行性传染病。《素问遗篇·本病论》说：“大风早举，时雨不降，湿令不化，民病温疫。”临床常见的瘟疫病有 3 种不同的类型。

（一）湿热疫毒证

1. 临床表现　初起恶寒而后发热，寒热如疟，头痛身疼，胸痞呕恶；以后但热不寒，昼夜发热，日晡益甚；舌质红绛，苔白如积粉，脉数。

2. 证因分析　多因疠气疫毒，伏于膜原。邪正相争于半表半里，故初起恶寒而后发热、寒热如疟、头痛身疼等；瘟疫每挟湿浊痰滞，蕴阻于内，邪浊交阻，表气不通，里气不达，故见胸痞呕恶、苔白如积粉等症状；疫邪久郁，化热入里，故见以后但热不寒、昼夜发热、日晡益甚、舌质红绛、脉数等症状。

寒热如疟者，治宜开达膜原，辟秽化浊，方用达原饮（《温疫论》，槟榔、厚朴、草果仁、知母、芍药、黄芩、甘草）；但热不寒者，治宜化湿泄热，方用白虎加术汤证（《类证活人书》，知母、炙甘草、石膏、苍术、粳米）。

（二）暑热疫毒证

1. 临床表现　壮热烦躁，头痛如劈，腹痛泄泻，并可见衄血，发斑，神志昏迷，舌绛苔焦，脉数实。

2. 证因分析　多因暑热疫毒，伏邪于胃。暑热疫邪充斥表里三焦，故初起即壮热烦躁、头痛如劈；暑热疫邪充斥于里，故见腹痛泄泻；热毒侵入血分，迫血上溢，则见衄血，外溢肌肤，则见发斑；热毒内扰心神，则见神志昏迷等症状；舌绛苔焦，脉象数实，皆为热毒壅盛之象。本证治宜解毒清泄，凉血护阴，方用清瘟败毒饮［《疫疹一得》，生石膏、生地黄、犀角（可水牛角代）栀子、桔梗、黄芩、知母、赤芍、玄参、连翘、生甘草、丹皮、鲜竹叶］。

（三）温热疫毒证

1. 临床表现　始起恶寒发热，头面红肿，继而恶寒渐罢而热势益增，口渴引饮，烦躁不安，头面肿，咽喉疼痛加剧，舌苔焦黄，脉象数实。

2. 证因分析　多因温热毒邪，攻窜头面。温毒犯表，卫气失和，故始见恶寒发热等症；头为诸阳之会，继而热毒攻窜于上，则见头面红肿或咽喉疼痛；随着温毒化火，邪热逐渐侵入肺胃，由卫表传入气分，故不恶寒而但发热；气分热炽，津液受伤，则口渴烦躁；热毒充斥于上，则头面、咽喉肿痛急剧加重；舌赤苔黄，脉象数实，均为里热炽盛之征。始起恶寒发热者，治宜透表泄热，解毒利咽，方用清咽栀豉汤［《疫喉浅论》，栀子、香豆豉、金银花、薄荷、牛蒡子、甘草、蝉蜕、白僵蚕、犀角（可水牛角代）、连翘壳、桔梗、马勃、芦根、灯芯草、竹叶］；邪入肺胃，但热不寒者，治宜清热解毒，疏风消肿，方用普济消毒饮（《东垣十书》，黄芩、黄连、玄参、连翘、板蓝根、马勃、牛蒡子、薄荷、白僵蚕、桔梗、升麻、柴胡、陈皮、甘草）。

二、疫疹证

疫疹证是指瘟疫病过程中热毒侵入血分，热迫血溢，斑疹外发于肌肤的病证。它是传染性较强，并可造成大流行的疾患。疫疹证又有阳毒疫疹证和阴毒疫疹证之分。

（一）阳毒疫疹证

1. 临床表现　初起发热遍体炎炎，头痛如劈，斑疹透露。如斑疹松浮，洒于表面，或红赤，或紫黑；如斑疹从皮里钻出，紧束有根，其色青紫，宛如浮萍之背，多见于胸背。脉数或浮大而数，或沉细而数，或不浮不沉而数。

2. 证因分析　多因外感疫疠之邪而火毒内盛，侵入血分，外发于肌肤所致。疫毒火邪充斥表里，故初起即见壮热、遍体炎炎、头痛如劈。疫毒火邪侵入血分，迫血外溢于肌肤，故见斑疹透露于皮肤。斑疹松浮，洒于表面，不论色红或色紫或色黑，都是邪毒外泄之象，一般预后良好。若斑疹如从皮里钻出，紧束有根，此乃邪气闭伏于里而一时不得外出之征，病多比较危重。若其色青紫，如紫背浮萍，且多见于胸背，则不仅疫毒深重，亦因气血不畅所致。疫疹之脉多数，这是由于暑热之疫，火热亢盛使然。如邪不太甚，正能胜邪，驱邪外出，则其脉多浮大而数；如邪气甚，正气不能胜邪，邪热闭于里，则脉见沉细而数，甚则若隐若现。邪毒郁伏愈深，则脉愈沉伏，所以暑热疫疹而见此等脉象，预后多属不良。

斑疹阳毒者，治宜清热、解毒、凉血，方用青盂汤（《医学衷中参西录》，荷叶、生石膏、羚羊角、知母、蝉蜕、白僵蚕、重楼、甘草）或清瘟败毒饮［《疫疹一得》，生石膏、生地黄、犀角（可水牛角代）、川连、栀子、桔梗、黄芩、知母、赤芍、玄参、连翘、竹叶、甘草、丹皮］。

（二）阴毒疫疹证

1. 临床表现　如初起六脉细数沉伏，面色青惨，昏愦如迷，四肢逆冷，头汗如雨，头痛如劈，腹中绞痛，欲吐不吐，欲泄不泄，摇头鼓颔，则为闷疫。

2. 证因分析　阴毒疫疹证又称闷疫，是热毒深伏于里，不能透达于外的疫疹重症。疫毒闭伏而不外达，故见初起六脉细数沉伏、面色青惨；热盛神昏，故见昏愦如迷；热深厥亦深，故见四肢逆冷；火热上攻，故见头汗如雨、头痛如劈；疫毒闭伏于内，而不能畅达于外，故腹中绞痛，欲吐不吐，欲泄不泄，甚则摇头鼓颔等症皆可出现。疫疹阴毒昏愦如迷者，宜先温阳救逆，祛寒透疹，方用人参三白汤（《医学入门》，人参、白术、白芍、白茯苓、柴胡、川芎、天麻）加附子、干姜，待斑色渐红，手足渐暖，尚有余热不清者，再以清热解毒，方用黄连解毒汤（《外台秘要方》，黄连、黄芩、黄柏、栀子）。

三、瘟黄证

瘟黄证是指伴有黄疸的传染性很强的急性传染病。本病多因感受“天行疫疠”之气，湿热时毒，燔灼郁蒸而成。《沈氏尊生书·黄疸》说：“又有天行疫病，以致发黄者，俗称之瘟黄，杀人最急。”临床常有瘟黄重症和急症两类。

（一）瘟黄重症

1. 临床表现　初起可见发热恶寒，随即卒然发黄，全身、齿垢、白睛黄色深染。重症患者变证蜂起，或四肢逆冷，或神昏谵语，或神呆直视，或遗尿；甚至舌卷囊缩，循衣摸床，撮空理线。

2. 证因分析　瘟黄，多因时邪外袭，郁而不达，内阻中焦，脾胃运化失常，湿热蕴蒸于肝胆，逼迫胆汁外溢，浸渍肌肤而成。发病迅速，初起可见发热恶寒等表证的现象，随即出现卒然发黄，全身、齿垢、白睛俱黄，且黄色较深等热毒炽盛的症状。瘟黄重症发病迅速且变化较多，如疫毒闭伏于内，热深厥亦深，故见四肢逆冷；热毒内陷心包，心神被扰，故见神志昏迷、谵言妄语；疫邪上扰清空，故见神呆直视；热盛神昏，而致膀胱不约，故见遗尿；热毒流窜肝经，筋脉受其煎熬，故舌卷囊缩；甚至热盛动风，而见循衣摸床、撮空理线等症状。

本证治宜清热解毒，凉血开窍，方用犀角散［《奇效良方》，犀角（可水牛角代）、麻黄、羌活、附子、杏仁、防风、桂心、白术、人参、川芎、白茯苓、细辛、当归、石膏、炙甘草］或神犀丹［《温热经纬》，犀角（可水牛角代）、石菖蒲、黄芩、生地黄、金银花、金汁、连翘、板蓝根、香鼓、玄参、天花粉、紫草］等。

（二）瘟黄急症

1. 临床表现　发病急，来势猛，卒然发黄，全身尽染，常见心满气喘，命在顷刻。

2. 证因分析　急黄是湿热疫毒伤及营血的危症，其发病急，来势猛，预后不良。

本证治宜清热利湿，凉血解毒，方用黄连解毒汤（《外台秘要》，黄连、黄芩、黄柏、栀子）合茵陈蒿汤（《伤寒论》，茵陈蒿、栀子、大黄）。

第三章

针灸推拿临床知识

《灵枢·官能》曰："用针之服，必有法则。"针灸治疗原则是根据八纲的理论，结合疾病的病位、病性确定的治疗大法－是用针法，还是用灸法，或是针灸并用，是用补法，还是用泻法，或是补泻兼施。

针刺和艾灸虽同属于外治法，但毕竟是两种不同形式的施治方法。不同的施治方法，对机体产生的作用和效果也就不尽相同。例如，天枢用针刺的方法可以起到活血化瘀的作用，适用于治疗胃脘瘀血、痛经、闭经；用艾灸的方法则能够发挥益气止血的作用，适用于治疗胃肠出血、月经过多、崩漏。再如，关元、肾俞、带脉、三阴交四穴，针刺有清下焦、利湿热的功能，可治疗赤带；艾灸有温下焦、祛寒湿的作用，可治疗白带。

补泻手法不同，治疗效果也不相同。例如，补合谷、泻复溜可以发汗；反之，则可止汗。又如，补照海、泻申脉可治疗失眠；反之，却可治疗嗜睡。

第一节　治神守气

《素问·宝命全形论》曰："凡刺之真，必先治神…经气已至，慎守勿失。"旨在言明治神守气是针灸治病的基本原则。

一、治神

所谓治神，一是在针灸施治前后注重调治患者的精神状态；二是在针灸操作过程中，医者应专一其神、意守神气，患者应神情安定、意守感传。可见神贯穿于针灸治病的全过程之中。《灵枢·官能》曰："用针之要，无忘其神……徐语而安静，手巧而心审谛者，可使行针艾"，《备急千金要方·大医精诚》也说"凡大医治病，必当安神定志"，都提示我们在施行针灸治疗之前，医者必须把针灸疗法的有关事宜告诉患者，使其对针灸治病有一个全面的了解和正确的认识，以便稳定情绪，消除紧张心理，这对于初诊和精神紧张的患者尤为重要。《素问·举痛论》曰："大惊大恐，必定其气乃刺也。"《制经指南》亦云："凡刺者，使本神朝而后入，即刺之，使本神定而气随；神不朝而勿刺，神已定而可施。"对于个别精神高度紧张、情绪波动较剧，以及大惊、大恐、大悲之人，应暂时避免针刺，以防神气散亡，造成不良后果。而对一些患疑难病症、慢性痼疾或因情志致病者，还应在针灸治疗期间多进行深入细致的沟通，辅以心理治疗，使他们能够充分认识机体状态、精神因素对疾病的影响和作用，鼓励他们树立并坚定战胜疾病的信心，积极配合治疗，加强各方面的功能锻炼，促使疾病好转和身体康复。正如《圣济经》中所云"治病之道，必观其态，必问其情，以察存亡得失之意。其为治也，告之以其败，语之以其善，导之以其所便，开之以其所苦……盖以神受则意诚，意诚则功效倍故也。"

二、守气

针灸治法所言之气主要是指经气。经气即经络之气，也称真气，是经络系统的运动形式及其功能的总称。《灵枢·刺节真邪》曰："用针之类，在于调气。"虽气的虚实是脏腑、经络功能盛衰的标志。针灸治病十分注重调节经气的虚实，也就是发挥对脏腑、经络的调节作用。经气在针灸疗法中的体现有得气、气行、气至病所等形式。得气的快慢、气行的长短、气至病所的效应，与患者的体质、对针刺的敏感度，取穴的准确性，针刺的方向、角度、深度、强度及补泻手法等因素密切相关。在众多的因素中，医者的治神守气和患者的意守感传往往对得气、催气、行气和气至病所起着决定性的作用。

《灵枢・九针十二原》曰："粗守形，上守神。"守神也即守气，守气的过程也古有治神的内容，守气必先治神。《医宗金鉴・刺灸心法要诀》曰："凡下针，要患者神气定，息数均，医者也如之。"可见，治神绝非只是医者治患者之神，医者自身世有一个治神、正神的问题。《素问・诊要经终论》中早有"刺针必肃"之古训，医者在患者面前要庄重、严肃，不可轻浮、失态，对待患者要和蔼亲切、如待贵人，切忌冷漠粗暴、以貌取人。在针灸施术的整个过程中，注意力必须高度集中，取穴应认真、准确，操作应细心、谨慎，不可粗心大意、马虎从事，特别是在行针过程中要专心致志，做到"神在秋毫，意属患者"（《灵枢・九针十二原》），"必一其神，令志在针"（《灵枢・终始》），认真体验针下的感觉．仔细观察患者的神色和表情，耐心询问患者的主观感觉，既察言又观色。如气不至，则可恰当运用切、扪、循、按等行气辅助手法，或巧妙配合语言暗示，以诱发经气的出现。一旦针下气至，就要"密意守气"，做到"经气已至，慎守勿失……如临深渊，手如握虎，神无营于众物"（《素问・宝命全形论》）。对患者而言，针前应安定情绪，消除紧张心理，愉快地接受针灸治疗，能为守气打下良好的基础。在针灸施治过程中，患者也应平心静气、放松肌肉、全神贯注、意守病所。如能在医者进针、行针过程中配合做呼吸运动，其意守感传的效果会更好。西晋陈寿的《三国志・方技传》中记载的名医华佗在为人针灸治病时"下针言'当引某许，若至，语人'，病者言'已到'，应便拔针，病亦行瘥"，这里面就蕴含着治神守气的道理。

综上所述，治神与守气是充分调动医者、患者两方面积极性的关键措施。医者端正医疗作风，认真操作，潜心尽意；患者正确对待疾病，配合治疗，安神定志，意守感传，既体现了医者的良好医德，又贯穿心理疗法于其中，所以能更好地发挥针灸疗法的作用，提高治疗效果，同时还能有效地防止针灸异常现象和意外事故的发生。

第二节　清热温寒

寒与热是表示疾病性质的两条纲领。在诸多疾病的演变过程中，都会出现寒热的变化。由于外来之邪或属寒或属热，侵入机体后或从热化或从寒化，所以清热温寒也就成为治疗的根本大法之一。清法是通过针刺疏风散热、清热解毒、泄热开窍的一种治法，用于热证的治疗，温法是通过针灸温养阳气、温通经络、温经散寒的一种治法，用于寒证的治疗。《素问・至真要大论》曰："寒者热之、热者寒之，温者清之，清者温之。"《素问・五常政大论》曰："治热以寒，温而行之，治寒以热，凉而行之；治温以清，冷而行之，治清以温，热而行之。"以上都是关于清热温寒治疗原则的最早记录。热证用清法，即以寒治热；寒证用温法，即以热治寒，均属于正治法。《灵枢・经脉》曰"热则疾之，寒则留之"，是针对热证和寒证制定的清热温寒的针刺手法。

一、清热

热指邪热亢盛，或为外感风寒、风热引起的表热证，或为脏腑阳盛郁结的里热证，或为气血壅盛于经络的局部热证。根据"热者寒之"、"热者疾之"的治疗原则，诸热证皆宜行清泻法，以毫针浅刺疾出或点刺出血。

《灵枢・经脉》曰："热则疾之。"《灵枢・九针十二原》进一步解释说："刺诸热者，如以手探汤。…'疾'与"急"通，有快速针刺之义；"以手探汤"形象地描述针刺手法的轻巧快速。以上指出了热证的治疗原则是浅刺疾出或点刺出血，手法宜轻而快，少留针或不留针，针用泻法，以清泄热邪。例如，风热感冒常取大椎、曲池，合谷、外关等穴，浅刺疾出即可达清热解表之目的。若伴有咽喉肿痛，可用三棱针在少商点刺出血，以加强泄热、消肿止痛的作用。

《灵枢・邪气脏腑病形》曰："刺缓者，浅内而疾发针"刺缓即刺热，热则脉缓。当然，任何一种治疗原则都不是绝对的，热证的浅刺疾出的治法也不例外。当热邪人里（"阴有阳疾"）时，就应该深刺留针，并可配合运用"透天凉"的复式针刺手法。

二、温寒

寒指阴寒过盛，或为外感风寒引起的表寒证，或为寒湿闭阻经络的寒痹证，或为脏腑功能衰退、阳气不足的里寒证。根据“寒者热之”、“寒者留之”的治疗原则，诸寒证皆宜用灸法施治。因为艾灸能温通经络、益阳祛寒。针刺则应深刺久留，以候阳气。《灵枢·邪气脏腑病形》曰：“刺急者，深内而久留之。”刺急即刺寒，寒则脉急。

《灵枢·经脉》曰：“寒则留之。”《灵枢·九针十二原》进步解释说：“刺寒清者，如人不敢行。”“留”即留针之义，“人不欲行”也形象地描述了针刺手法应深而久留，指出了寒证的治疗原则是深刺而久留针，以达温经散寒的目的，因阳虚寒盛，针刺不易得气，故应留针候气。加艾施灸更是助阳散寒的直接措施，主要适用于以风寒湿痹为患的肌肉、关节疼痛及寒邪入里之证。阳气得复，寒邪乃散。若寒邪在表，留于经络，艾灸施治最为相宜。若寒邪在里，凝滞脏腑，则针刺应深而久留，或配合施行“烧火山”复式针刺手法，或加用艾灸，以温针法最为适宜。

《灵枢·禁服》曰：“脉血结于中，中有着血，血寒，故宜灸之。”这也是寒证用灸的一种。血寒是血脉中阳气不足、阴寒过盛，或寒邪直中血分，致血脉凝滞。例如，血寒导致胞脉闭阻引起的闭经、痛经，血寒导致血脉凝滞引起的寒痹、脱骨疽，皆属此类，在治疗上应遵循“血寒灸之”的原则施以灸疗，以扶阳祛寒、温通血脉。

三、温清并用

在临床上，热证和寒证的表现往往是错综复杂、变化多端的，诸如表热里寒或表寒里热、上热下寒或下热上寒、真寒假热或真热假寒等。所以，清热温寒治则的运用必须灵活掌握。单纯的热证和寒证就单用清热或温寒法，若是寒热相间，错杂而现，则必须温清并用以求治。例如，表热里寒，症见发热、口渴等外在热象，又有虽热却喜盖衣被、口渴但不欲饮（虽饮也仅求少量热饮）、小便清长等内在寒象，此乃内寒过盛、逼热外泄所致。治宜内温足阳明、太阴，针用补法或灸足三里、三阴交；外清手阳明、手太阴，毫针浅刺曲池、合谷、列缺。又如，上热下寒，症见心烦、口渴、咽干而痛等上热征象，又有腹痛喜按、便溏肢冷等下寒征象，此乃下焦阴寒过盛，致使阳热浮越于上。治宜温补下焦，引热下行，下灸气海、关元、三阴交，驱散寒邪；上针膻中、内关、列缺，清泻上焦。若见真寒假热，应在温寒的基础上佐以清热，若见真热假寒，则在清热的基础上佐以温寒。

第三节　补虚泻实

补虚泻实即扶正祛邪。补虚就是扶助正气，泻实就是祛除病邪。《素问·通评虚实论》曰：“邪气盛则实，精气夺则虚。”可见，虚指正气不足，实指邪气有余。虚者宜补，实者宜泻。《灵枢·经脉》曰：“盛则泻之，虚则补之……陷下则灸之，不盛不虚以经取之。”《灵枢·九针十二原》曰：“虚则实之，满则泄之，菀陈则除之，邪盛则虚之。”这些都是针对虚证、实证制定的补虚泻实的治疗原则。人体正气和病邪的盛衰决定着病证的虚实，针灸的补虚与泻实是通过针法和灸法激发机体本身的调节功能，从而产生补泻作用。

一、虚则补之

“虚则补之”、“虚则实之”，是指虚证的治疗原则应该用补法。该原则适用于治疗各种慢性虚弱性病证，诸如精神疲乏、肢软无力、气短、腹泻、遗尿、产后乳少，以及身体素虚、大病或久病后气血亏损、肌肉酸软无力、肢体瘫痪失用等。补虚就是扶助机体的正气，增强脏腑组织的功能，补益人体的阴阳气血，以抗御病邪。在正邪交争的过程中，正气不足并成为矛盾的主要方面时，其证候表现为虚证。

例如，大病、久病，或大汗、剧吐、久泻、久痢、大出血之后，阳气耗伤、损及阴血，均会导致正气虚弱、功能减退，表现为精神萎靡、疲乏无力、形寒肢冷、面色苍白或萎黄、心悸气短或五心烦热、自汗盗汗、大便滑脱、小便失禁、遗精、阳痿、月经量少或色淡、性功能低下、舌淡、少苔或无苔、脉微弱无力。若偏于阳虚、气虚，针用补法，加灸；偏于阴虚、血虚，针用补法或平补平泻，血虚者可加灸。若阴阳俱虚，则灸治为上。《灵枢·官能》曰："阴阳皆虚，火自当之。"常取关元、气海、命门。膏肓、足三里，以及有关脏腑经脉的背俞穴、原穴，针灸并用（皆宜补法），以达到振奋脏腑功能、促进气血化生、益气养血、强身健体的目的。

二、陷下则灸之

"陷下则灸之"属于"虚则补之"的范畴。《灵枢·禁服》曰："陷下者，脉血结于中，中有着血，血寒，故宜灸之。"所谓"陷下"，有多种含义：一是指中气不足、失于同摄而导致脏腑功能低下或有关组织下垂，二是指血络空虚，《灵枢·经脉》曰："十五络者，实则必见，虚则必下，视之不见"，即是谓此，三是指脉象沉伏无力，唐代王冰在注解《灵枢·经脉》时说："脉虚气少，故陷下也"，明代张介宾注为："沉伏不起也"；四是指阳气暴脱、脉微欲绝之危象，针灸临床对于因脏腑、经络之气虚弱，中气不足，对气血和内脏失去固摄能力而出现的一系列气虚病证，如久泻、久痢、遗尿、崩漏、脱肛、子宫脱出及其他内脏下垂等，常灸百会、神阙、气海、关元、中脘、脾俞、胃俞、肾俞、足三里等穴，以补中益气、升阳举陷。对于失血过多、大汗不止、四肢厥冷、阳气暴脱、血压下降、脉微欲绝等虚脱危象，更应重灸上述腧穴，以升阳固脱、回阳救逆。

三、实则泻之

"盛则泻之"、"满则泄之"、"邪盛则虚之"都是泻损邪气的意思，可统称为"实则泻之"。实证治疗原则是用泻法或点刺出血。例如，对高热、中暑、昏迷、惊厥、痉挛及各种原因引起的剧痛等实热证，在正气来衰的情况下，取大椎、合谷、太冲、委中、水沟、十宣、十二井穴等，只针不灸，用泻法或点刺出血，即能达清泄实热之目的。若病属本虚标实，正气已衰退，则应泻实与补虚兼顾，或者先行补虚，而后泻实。例如，对邪实正虚的鼓胀病，一味泻实或单纯补虚都是片面的，唯有虚实同治、攻补兼施才是理想之策。

四、菀陈则除之

"菀陈则除之"是"实则泻之"的一种。"菀"同"瘀"，有瘀结、瘀滞之义。"陈"即"陈旧"，引申为时间长久。"菀陈"泛指络脉瘀阻之类的病变。"除"即"清除"，指清除瘀血的刺血疗法，与《素问·阴阳应象大论》所说的"血实者决之"含义相同，即瘀血闭阻或邪入营血、郁结不解、久痛入络形成的血实证，应用刺血之法括血化瘀、疏通经络。《素问·针解》曰："菀陈则除之，是出恶血也。"王冰注云："菀，积也；陈，久也；除，去也。言络脉之中血积而久者，针刺而除去之也。"指出由络脉瘀阻而引起的病证，应以三棱针点刺出血。例如，由于闪挫扭伤、毒虫咬伤、丹毒等引起的肌肤红肿热痛或青紫肿胀，即可选用局部络脉或瘀血部位施行三棱针点刺出血术，以活血化瘀、消肿止痛，对病情较重者，可以施行点刺出血后加拔火罐，这样可以排出更多的恶血，促使病愈。其他如腱鞘囊肿、小儿疳积的点刺放液治疗也属此类。

五、不盛不虚以经取之

"不盛不虚以经取之"，并非病证本身无虚实可言，而是脏腑、经络的虚实表现不甚明显或虚实兼而有之。主要是由于病变脏腑、经脉本身时性的气血紊乱，而不涉及其他脏腑、经脉，属本经自病。

《灵枢·禁服》曰："不盛不虚，以经取之，名曰'经刺'。"《难经六十九难》曰："不虚不实，以经取之者，是正经自生病，不中他邪也，当自取其经，故言以经取之。"都说明治疗应按本经循经取穴，以原穴和五输穴最为适宜。当针下得气后，再行均匀的提插捻转（即"平补平泻"）手法，使本经气血调和，脏腑功能恢复正常。在临床上，虚证和实证的表现是错综复杂、变化多端的，诸如表虚里实或表实里虚、上虚下实或上实下虚、真虚假实或真实假虚等。所以，补虚泻实治则的运用也必须灵活应变。单纯的虚证和实证，就单用补法或泻法。若是虚实夹杂，相兼出现，则必须补泻兼施以求治，并结合虚实程度的轻重缓急，决定补泻的先后多少或先补后泻，或先泻后补，或上补下泻，或上泻下补；或左泻右补，或左补右泻。如阴虚不能制阳引起的肝阳上亢之证，本着育阴潜阳的治法，补太溪、复溜以滋养肾阴，泻太冲、行间以平降肝阳。又如胆虚肝实证患者，既有惊悸、失眠之主症，又有心烦易怒、两胁胀痛之兼症，治疗就应先取丘墟、胆俞补胆之虚，再取行间、期门泻肝之实。如此补泻兼施，治疗有序，必有捷效。再如针灸临床常见的面瘫、半身不遂等病症，也应根据不同病情，施行左补右泻或右补左泻之法，以侧节机体左右经络的虚实，恢复相对平衡状态，促进疾病痊愈。

补虚泻实既是针灸治疗原则，又是针灸治病的重要方法。《灵枢·九针十二原》曰："无实无虚，损不足而益有余，是谓甚病。"明确指出补泻不可误用，不可犯"虚虚实实"之戒，否则就会造成"补泻反则病益笃"（《灵枢·邪气脏腑病形》）的不良后果。

第四章

急症

第一节　高热

一、定义

内科急症之高热是指由于外感或内伤导致体温骤升（多在 39℃以上），以身体灼热，烦渴，脉数为主要临床表现的一种内科急症。如伤寒中的太阳、少阳、阳明高热，温病卫气营血各阶段的高热或内伤杂病过程中出现的由虚热引起的高热。本篇着重介绍前者，后者将在“内伤发热”中介绍。

二、历史沿革

《素问·阴阳应象大论篇》《素问·热论篇》对外感发热的病因病机和治疗法则都做了扼要的论述，为热病诊治奠定了理论基础。汉代张仲景《伤寒论》是我国第 1 部研究外感热病的专著，系统地论述了外感热病的病因病机和证治规律；该书以阴阳为纲，创造性地提出了六经辨证理论，成为后世辨证论治外感热病的纲领。金代刘完素对外感热病的病因病机主火热论，认为外感热病的病因主要是火热病邪，即使是其他外邪也是“六气皆从火化”，病机属性是火热，主张“热病只能做热治，不能从寒医”，治疗“宜凉不宜温”，突破了金代以前对外感热病多从寒邪立论，治疗多用辛温的学术束缚，是外感热病理论的一大进步。清代叶天士《外感温热篇》对外感热病的感邪、发病、传变规律、察舌验齿等诊治方法都有详细的阐述，创立了外感热病的卫气营血辨证纲领。清代薛己《湿热病篇》对外感湿热发病的证治特点作了详细论述。清代吴鞠通《温病条辨》对风温、湿温等各种外感热病作了分条论述，不仅制定了一批治疗外感热病行之有效的方药，同时创立了外感热病的三焦辨证理论。卫气营血辨证和三焦辨证的创立，标志着温病学说的形成，从而使外感热病的理论和临床实践臻于完善。

三、范围

西医学急性传染性、感染性疾病，以及慢性疾病并发急性感染表现高热者，如上呼吸道感染、肺部感染、胆道感染、泌尿道感染等均可参照本篇进行辨证论治。

四、病因病机

高热为内科常见急症，病因不外乎外感六淫、疫毒之邪，临床以实热或本虚标实之高热为多见。

1.　时疫流行　疫毒之气致病力强，具有较强的季节性和传染性。一旦感受疫毒，起病急骤，传变迅速，卫表症状短暂，较快出现高热。

2.　六淫入侵　由于气候突变，人体调摄不当，风、寒、暑、湿、燥、火等邪气乘虚侵袭人体而发热。六淫之中，火热暑湿为致外感发热的主要病邪，风寒燥邪亦能致外感发热，但它们常有一个化热的病机过程。六淫可单独致病，亦可以两种以上病邪兼夹致病，如风寒、风热、湿热、风湿热等。外感发热病因的差异，与季节、时令、气候、地区等因素有关。

外邪入侵，人体正气与之相搏，正邪交争于体内，则引起脏腑气机紊乱，阴阳失调，阳气亢奋，或热、毒充斥于人体，发生阳气偏盛的病理性改变，即所谓“阳胜则热”的病机。病理性质多属热属实。若病情进一步进展可化火伤阴，亦可因壮火食气导致气阴两伤，若热入营血，则会发生神昏、出血等危急变证。

五、诊断与鉴别诊断

（一）诊断

1. 发病特点　高热病情变化比较迅速，可产生神昏、动风、出血、脱证等变证。

2. 临床表现　高热急症多见实热或本虚标实之热，表现形式多样。但以身体灼热，烦渴，脉数为主要临床表现。热型有壮热、恶寒发热、潮热、寒热往来等。发热时间，短者数小时，长者数日。病在表：病在卫分，症见微恶寒而发热，伴口渴，汗出，脉浮且数。邪犯太阳，恶寒重于发热，伴头身痛，脉浮。

病入里：病在气分，邪犯阳明，则壮热不寒，口大渴，脉洪大而数；若热结于腑，痞满燥实，苔黄燥；若夹湿则高热，但口多不渴，苔多白腻或黄腻，脉濡数。入营则高热入夜为甚，兼见谵昏，斑疹隐隐；入血则高热兼见齿出血，鼻出血，吐血、便血，甚至昏迷、抽搐、斑疹显露，脉细数，舌绛少津等。

（二）鉴别诊断

内伤发热本篇高热主要指由外感所致高热，具有起病急，病程短，热势重而体多实的特点。而内伤发热多由脏腑阴阳气血失调，郁而化热所致，高热之前多有低热，发病缓，病程长，临床多伴有内伤久病虚性证候，如形体消瘦、面色少华、短气乏力、舌质淡、脉数无力等。

六、辨证要点

（一）辨外感、内伤

外感高热：起病急，病程短，热势重，有外感六淫、疫毒的病史，兼见外感之症，如恶寒、口渴、面赤、舌红苔黄、脉数，多为实热证。

内伤发热：起病较缓，病程较长，热不高而多间歇，多继发于他病之后，兼见内伤之症如形体消瘦，面色少华，短气乏力，倦怠纳差，舌质淡，脉数无力，多为虚证或虚实夹杂之证。

（二）辨虚实

内伤发热多属虚热，或本虚标实之热，外感病后期，亦可见虚热。其热波动无常，时高时低，缠绵难愈，脉多细数，兼见其他虚象。实热多见于外感中期，热势较高，病情较急，变化较速，脉洪数，热甚伤阴，可见谵语、神昏、动风等兼证。

（三）辨热型

发热恶寒：发热与恶寒同时存在，病证在卫表。

壮热：多见于伤寒阳明病和温病气分阶段；邪毒内陷气营两燔亦可见高热，但常并见发斑、神昏、谵语、动风等兼症。

潮热：多见于阳明腑实证，身热汗出蒸蒸，腹胀满实拒按，热势至夜加重。阴虚内热亦可见潮热，症见潮热颧红、骨蒸盗汗、咳嗽、咯血、舌红少苔、脉细数。

寒热往来：寒时不热，热时不寒，往往一日数次发作。

（四）辨寒热真假

在高热急症中，由于热极或寒极会出现与本病之寒热不相符合的现象，即真热假寒和真寒假热之象。

真热假寒证：有一个发热的过程，且起病急，病情进展快，热势甚高，很快进入手足厥冷的假象，身虽大寒，而反不欲近衣；口渴喜冷饮，胸腹灼热，按之烙手；脉滑数按之鼓指；苔黄燥起刺或黑而干燥。以发热经过、胸腹灼热及舌苔为鉴别的重点。

真寒假热证：一般出现于慢性病或重病的过程中，身虽热，但欲得衣被；口虽渴，但喜热饮；脉虽数但按之乏力或细微欲绝；苔虽黑而滑润。以舌苔、脉象为鉴别的重点。

七、急救处理

（一）处理原则

1. 分主次　即分清高热及其兼症的主次。外感高热，无论其热型热势如何，高热均属主症，治以清热为主，根据病邪性质、病变脏腑、影响气血津液的不同，又有清热解毒、清热利湿、通腑泻下、清泻脏腑、养阴益气等治法，以达清除邪热、调和脏腑之目标。内伤高热，则高热不一定是主证，治当审其病因究竟发于劳伤还是饮食。

2. 审标本　审清高热的主要病机，细辨高热与其他症状的标本关系。例如高热出血腹痛，主要病机为热毒内炽，损伤脉络，迫血妄行，瘀阻腹内，治当清热凉血为急为本。

3. 察传变　观察高热伴发的变证。由外感高热并发神昏、谵语、厥逆、出血、抽搐等，提示邪毒内传，营血耗伤，除治高热，还要加用开窍、固脱、凉血、息风之剂。

（二）急救治疗

1. 一般措施　卧床休息；流质饮食或半流质饮食，多饮水，补充维生素等。

2. 物理降温　冰袋冷敷头部或腹股沟等部位；中药煎汤擦浴，如荆芥水、石膏水擦浴；或用温水、乙醇擦浴，冰水灌肠等方法。在降温过程中要密切观察体温下降情况及病情变化，以免体温骤降而致虚脱。

3. 针刺法　可选用大椎、曲池、合谷、风池等穴，用毫针刺法或十宣放血法降温。

4. 刮痧法　中暑高热患者，可在两胁部、夹脊部、肘窝等部位进行刮痧。

5. 中药灌肠法　根据病情可给予中药煎汤灌肠通便，也能够降温退热。

6. 维持生命体征　密切观察神志、面色、血压、呼吸及脉搏等生命体征。

7. 药物治疗　建立静脉通道，选择相应药物予以治疗。

（1）醒脑静注射液（主要成分为麝香、冰片、栀子、郁金等）10 ~ 20mL 加入等渗葡萄糖注射液 500mL 中静脉滴注，每日 1 ~ 2 次。

（2）痰热清注射液（主要成分为黄芩、熊胆粉、金银花、连翘等）30mL 加入 0.9% 氯化钠注射液 250mL 静脉滴注，每日 1 ~ 2 次。

（3）清开灵注射液（主要成分为板蓝根、水牛角、珍珠母、金银花、栀子、黄芩苷、胆酸等）30mL 加入等渗葡萄糖注射液 250mL 静脉滴注，每日 1 次。

（4）鱼腥草注射液 80mL 加入 5% 葡萄糖注射液 250mL 静脉滴注，每日 1 次。

（5）双黄连注射液以每千克体重 1mL 计算，用 5% 或 10% 葡萄糖溶液 250 ~ 500mL 稀释后静脉滴注，每日 1 次。

（6）穿琥宁注射液 400 毫克加入等渗葡萄糖溶液 500mL 稀释后静脉滴注，每日 1 次。

8. 其他　可选柴胡注射液 2 ~ 4mL 肌注，每日 1 ~ 2 次。中成药可选用紫雪丹、牛黄清心丸、柴石退热颗粒等口服。复方退热滴鼻液（由金银花、连翘、青蒿等制成）滴鼻，每次每侧鼻腔 3 ~ 4 滴，每 30 ~ 40min 1 次。

9. 补液　维持水、电解质平衡。

八、辨证论治

1. 病在卫分

（1）主症：高热，兼见微恶寒而发热，伴口渴，汗出。脉浮且数。

（2）治法：辛凉宣透。

（3）方药：银翘散加减。方中金银花、连翘清热解毒、辛凉透表为主药；竹叶清热除烦，薄荷、荆芥、豆豉辛凉宣散，透热外出，为辅药；桔梗、牛蒡子、甘草宣肺止咳，利咽散结，因温邪化热最速，容易伤津耗液，故又配芦根甘凉质润，清热生津止渴，均为佐药。合而成方，既可辛凉透表、清热解毒，又可利咽止咳，生津止渴。

2. 病在气分

（1）主症：壮热不寒，口大渴。脉洪大而数。

（2）治法：清热解毒。

（3）方药：白虎汤加减。本方以生石膏配知母，清胃泻火；粳米、甘草和胃生津。可加金银花、连翘、黄连、芦根清热解毒。若大便秘结者，加大黄、芒硝通腑泻热。若发斑疹者，加犀角（水牛角代）、玄参、丹皮清热凉血。

3. 病入营血

（1）主症：高热入夜为甚，兼见谵昏，斑疹隐隐；入血则高热兼见齿衄，鼻出血，吐血、便血，甚至昏迷、抽搐、斑疹显露。脉细数，舌绛少津等。

（2）治法：清热透营，凉血解毒。

（3）方药：清营汤合犀角地黄汤加减。犀角清解营分热毒为主药；玄参、生地、麦门冬清热养阴，为辅药；佐以金银花、连翘、黄连、竹叶心清热解毒；并以活血散瘀、清热凉血的丹参、赤芍为使，以防血与热结，共奏清营解毒，透热养阴之效。

九、转归与预后

常见高热病情变化比较迅速，由表热证而发展至半表半里证，再向里传变而成里热证。若正气未衰，治疗及时可治愈。若感邪太盛，治疗不力，可产生神昏、谵语、厥逆、抽搐、出血、脱证等变证。

十、预防与护理

（1）密切观察病情变化，记录各项生命体征（体温、呼吸、血压、脉搏、神志）。

（2）保持病室空气新鲜，室温可保持在 20 ～ 22℃，并且要保持一定的湿度。高热患者口咽容易干燥，冬天可在暖气上放一盆清水，使其蒸发以湿润空气，有条件时可使用加湿器。

（3）高热患者的饮食宜清淡、细软、易消化，以流食、半流食为宜。患者口渴时应鼓励多饮水或果汁，如西瓜汁、梨汁、橘汁等。汗出较多时应注意补充水分，可用鲜芦根煎汤代茶饮或给淡盐水。不能饮水者，应用鼻饲法或静脉输液等方法补充津液的消耗，以免脱水。高热患者应忌食油腻、辛辣、厚味食品。热病初愈，饮食仍宜清淡稀软，逐渐恢复正常饮食，但要注意补充营养，要少食多餐。可选择瘦肉、蛋类、新鲜蔬菜、水果等。

十一、现代研究

中医治疗高热，除用常服的丸药汤剂口服外，还有多种治疗方法：针刺疗法、中药煎汤擦浴疗法、直肠给药法、刮痧疗法、喷喉法、滴鼻法等。

临床辨证论治以清法为主，剂型以丸散口服药为主，随着科技发展，先后研制出多种注射液，例如：清开灵注射液、穿琥宁注射液、双黄连粉针剂、柴胡注射液、板蓝根注射液等，临床研究表明多具有良好疗效。

涂氏，采用清、解、和、下四法联合应用设计而成的热必宁（商品名：柴石退热颗粒），治疗高热疗效明显优于西药对照组及单纯清热解毒组；实验研究证实热必宁能够显著抑制肺炎球菌所致家兔体温的升高；对大肠杆菌内毒素所致家兔体温升高具有抑制作用；对肺炎球菌、金黄色葡萄球菌具有抑制作用；对流感病毒和 RSV 有较强抑制作用。赖氏用醒脑静注射液治疗小儿外感高热 142 例，42 例体温 1 日内退至正常，71 例 2 日内、21 例 3 日内退至正常，无效 8 例，总有效率 94.37%。谢氏等研究发现醒脑静注射液可有效降低兔出血热病毒家兔高热模型的发热指数，降低脑脊液前列腺素 E_2 和环核苷酸发热介质。黄氏等利用痰热清注射液治疗中枢性高热，退热效果好，且使 MDA，TNF-α，IL-6 水平下降，而 SOD 明显上升。鲁氏等用清开灵注射液治疗 230 例高热患者，不仅退热作用快，而且体温下降平稳，很少出现反复发热现象，且对全身症状有改善，认为清开灵具有整体调节作用。刘氏将肺系感染高热的患者 413 例随机分为治疗组 221 例，对照组 192 例，治疗组予鱼腥草注射液静滴治疗，对照组予西药常规治疗。治疗组总有效率及对白细胞数正常的患者疗效明显高于对照组（$P<0.01$）；对卫分证、卫气同病及气分证 3 种不同证类平均退热时间短于对

照组（P<0.05）；两组白细胞数升高的高热患者疗效相当。雷氏等采用双黄连注射液治疗外感高热 60 例，体温下降幅度较对照组（青霉素针剂静滴配合肌注复方氨基比林）明显增大，治疗有效率明显优于对照组。雷氏采用穿琥宁注射液静脉点滴外感高热症 139 例，效果满意。穿琥宁是从中药穿心莲叶中提取的有效成分穿心莲内酯与琥珀酸酯反应所致的脱水穿心莲内酯琥珀酸半酯单钾盐，具有明显的解热、抗病毒、抗炎作用，以及可促进肾上腺皮质功能及镇静作用，临床上多用于病毒性肺炎及上呼吸道感染。穿琥宁注射液同时具有抗菌、抗病毒、解热作用，其中抗病毒作用尤为显著。运用穿琥宁注射液治疗外感高热，不论卫分、卫气同病还是气分证均疗效确切，不易反复，具有退热时间短、全身症状改善快特点。

十二、小结

高热为内科常见急症，病因不外乎外感六淫、疫毒之邪，临床以实热或本虚标实之高热为多见。治疗需分主次，审标本，察传变。在辨证论治的基础上，采用多剂型、多途径给药综合治疗，可顿挫热毒，同时应注意顾护津液，益气养阴，避免阴液耗伤，发生变证。

附方：

（1）银翘散（《温病条辨·上焦篇》）：金银花、连翘、牛蒡子、薄荷、荆芥穗、豆豉、桔梗、生甘草、竹叶、芦根。

（2）白虎汤（《伤寒论》）：石膏、知母、甘草、粳米。

（3）清营汤（《温病条辨》）：水牛角、生地、玄参、竹叶、麦门冬、丹参、川连、金银花、连翘。

（4）犀角地黄汤（《备急千金方》）：犀角、生地、芍药、丹皮。

十三、名家医案

病例 1

【一般资料】

女性，66 岁

【主诉】

咳嗽，咳痰 1 月半，乏力 15 天。

【现病史】

患者于一个月前因受凉后出现体温升高，最高达 39.1℃，伴咳嗽，咳痰。于外院行胸部 CT 示：1. 右肺上叶后段球形肺炎可能性大；2. 双肺间质样改变；3. 心影增大，主动脉和冠状动脉硬化。予抗感染治疗后症状缓解出院。出院后患者仍偶有咳嗽咳痰，15 天前患者自觉乏力明显。动则气短。今日就诊于我院。现患者咳嗽，咳少量白痰，气短、心悸，无胸闷胸痛，无烧心反酸。纳眠可，二便调。

【既往史】

否认冠心病、高血压、糖尿病病史。否认脑血管病病史，否认肺结核、肝炎病史，1962 年于妇产医院行剖宫产手术，术中输血，具体数量不详。

【查体】

T：36.3℃，P：89 次 / 分，R：21 次 / 分，BP：164/86mmhg。发育正常，营养中等，神志清楚，被动体位，查体合作，头颅无畸形，五官端正，双侧瞳孔等大等圆，对光反射明敏，耳、鼻、口查体未见明显异常。颈前未见颈静脉怒张及颈动脉异常搏动，气管居中，甲状腺不大。胸廓对称无畸形，双肺呼吸音粗，未闻及明显干湿性啰音及哮鸣音，心率 89 次 / 分，律齐，各瓣膜听诊区未闻及明显杂音，腹部平软，脐下可见一长约 20cm 手术疤痕，疤痕愈合良好。腹软无压痛、无反跳痛及腹肌紧张，叩鼓音，肠鸣音正常，无移浊。脊柱无明显侧弯后凸及畸形，各椎体无压痛及叩击痛，脊柱活动正常。舌红嫩，少苔，脉细。

【辅助检查】

胸部 CT 示：1. 右肺上叶后段肺炎可能性大；2. 双肺间质样改变；3. 心影增大，主动脉和冠状动脉硬化。

【初步诊断】

中医诊断：咳嗽气阴两伤西医诊断：肺炎

【鉴别诊断】

咳嗽当与咳喘相鉴别。咳嗽仅以咳嗽为主要临床表现，不伴有喘息；咳喘则咳而伴喘，常因咳嗽反复发作，由咳致喘，临床以咳喘并作为特点。

【诊治经过】

内科常规护理，完善相关检查。于痰热清清热化痰，拜复乐抗感染治疗。中医方面以益气养阴，止咳化痰为治法。

方用生脉散、二陈汤、沙参麦冬汤加减。药物如下：太子参15克麦冬10克五味子6克前胡10克桔梗10克陈皮10克吴羚10克清半夏10克南沙参12克炙枇杷叶10克生黄芪12克玄参12克苦参6克3付，水煎服，日一剂

【临床诊断】

中医诊断：咳嗽气阴两伤西医诊断：肺部感染

【分析总结】

患者老年女性，主因“咳嗽，咳痰1月半，乏力15天。”入院。患者以咳嗽，咳痰为主要症状，属于中医咳嗽的范畴。患者老年体弱，卫气不固，外邪侵袭，邪正相搏，故发热。寒邪袭肺卫，肺失宣降，气机不畅，故咳嗽。肺不布津，故咳痰。现外感已去，患者感乏力明显，因其年老体弱，此为咳嗽后期，气阴两伤，结合其舌脉为气阴两伤之证。四诊合参，病位在肺，病性为虚证。故治疗当益气养阴，止咳化痰。

病例2

【一般资料】

患者张某某，男，51岁，甘肃省榆中县人。2010年10月1日，患者主因“车祸外伤后致胸痛伴意识丧失3小时”收住于兰州大学第一医院重症医学科。

【入院查体】

体温35.5℃，心率140次/分，血压44/20mmHg，呼吸42次/分。患者意识丧失，呼之不应，双侧瞳孔等大等圆，约4mm，查体不合作。胸部、上腹部及头颅CT平扫示：左侧多发肋骨骨折，左侧血气胸，蛛网膜下腔出血，T_{12}椎体压缩性骨折伴截瘫。

【急救治疗】

于当日夜间急诊在全麻下行“左侧肋骨切开复位内固定术”，10月6日晚在急诊全麻下行“T_{12}椎体压缩性骨折伴截瘫切开复位内固定术”。术后补充诊断：1.肺部感染，脓毒性休克；2.T_{12}骨折并截瘫；3.多发性肋骨骨折；4.颈椎骨折（寰椎）；5.左侧臂丛神经瘫；6.左肩胛骨骨折；7.蛛网膜下腔出血；8.尿崩症（中枢性）。术后给予抗感染、止血、预防应激性溃疡、抗休克、脑保护、营养及支持等治疗，病情尚平稳。10月9日晨患者出现寒战、高热，体温最高38.0℃，血压下降，考虑感染性休克，血培养回报：产酸克雷伯菌（10月4日送检），对亚胺培南敏感，给予亚胺培南治疗四日，病情趋于稳定。10月13日，血培养回报：多重耐药产酸克雷伯菌，仅对阿米卡星中介（10月9日送检）。此株细菌10月28日于北大医院NDM-1检测阳性，考虑为超级细菌。遂更换为氨基糖甙类抗生素，同时隔离单间，物品专用，加强消毒等措施。10月11日至10月13日，连续3日血培养均阴性，痰培养为鲍曼不动杆菌。10月27日患者再次出现寒战、高热，体温最高达42.0℃，血压下降，最低至80/50mmHg，给予亚胺培南等抗感染效果不佳，高热持续不退，病情危重。

【初诊】

2010年10月27日，患者神志不清，高热，体温达42.0℃，时时振寒，汗出不畅，约300mL，后血压下降，最低至80/50mmHg。血常规示：白细胞$34.90\times10^9/L$，中性粒细胞百分比94.7%。粪便细菌涂片示：查到大量G^+球菌链状排列，偶见G^-杆菌。胸片示：双肺片状渗出影。咳嗽，咳痰，痰呈黄色黏稠状，量多，不易咳出，听诊闻及双肺湿性啰音，呼吸机辅助排痰，呼吸急促。腹胀如鼓，叩诊呈鼓音，面目及下肢胫骨前缘轻度水肿，双目发赤，口干，大便成形，量少，小便2814mL。伸舌迟动，舌尖红，舌质淡，扪之无津，苔白腻，脉浮数。

【用药处方】

葶苈子20克，黄芩20克，鱼腥草30克，全瓜蒌30克，杏仁10克，生石膏30克，炙桑皮30克，西

洋参 20 克，竹茹 10 克，桔梗 10 克，生甘草 10 克，生黄芪 30 克，连翘 30 克，龙葵 15 克，桃仁 10 克。3 剂，水煎服，每次 150mL，每日 3 次，饭后服用。

【病情追踪】

2010 年 10 月 30 日二诊：患者服药一剂后，体温由 42.0℃渐降至 38.1℃，神志尚清，咳嗽较前减轻，痰量较少，量中等，呈白色黏稠状，仍不易咳出，双肺闻及少许湿性罗音。腹胀缓解，大便稀，黄色糊状，约 60mL，小便 1320mL。当日行粪便细菌涂片示：见到少量 G- 杆菌，偶见 G+ 球菌。10 月 28 日与 10 月 29 日两次胸片比较可见肺门、肺尖部片状渗出影较前减少。但此后患者体温仍波动于 39.0℃左右。舌尖红，舌质淡，两侧微瘀，苔薄白，寸尺脉浮数。

【用药处方】

生黄芪 30 克，西洋参 20 克，全瓜蒌 30 克，当归 20 克，赤芍 30 克，桃仁 10 克，鱼腥草 30 克，芦根 30 克，制半夏 20 克，茯苓 30 克，生石膏 60 克，连翘 30 克，银花 30 克，生甘草 10 克，豆蔻 10 克，桔梗 10 克，炒白术 20 克。2 剂，水煎服，每次 30mL 次，每日 4 次。

【讨论】

按：《金匮要略·肺痿肺痈咳嗽上气病脉证》谓："《千金》苇茎汤治咳有微热，烦满，胸中甲错，是为肺痈。"患者间断性高热，寒战，神志清，且痰量减少，提示正气有力鼓邪外出。若战汗作解，所谓阳加于阴谓之汗，正胜邪祛，乃疾病向愈的一大体征，临证切记切记。现患者仍卫气同病，卫分为主，兼有气分，辨证同上，治以千金苇茎汤合银翘散化裁。重用银花、连翘质轻味薄之品清宣肺卫之气；石膏清肺脏气分之热；芦根、桃仁取苇茎汤之意，清肺排浊，清热泻火，生津，活血祛瘀；肺为贮痰之器，故以全瓜蒌、鱼腥草清热化痰祛痰，有利已成之痰排出；脾胃为生痰之源，以制半夏、茯苓、豆蔻、炒白术燥湿运脾，杜生痰之源；仍以生黄芪、西洋参益气养阴扶正，扶正所以驱邪；观其舌质两侧微瘀，且有脑外伤史，理应有头痛等脑外伤症状，但患者未有知觉，故以当归、赤芍活血化瘀；桔梗宣肺祛痰，逐肺热；仍以生甘草清热解毒，调和诸药，护胃气为要。现代医学研究发现，银花、连翘、石膏、全瓜蒌、鱼腥草等均有很好的抗病菌效果，且多无耐药性。

病例 3

【一般资料】

男性，89 岁

【主诉】

间断咳嗽，咳痰喘憋 15 年。加重伴发热 3 天。

【现病史】

患者 15 年前受凉后出现咳嗽，咳痰，喘憋于外院诊断为慢性阻塞性肺疾病，经止咳化痰平喘治疗好转后出院。15 年间，患者多次因喘憋就诊于外院。3 日前患者出现咳嗽，咳痰，喘憋，发热，体温最高 38.2℃，于外院查血常规：白细胞 10.74×10^9/L；胸部 CT 示双侧肺炎，右上肺钙化灶。心脏增大，予头孢西丁钠盐酸氨溴索注射液对症治疗。现患者咳嗽咳痰。痰黄量多，质粘难咳出，喘憋，发热。无心慌胸闷，无头晕头痛，纳少眠可，持续尿管导尿，大便两日一行。为求中西结合治疗收入我院。

【既往史】

高血压病史 15 年，血压最高 172/110mmHg，未规律服药。1996 年诊断为脑出血昏迷。2000 年出现脑梗死。2 年前因前列腺增生治尿潴留，留置尿管导尿。2013 年诊断为冠状动脉动脉粥样硬化性心脏病，肝硬化，肝囊肿，左肾囊肿。

【查体】

T：37.3℃，P：72 次 / 分，R：18 次 / 分，BP：106/56mmhg。发育正常，营养中等，神志清楚，被动体位，查体合作，头颅无畸形，五官端正，双侧瞳孔等大等圆，对光反射明敏，耳、鼻、口查体未见明显异常。颈前未见颈静脉怒张及颈动脉异常搏动，气管居中，甲状腺不大。胸廓对称无畸形，两肺呼吸音粗，可闻及干湿性啰音未闻及胸膜摩擦音。心前区无隆起，心率 72 次 / 分，律不齐，各瓣膜听诊区未闻及明显杂音，腹部平软，剑突下可触及轻压痛、无反跳痛及腹肌紧张，叩鼓音，肠鸣音正常，无移浊。双上肢活动自如，双下肢屈曲，肌力Ⅳ及，肌张力增高，双下肢无水肿，生理反射存在，病理反射未引出。舌红，少苔，脉浮数。

【辅助检查】

血常规：白细胞 10.74×10^{9}/L；胸部 CT 示：双侧肺炎，右上肺钙化灶。心脏增大。

【初步诊断】

喘证痰热郁肺

【鉴别诊断】

与哮证相鉴别。哮证是指声响而言，必见喉中哮鸣有声，亦伴有呼吸困难。喘证是指气息而言，呼吸气促困难，甚至张口抬肩。

【诊治经过】

中药以清热解表，化痰止咳为主。方以麻杏石甘汤加减。药物如下：炙麻黄 4g 杏仁 10g 生石膏 20g 生甘草 4g 瓜蒌 15g 黄芩 10g

前胡 10g 桔梗 10g 浙贝母 12g 焦三仙各 10g3 付，水煎服，日一剂

【临床诊断】

喘证痰热郁肺

【分析总结】

患者老年男性，主因“间断咳嗽，咳痰喘憋 15 年。加重伴发热 3 天。”入院，属于中医喘证的范畴。患者年老体弱，外邪袭肺，内遏肺气，肺气不得宣畅，气机壅阻，上逆为喘；年老脾胃虚弱，痰湿内蕴，日久化热，故见咳嗽咳痰，痰多色黄质黏稠；久病肺虚，气失所主，而短气喘促，久病迁延不愈，久病及肾，肾之真元伤损，根本不固，则气失摄纳，上出于肺，出多入少为喘。舌红，少苔，脉浮数，四诊合参，诊断为喘证。

第二节　厥脱

一、定义

厥脱包括厥证、厥逆和脱证，是内科常见之急症。临床以面色苍白，四肢厥逆，出冷汗，欲呕欲便，脉微欲绝或乱，神情淡漠或烦躁，甚至不省人事，猝然昏倒等为特征。汉代张仲景《伤寒论·辨厥阴病脉证治》论述了厥证之病机及临证特点：“凡厥者，阴阳气不相顺接便为厥”“厥者，手足逆冷是也。”明代张景岳在《景岳全书·杂病谟·厥逆》中论及厥逆的预后时曰：“厥逆之证，危证也。”清代徐灵胎在《临证指南医案·脱》的评语中明确了脱证发病之机在于阳气的骤越，并提出临证诊治之要点：“脱之名，唯阳气骤越，阴阳相离，汗出如珠，六脉垂绝，一时急迫之证，方名为脱。”

二、历史沿革

“厥…脱”首见于《内经》，“厥”有“寒厥、热厥、煎厥、薄厥、厥、六经之厥、风厥、厥逆”之别，就其病因病机而言，《内经》论述较为详尽，概而言之，虚实两端，如《素问·厥论篇》：“阳气衰于下，则为寒厥；阴气衰于下，则为热厥。”《素问·生气通天论篇》：“阳气者，烦劳则张，精绝，辟积于夏，使人煎厥。…阳气者，大怒则形气绝，而血菀于上，使人薄厥，有伤于筋，纵，其若不容。”对其预后而言正如《素问·调经论篇》所云：“厥者暴死，气复反则生，不反则死。”“脱”在《灵枢·决气》中被分为“精脱、气脱、津脱、液脱、血脱”等不同的类型，详其证象，“精脱者，耳聋；气脱者，目不明；津脱者，腠理开汗大泄；液脱者，骨属屈伸不利，色夭，脑髓消，胫酸，耳数鸣；血脱者，色白，夭然不泽，其脉空虚，此其候也。”厥与脱的治疗方面仅有针刺等方法。后世医家对“厥”多有发挥，汉代张仲景认为：“凡厥者，阴阳气不相顺接，便为厥。厥者，手足逆冷是也。”并提出了“白虎汤、当归四逆汤、四逆汤”等治疗的方剂。张景岳在《类经·疾病类》详细辨别了寒厥、热厥、薄厥、暴厥与中风；并在《景岳全书·杂病谟·厥逆》篇中首次提出了“厥脱”的概念，“气并为血虚，血并为气虚，此阴阳之偏败也，今其气气并走于上，

则阴虚于下，而神气无根，是既阴阳相离之候，顾致厥脱而暴死”。林珮琴在《类证治裁·厥症论治》中对厥症进行了详尽的沦治，在预后上提出了“凡诸厥，脉大浮洪有力易醒，脉细沉伏数急不连贯，凶。厥仆大指掐拳内，凶；掐拳外，轻。面青，环口青，唇白，鼻青孔黑，人中吊，危也”的论断，贴近临床。“脱”’的论述当以林珮琴分“上脱、下脱、上下俱脱”、叶天士的“阴脱、阳脱、内闭外脱”最为精当，对临床最具指导意义。

三、范围

西医学的感染性休克、心源性休克、失血性休克和过敏性休克其临床征象与本症极为相似，多脏器功能障碍综合征出现厥脱者，可参阅本篇进行辨证论治。

四、病因病机

厥脱之起因，历代多有论述。概而论之，凡邪毒内侵，陷入营血，剧痛惊恐所伤，失血、失精、中毒、久病等耗气伤阴，损及五脏功能，使气血运行障碍，从而导致阴阳之气不相顺接，气机逆乱，甚则阴阳离决而致厥脱。若素体羸弱，或久病不愈，或大汗、大吐、大下、大失血之后，元气耗竭；或阴损及阳，或阳损及阴，以致阴阳不相维系，终至阴阳离决，是为脱证之主要病机。

1. 邪毒过盛，气虚阴伤　盖外感六淫之邪或疫疠毒邪，由表入里，郁而不解，皆能化火蕴结成毒，毒热过盛，耗气伤阴，邪闭正衰，终致阴阳气不相顺接，发为厥脱，正如《素问·厥论篇》指出：“阳气衰于下，则为寒厥；阴气衰于下，则为热厥。”

2. 失血失液，气随血脱　热毒猖獗，人营动血而至呕血、便血等，亦有创伤、产妇伤及脉络，大量失血，以至气随血脱，阳随阴亡；或有暴饮暴食夹有不洁之物，或因药物中毒，或攻下过猛，损伤脾胃，升降失常，清浊不分，暴吐暴泻，阴液大伤，气随阴脱，阳随阴亡。正如清代徐灵胎所言：“脱之名，唯阳气骤越，阴阳相离。”

3. 剧痛致厥　剧烈疼痛，可致气机逆乱，阴阳之气不相顺接，而发厥证。总之，本病证发生，不外热、毒、瘀、虚，虚有气血阴阳之不同，热毒瘀互结，损伤气血阴阳，络脉阻滞，终致阴阳不相维系，阴阳气不相顺接，阴阳离决，发为厥脱。

五、诊断与鉴别诊断

（一）诊断

1. 发病特点　急性起病，常有明确之因，可发于各年龄段。

2. 临床表现　厥脱多系各科（包括内科、外科、创伤、妇科、儿科等）疾病的变证，临床表现较为复杂，或急骤发作，或隐匿而突发，典型表现为汗出、四肢厥冷、烦躁不安、尿少等。早期多见面色苍白，四肢发冷，心悸多汗，短气乏力，尿少，烦躁不安，脉搏细弱，血压下降，神情淡漠；重者可见昏不知人，唇指发绀，四肢厥冷，呼吸短促，脉微欲绝，或不应指，无尿，血压不升。

3. 类型

（1）厥证：分为寒厥、热厥。

（2）脱证：分为阴脱（亡阴）、阳脱（亡阳）、阴阳俱脱。

（二）鉴别诊断

1. 中风　中风为病，猝然昏倒，可伴有四肢厥冷，当与本病鉴别。中风多有肝阳上亢等病史，发作与情志激动有关，且伴有口舌歪斜、言语不利、半身不遂等症，故与本病不难鉴别。

2. 痫病　痫病是一种发作性神志异常之病，常突然发病，神志不清，双目凝视，或肢体抽搐；重者猝然昏倒，口吐涎沫，两目上视，牙关紧闭；或口中做猪羊叫声，移时苏醒，醒后无异常，可反复发作，每次相似。厥证无此特点，可资鉴别。

3. 暑厥　暑厥因夏季暑热而发病，暑热之邪闭窍，突然昏倒，身热烦躁，手足厥冷，气喘不语，或四肢抽搐，或有汗，或汗闭，与厥脱相似，但发病季节明显，且无脉细数、脉微欲绝和血压下降，可资鉴别。

（三）辨证要点

1. 辨厥之寒热　厥之共同特点为手足厥冷，其不同者如下。

（1）热厥：发热，烦渴躁妄，胸腹灼热，溺赤便秘，便下腐臭，苔黄舌燥，脉数，属于阳证。

（2）寒厥：无热畏寒，神情淡漠，身冷如冰，尿少或遗溺，下利清谷，面色晦暗，苔白舌淡，脉微欲绝，属于阴证。

2. 辨脱之阴阳　脱分阴脱、阳脱和阴阳俱脱。

（1）阴脱：亡阴，多见于热病之中，以面唇苍白，发热烦躁，心悸多汗，口渴喜饮，尿少色黄，肢厥不温，脉细数或沉微欲绝为特征。

（2）阳脱：亡阳．多为亡阴之后演变而成，其脉症与寒厥相似而更严重。

（3）阴阳俱脱：乃厥脱之重者，多见神志昏迷，目呆口张，瞳仁散大，喉中痰鸣，气少息促，汗出如油，舌卷囊缩，周身俱冷，二便失禁，脉微欲绝。

3. 辨厥脱之轻重　厥脱之轻重，当视其脉象、厥逆程度、气息变化、神志有无异常、尿之有无等而定。一般而论，脉来迟缓而乱者重，滑数有力而不乱者轻；身肢冰凉愈甚、时间愈久者重，反之较轻；气息愈急促并见痰鸣者重，气息平和无痰阻气乱者轻；神志昏迷愈深、愈久者重，无神志异常者轻；无尿者重，少尿、有尿者轻。

六、急救处理

（一）处理原则

厥脱病情复杂且多变，临证应高度警惕，严密观察，分秒必争。其处理原则可概为：

1. 细察病因　厥脱乃多种病因所致之内科急症，审明病因，对厥脱之治疗至关重要。若系热毒内陷所致，清热解毒固脱并重；若出血亡阳所致，当益气摄血，回阳救逆同治；若肝阳暴涨或中毒致脱，当平肝、祛秽与救逆兼用。

2. 辨明虚实　一般而论，热厥多属实证；寒厥则多属虚证。具体而言，若厥而气壅息粗，喉间痰鸣，或烦热不宁，抽搐反张，脉多实或滑数者，属实；若厥而气息微弱，自汗淋漓，肤冷肢凉，嗜睡蜷卧，脉沉细而欲绝者，即为脱象，属虚。辨明虚实，方能避免治疗上“虚其虚”“实其实”之误。

3. 综合救治　厥脱之证，虽有轻重之别，寒热之分，阴阳之异，厥与脱之差，但均属危重证候，且可迅速逆变，乃至死亡。因此必须采用多种投药办法，积极进行综合救治，将标本、先后、缓急统一起来，力求辨证确切，用药有力，措施及时。

（二）急救治疗

1. 一般措施　保持安静，开通静脉通路，补液，氧疗等。

2. 益气养阴固脱　生脉注射液 20 ~ 40mL 静脉推注，每 1 ~ 2h 1 次，直到脱离厥脱状态；或生脉注射液 100mL 加入 10% 葡萄糖溶液中稀释静脉滴注，每日 2 次；或选用参麦注射液，用法与生脉注射液同。

3. 益气回阳固脱　参附注射液 20 ~ 40mL 静脉推注，每 1 ~ 2h 1 次，直到脱离厥脱状态。

4. 清热解毒开窍　清开灵注射液 40 ~ 120mL 加入 10% 葡萄糖溶液中稀释静脉滴注；或醒脑静注射液 20mL 加入 100% 葡萄糖溶液中静脉滴注，每日 1 次。

5. 活血解毒通络　血必净注射液 50 ~ 100mL 加入 10% 葡萄糖溶液中静脉滴注，每日 1 ~ 2 次。

（三）辨证论治

1. 热厥　热毒内闭，耗伤气阴。

（1）主症：发热，烦渴躁妄，胸腹灼热，溺赤便秘，便下腐臭。苔黄舌燥，脉数。

（2）治法：泄热解毒开窍，益气养阴固脱。

（3）方药：用人参白虎汤及承气汤之类化裁而治之，药用生石膏、生大黄、枳实、厚朴、知母、人参等。若痰壅气滞而为厥者，宜豁痰行气用二陈汤、导痰汤加竹沥、姜汁、石菖蒲、郁金等治之。

2. 寒厥、亡阳　气虚阳脱。

（1）主症：手足逆冷，无热畏寒，或身冷如冰，神情淡漠，尿少或遗溺，下利清谷，面色晦暗。苔白舌淡，脉微欲绝。

（2）治法：益气回阳固脱，温经散寒救厥。

（3）方药：方用参附汤合四逆汤、当归四逆汤等加减治之，药用人参、制附片、干姜、当归、细辛、桂枝等。病轻浅者当早用独参汤浓煎频服，气固阳自回；阳脱之象显者加制附片，益气回阳；寒盛者当散寒救厥。

3. 血虚阴脱

（1）主症：面唇苍白，发热烦躁，心悸多汗，口渴喜饮，尿少色黄，肢厥不温。脉细数或沉微欲绝。

（2）治法：养阴益气固脱。

（3）方药：固阴煎加减，药用人参、熟地、黄精、山茱萸、黄芪、山药、麦门冬、五味子、甘草等治之。

4. 阴阳俱脱

（1）主症：神志昏迷，目呆口张，瞳仁散大，喉中痰鸣，气少息促，汗出如油，舌卷囊缩，周身俱冷，二便失禁。脉微欲绝。

（2）治法：回阳救阴。

（3）方药：参附汤合生脉散加减以治之，药用人参、制附片、麦门冬、五味子、干姜、山茱萸等，若见唇面指端发绀者，可加丹参、赤芍、红花、川芎等活血之品。

（四）针灸

针灸具有疏通经络、调整气血、平衡阴阳之功效，对厥脱具有救治之用。

（1）主穴：素髎、内关。配穴：少冲、少泽、中冲、涌泉。针后30min至1h血压稳定者，则加1～2个穴位。手法：中度刺激，留针，持续，间断捻针，血压稳定后方可出针。

（2）主穴：足三里、合谷，患者昏迷加涌泉。针刺或电针，电压10.5～14V，频率每分钟105～120次，轻者1个电针1个穴位，重者2个电针2个穴位。

（3）主穴：人中。配穴：内关、足三里、十宣。强刺激（重病实证休克）。

针灸治疗，一般热厥发热者宜针，体温低或阳脱者宜灸。可灸百会、神阙、关元。

七、转归与预后

本病由多因致脏腑气血功能气机逆乱，阴阳气不顺接，气血阴阳耗损所致。故其转归和预后取决于病因及气机逆乱之强弱，气血耗损之轻重。亦与病程长短、救治及时与否相关。

（1）厥和脱可以互相转化，因此两者之界限较难截然划分。一般而沦，厥者多属脱之先兆，脱者多为厥之进一步发展。临证时，虽只见厥而未见脱者，也应在治疗用药上，酌加固脱之品，以防病情的突变。

（2）因厥脱有寒热和阴阳之别，其属性不同于急救用药的性味悬殊极大，因此必须详加辨识，这是避免误治的重要一环。

（3）临床研究表明论治热厥，宜早用通腑解毒和活血化瘀之剂，这种治则，有明显的清除炎性介质、改善微循环及增加血容量的功能，对纠正休克状态有良好的作用。因此，治疗此类厥脱患者，可根据中医辨证，在详细观察和综合处理的基础上，逐步推广这些新的经验，并在实践中不断总结提高。

八、现代研究

休克属于中医厥脱证范围，其成因甚多，最常见者为邪热内陷营血，乃邪毒对微循环损害的结果，属于感染性休克的范畴；也有因久病衰竭或外因乍加所致，如心源性休克、失血性休克和过敏性休克等均属之。

1. 单方单法　近年来单方单法对休克的治疗尤其重要，单方单法不仅具有好的临床疗效，更重要的是研究更加能突出重点，不仅突出了中医学辨证论治的“虚实”观，更加强调了治疗学的“扶正法”“祛邪法”，便于临床医师的接受。其中比较有代表性的是以生脉注射液为代表的益气养阴固脱法，以牛珀至宝丹为代表的解毒活血开窍法。

（1）益气养阴固脱法：本法的代表药物是生脉注射液，该是传统的中药制剂“生脉散”的新剂型，临床用于各类休克取得了明显的临床疗效。李氏等报道用生脉注射液抢救失血性休克34例，用药后4～6h血压回升，呼吸平稳，肢暖安静，32例有效，2例死亡，总有效率91.1%。其具体用法为：将生脉注射液

20 ~ 30mL，加入 20 ~ 30mL 液体，静脉推注，30min 至 1h 可重复 1 次，直到休克纠正，可连续重复 4 ~ 5 次。药理学研究证明：生脉注射液具有保护缺氧状态下心肌细胞，改善冠状动脉供血；改善微循环，降低血液黏度；兴奋垂体 – 肾上腺皮质功能；促进机体网状内皮系统功能，提高机体自稳能力等作用。吴氏运用参麦注射液治疗心源性休克 30 例，总有效率为 90%，研究认为参麦注射液能强心升压，增强心肌收缩力，提高心脏泵血功能，纠正血流动力学的紊乱。本法临床上主要用于心源性休克、感染性休克的中晚期等，但要以“大汗出，脉细数或脉微欲绝”为主要临床证候。

（2）益气回阳固脱法：根据中医学的理论，休克同阳气暴脱相关，因此，“益气回阳固脱法”是救治休克的重要治法之一，如赵氏笔研究报道参附注射液可以明显改善微循环，改善低血压状态，尤其是对西药抗休克治疗血压始终得不到改善者，能较好地维持血压，纠正休克。同时也具有增强心脏功能，调整心率等作用。周氏等研究证明，回阳复脉注射液（红参、附子、枳实、桃仁等）对休克具有防治作用，试验研究表明：回阳复脉注射液有抗氧化、抗自由基、抑制脂质过氧化物生成，稳定生物膜的作用，减轻了细胞结构在休克过程中的损伤，保护细胞功能，从而避免或减轻重要脏器的损害，有利于器官功能的恢复，使休克得以纠正。陶氏等研究报道：心脉灵注射液（附子、干姜等）能够改善内毒素休克所致的低血压及脑水肿，保护海马 CA1 区神经元，增强海马组织 NOS 活性，起到抗内毒素休克的作用。

（3）解毒活血开闭法：本法是中医药治疗休克的重要治法之一，尤其是对于感染性休克的治疗更加突出了本法的重要意义，如彭氏等研究了牛珀至宝丹对失血性休克和内毒素性休克的影响，结果表明牛珀至宝丹对内毒素性休克具有稳定血压和升高血压的作用，但对失血性休克无明显升血压的作用，说明牛珀至宝丹抗休克的作用是通过解毒活血开闭，而不是扶正固脱。研究进一步表明牛珀至宝丹能够明显地抑制 TNF-α 的释放，抑制 ALT，AST 的活性，同时有较显著的改善微循环、清除氧自由基、稳定血压、保护肺肝组织和抗内毒素所致的溶酶体、线粒体损伤等作用。

无论是辨证论治的研究，或者单方单法的研究，都突出了中医学的特点，只是因为病因不同，研究的时期不一，才出现了各种不同的方法。休克是一个综合征，其病机是动态发展的，以上各法也是针对不同时期的方法，不能千篇一律，死守一方一法。如感染性休克早期突出的是实热内闭，而随着病情的发展和演变，逐步出现正气损伤的病理状态，晚期将会出现阴竭阳脱的严重病机变化等。

2. 中医药治疗休克　切入点的研究中西医结合开展休克的研究是国内许多学者热衷的研究焦点之一，应充分发挥中西医之长，达到“优势互补”，最终提高休克的生存率。如何在现代西医学救治休克的基础上发挥中医药的重要作用，寻求中医药的切入点是开展中西医结合的根本途径之一，总结为以下 2 点。

（1）感染性休克针对内毒素、炎性介质等的治疗：感染性休克是目前病死率较高的危重病之一，是各科 ICU 主要的疾病之一，严重地威胁患者的生命，虽然抗生素的广泛应用，从某种程度上降低了病死率，解决了发病的主要因素细菌，但在因此而造成的内毒素血症、炎性介质血症等方面尚无确切的临床疗效，由此而导致的多器官功能障碍综合征（MODS）是重要的死亡原因之一，中医药针对这方面开展了大量的临床和基础的研究，并取得了明显的效果。如王氏等根据多年的临床经验及理论研究，选用红花、赤芍等中药研制成的纯中药血必净注射液具有高效拮抗内毒素和炎性介质的作用；其不仅在动物实验方面具有显著降低动物病死率，而且在初期临床实验中也取得了较好的疗效。王氏等在针对感染性休克及其引发的 MODS 提出了“四证四法”的辨证论治方法，即实热证：临床表现为高热、口干欲饮、腹胀便结、舌红苔黄、脉洪数或细数、末梢血白细胞变化。血瘀证：临床表现为固定性压痛、出血、发绀，舌质红绛、舌下静脉曲张，血液流变学、凝血与纤溶参数和甲襞微循环异常。腑气不通证：临床表现为腹胀、呕吐、无排便排气、肠鸣音减弱或消失，肠管扩张或积液、腹部 X 线片有液平。厥脱证：临床表现为面色苍白、四肢湿冷、大汗、尿少、脉细数或微欲绝、血压下降。并自制了相应的方药对证施治。

除此之外，中医药在针对感染性疾病棘手的细菌耐药方面尚有一定的潜力，北京中医药大学东直门医院急诊科近年来开展了一些初步的临床研究，认为“扶正解毒活血法”在此方面具有进一步研究的价值。

总之，中医药以此为切入点深入探讨，努力开创一个新的研究方向，在危重病急救医学领域一定会发挥重要的作用。

（2）针对抗休克药物不良反应治疗的研究：随着西医学的突飞猛进的发展，许多抗休克治疗的药物不同程度上显示出了临床上的不良反应，甚至是加重疾病的一个重要因素，如过去认为多巴胺是较好的抗休克的血管活性药物，目前通过大量的临床和实验研究发现它对胃肠黏膜的缺血缺氧状态无改善作用，而且可能具有加重的因素，同时对肾脏的保护作用也提出了质疑等，对此可以通过中医药的合理的介入使用，来提高临床疗效，达到用最小的剂量配合中药达到最佳的效果。另外中医药的合理使用也能够解决血管活性药物依赖性的问题，北京中医药大学东直门医院急诊科曾经针对多巴胺的依赖作用进行过临床研究，运用生脉注射液按照每小时每千克体重 0.5mL 持续静脉泵入，在 36h 之内基本撤离多巴胺，达到了纠正休克的目的。

总之，针对西医学的不足，合理地采用中医药治疗，达到两种医学各自均达不到的疗效，可以起到“优势互补”的作用。

九、小结

厥脱，是常见的中医内科急症。本病多由感受温热邪毒，内陷营血，或大汗、大吐、大下和大失血之后，或久病劳伤，气阴亏耗，阴阳之气不相顺接，气机逆乱而起。临床以四肢逆冷，面色苍白，时出冷汗，神情淡漠，脉微欲绝，血压下降，甚至昏不知人，唇面发绀等为特征。证有寒厥、热厥之分，阴脱、阳脱和阴阳两脱之别。西医学之感染性休克、失血性休克、心源性休克、过敏性休克和药物（或食物）中毒性休克等，与本病的临床表现相近，故可参阅本篇内容，进行辨证论治。中医治疗厥脱，按其临床之不同证候，常采用益气、回阳、解毒、通腑、开窍、化瘀、平肝等治法，临床疗效一般较好，尤其是多种剂型、多种投药途径的综合救治处理，使急救效果有了明显的提高，在理法的探讨上，也有新的进展。

附方：

（1）白虎加人参汤（《伤寒论》）：生石膏、知母、生甘草、粳米、人参。

（2）大承气汤（《伤寒论》）：生大黄、芒硝、枳实、厚朴。

（3）小承气汤（《伤寒论》）：生大黄、枳实、厚朴。

（4）调胃承气汤（《伤寒论》）：生大黄、芒硝、生甘草。

（5）二陈汤（《和剂局方》）：半夏、陈皮、茯苓、炙甘草。

（6）导痰汤（《济生方》）：半夏、陈皮、茯苓、炙甘草、枳实、胆南星。

（7）参附汤（《妇人良方》）：人参、熟附子。

（8）四逆汤（《伤寒论》）：生附子、干姜、炙甘草。

（9）当归四逆汤（《伤寒论》）：当归、芍药、通革、炙甘草、细辛、大枣。

（10）独参汤（《校注妇人良方》）：人参。

（11）固阴煎（《景岳全书》）：人参、熟地、山药、山茱萸、黄芪、麦门冬、五味子、黄精、炙甘草。

（12）生脉散（《内外伤辨惑论》）：人参、麦门冬、五味子。

十、名家医案

病例 1

【一般资料】

男性，68 岁

【主诉】

一过性意识丧失后 4 天。

【现病史】

患者 4 天前出现一过性晕厥，仰面倒地，意识不清，呼之不应，1 ~ 2 分钟后意识自行恢复，仍头晕，进食后稍见恶心，无呕吐无头痛，无肢体麻木及活动不利，无抽搐，无心慌汗出，无二便失禁。

【既往史】

既往颈椎病史 27 年，13 岁时行六指切除术。

【查体】

T: 36.5℃，P: 90 次 / 分，R: 20 次 / 分，BP: 143/78/mmhg。发育正常，营养中等，神志清楚，查体合作，

头颅畸形，五官端正，双侧瞳孔等大等圆，对光反射明敏，耳、鼻、口查体未见明显异常。颈前未见颈静脉怒张及颈动脉异常搏动，气管居中，甲状腺不大。胸廓对称无畸形，两肺呼吸音清晰，未闻及明显干湿性啰音及哮鸣音，心率 90 次 / 分，律齐，各瓣膜听诊区未闻及明显杂音，腹部平软无压痛、无反跳痛及腹肌紧张，叩鼓音，肠鸣音正常，无移浊。脊柱无明显侧弯后凸及畸形，各椎体无压痛及叩击痛，脊柱活动正常。舌质干偏红，苔黄厚腻，脉弦数

【辅助检查】

头颅 CT：脑动脉硬化，双侧上颌窦及筛窦炎。

【初步诊断】

中医诊断：厥证痰厥西医诊断：晕厥待查 TIA? 低血糖性晕厥?

【鉴别诊断】

与心源性晕厥鉴别：由于心输出量突然降低引起急性脑缺血发作而诱发的晕厥，发作时可伴有发绀、呼吸困难、心律失常和心电图改变，突发表现为突然晕厥、轻者只有眩晕，意识障碍，重者意识完全丧失，常伴有抽搐及大小便失禁，面色苍白等。

【诊治经过】

入院后完善相关检查，低盐低脂饮食，药物给予丹红注射液活血化瘀，克林痰注射液改善脑供血，凯时注射液改善微循环治疗，中医治疗以熄风活血为主方用温胆汤加减，组成如下：茯苓 30g，半夏 10g，枳实 10g，竹茹 10g，陈皮 10g，甘草 10g，胆南星 6g，石菖蒲 10g，木香 10g，远志 10g，知母 6g，黄柏 10g，佩兰 10g，白术 10g

【临床诊断】

中医诊断：厥证痰厥西医诊断：晕厥待查 TIA? 低血糖性晕厥?

【分析总结】

患者老年男性，年逾九十，脾胃转输不利，化生痰湿痰浊素盛，郁久化热，清窍被蒙突然昏倒，不省人事，舌质干偏红，苔黄厚腻，脉弦数为痰热之象，四诊合参，病位在清窍，病性为虚实夹杂，预后一般。

病例 2

【一般资料】

男性，39 岁，

【主诉】

乏力、多饮、多尿，伴体重下降 20 天。

【现病史】

患者 20 天前无明显诱因出现乏力、多饮、多尿，伴体重下降，消瘦明显。自诉 20 天来体重下降 15 斤，就诊于我院门诊查糖化血红蛋白 11.4%，血糖 19.1mmol/L。尿常规：KET：4+；GLU：4+，PH：5.5，诊断为“糖尿病糖尿病酮症”，为求进一步治疗收入我院。刻下症见：四肢乏力，多饮，多尿，体重下降明显，口干，视物模糊，偶有心慌憋闷感，无咳嗽咳痰，无肢体麻木，无皮肤瘙痒，纳食差，眠可，大便干，3 日一行。

【既往史】

既往体健。

【查体】

T：36.5℃，P：80 次 / 分，R：20 次 / 分，BP：130/84/mmhg。发育正常，营养中等，慢性病容，神志清，自主体位，查体合作，皮肤未见出血点及蜘蛛痣。皮肤黏膜色正常无黄染，浅表淋巴结未触及肿大。头颅大小正常，眼球未见异常，瞳孔等大等圆，对光反射灵敏。耳未见异常。伸舌居中，扁桃体无肿大，颈软无抵抗感，肝颈静脉回流征阳性，左侧颈动脉可闻及血管杂音。气管居中，甲状腺无肿大。胸廓正常，双侧呼吸运动未见异常，双侧无胸膜摩擦感。双肺呼吸音清，未闻及干湿罗音，未闻及胸膜摩擦音。心前区无隆起，心尖搏动正常，心率 80 次每分，律齐，各脉瓣膜听诊区未闻及病理性杂音，未闻及心包摩擦。腹软无压痛及反受痛，未触及包块，肝脾肋下未触及，墨菲氏征阴

性。肠鸣音3次每分。双下肢无水肿，双足背动脉可触及搏动。生理反射正常存在，病理反射未引出，舌红，苔黄腻，脉弦数。

【辅助检查】

糖化血红蛋白11.4% 血糖19.1mmol/L。尿常规：KET：4+；GLU：4+，PH：5.5

【初步诊断】

消渴病胃热炽盛

【鉴别诊断】

消渴与瘿病相鉴别。瘿病中的气郁化火，阴虚火旺证以情绪激动，多食易饥，形体日渐消瘦，心悸，眼突，颈部一侧或者两侧肿大为特征，其多食易饥，消渴消瘦类似消渴病的症状，但眼球突出，颈部肿大与消渴有别，且无消渴的多饮，多尿等症状，可相鉴别。

【诊治经过】

中药治疗以清胃泻火，养阴增液位为法，方用玉女煎加减，方药如下：生石膏20g，知母10g，黄连6g，栀子9g玄参10g，生地黄10g，麦冬9g，川牛膝9g甘草3g6付，水煎服，日一剂。

【临床诊断】

消渴病胃热炽盛

【分析总结】

患者主因“乏力、多饮、多尿，伴体重下降20天。”入院，属于中医“消渴病”范畴。患者中年男性，长期吸烟饮酒史，湿浊内蕴化热，脾胃受损，胃热炽盛，故见口干多饮，大便干燥；脾虚不能转输水谷精微，水谷精微不能濡养肌肉，故见乏力，形体消瘦。四诊合参，证属胃热炽盛。本病病位在脾胃肾，虚实夹杂，预后一般。治疗当清胃泻火，养阴增液。

第五章

心系病证

第一节　惊悸、怔忡

一、定义

惊悸、怔忡是指患者自觉心中急剧跳动，惊慌不安，不能自主，或脉见参伍不凋的一种病证。主要由于阳气不足，阴津亏损，心失所养；或痰饮内停，瘀血阻滞，心脉不畅所致。惊悸、怔忡虽属同类，但两者亦有区别：惊悸常因情绪激动、惊恐、劳累而诱发，时作时辍，不发时一如常人，其证较轻；怔忡则终日觉心中悸动不安，稍劳尤甚，全身情况较、差，病情较重。惊悸日久不愈，可发展为怔忡。

二、历史沿革

《内经》无惊悸、怔忡的病证名称，但有关于惊悸、怔忡临床证候及脉象的论述。如《素问·平人气象论篇》说："胃之大络，名日虚里，贯鬲络肺，出于左乳下，其动应衣，脉宗气也。盛喘数绝者，则病在中；结而横，有积矣；绝不至日死。乳之下，其动应衣，宗气泄也。"《素问·痹论篇》说："心痹者，脉不通，烦则心下鼓。"证之临床，若虚里的跳动，外可应衣，以及心痹时"心下鼓"，均属宗气外泄的征象，病者多自觉心悸怔忡。《灵枢·经脉》谈到心包络之病甚，则出现"心中憺憺大动"的症状。另一方面，惊悸怔忡患者，其脉搏亦常有相应的变化，或脉来疾数，或脉来缓慢，或脉律不齐，多有改变。《素问·平人气象论篇》中提到："人一呼脉一动，一吸脉一动，日少气……人一呼脉四动以上日死……乍疏乍数日死。"《素问·三部九候论篇》说："参伍不调者病。"《灵枢·根结》说："持其脉口，数其至也，五十动而不一代者，五脏皆受气；四十动一代者，一脏无气；三十动一代者，二脏无气……不满十动一代者，五脏无气。"显然，这些关于脉搏过慢、过快、不齐等记载，与惊悸、怔忡的脉象变化是颇为吻合的，尤其是其中的脉律不齐，多属于惊悸怔忡范畴。汉代张仲景在《金匮要略》中，正式以惊悸为病名，立"惊悸吐衄下血胸满瘀血病脉证治"篇，惊悸连称，并有"动即为惊，弱则为悸"的记载，认为前者是因惊而脉动，后者是因虚而心悸。同时，书中还提到"心下悸"、"水在肾，心下悸"等，大抵指因水停心下所致，因此多用半夏麻黄丸、小半夏加茯苓汤等治疗。又在《伤寒论·辨太阳病脉证治 > 里说："伤寒脉结代，心动悸，炙甘草汤主之。"炙甘草汤沿用至今，是治疗心悸的重要方剂之一。唐代孙思邈《备急千金要方·心藏脉论》提出因虚致悸的观点："阳气外击，阴气内伤，伤则寒，寒则虚，虚则惊，掣心悸，定心汤主之。"

宋代严用和《济生方·惊悸怔忡健忘门》率先提出怔忡病名，并分别对惊悸、怔忡的病因病机、病情演变、治法方药等，作了比较详细的论述，认为惊悸为"心虚胆怯之所致也"、"或因事有所大惊，或闻虚响，或见异相，登高陟险，惊忤心神，气与涎郁，遂使惊悸。惊悸不已，变生诸证，或短气悸乏，体倦自汗，四肢浮肿，饮食无味，心虚烦闷，坐卧不安"，治宜"宁其心以壮胆气"，选用温胆汤、远志丸作为治疗方剂。认为怔忡因心血不足所致，亦有因感受外邪及饮邪停聚而致者，"夫怔忡者，此心血不足也。又有冒风寒暑湿，闭塞诸经，令人怔忡。五饮停蓄，堙塞中脘，亦令人怔忡"，治疗"当随其证，施以治法"。

唐宋以来，历代医家论述渐丰，相继有所发挥。金代刘完素在《素问玄机原病式·火类》中，记述了怔忡的临床表现，明确指出："心胸躁动，谓之怔忡。"成无已亦指出："悸者，心忪是也，筑筑惕惕然动，怔怔忪忪，不能自安者是矣。"（《伤寒明理论·悸》）并提出了心悸发生的原因不外"气虚"、"停饮"二端。元代朱丹溪又提出了血虚致病的理论，认为惊悸与怔忡均由血虚所致，并强调了痰的致病作用。《丹溪心法·惊悸怔忡》中提出心悸当责之虚与痰，说："惊悸者血虚，惊悸有时，以朱砂安神丸"、"怔忡者血虚，怔忡无时，血少者多；有思虑便动，属虚；时作时止者，痰因火动"、"肥人属痰，寻常者多是痰。"

明清时期，对心悸的认识，百家争鸣，各有发挥，论述更为精要。如明代虞抟《医学正传·怔忡惊悸健忘证》认为惊悸、怔忡与肝胆有关，并对惊悸、怔忡两者的区别作了具体叙述："怔忡者，心中惕惕然动摇，而不得安静，无时而作者是也；惊悸者，蓦然而跳跃惊动，而有欲厥之状，有时而作者是也。"李梴《医学入门·惊悸怔忡健忘》指出："怔忡因惊悸久而成。"王肯堂《证治准绳·杂病·悸》承接《丹溪心法》"悸者怔忡之谓"的说法，明确提出："悸即怔忡，而今人分为两条，谬矣。"在引起心悸的原因方面，则认为"有汗吐下后正气内虚而悸者，有邪气交击而悸者，有荣卫涸流脉结代者，则又甚焉"。张景岳对惊悸、怔忡的病因病机和证治论述较全面，他在《景岳全书·怔忡惊恐》中，认为惊有因病而惊和因惊而病二证，因病而惊当察客邪，以兼治其标；因惊而病，宜"安养心神，滋培肝胆，当以专扶元气为主"。并提出："主气强者不易惊，而易惊者必肝胆之不足者也。"认为怔忡由劳损所致，且"虚微动亦微，虚甚动亦甚"。在治疗及护理上则主张："速宜节欲节劳，切戒酒色"、"速宜养气养精，滋培根本。"

至叶天士，对惊悸的认识更臻完善，认为病因主要有内伤七情，操持劳损，痰饮或水湿上阻，清阳失旷；或本脏阳气自虚，痰浊乘侮，水湿内盛，上凌于心；或宿哮痰火，暑热时邪，内扰心神。在治疗上，除了沿用前代医家常法外，对温病后期阴虚液耗所致惊悸，在复脉汤基础上，去姜、桂、参等温补，加白芍以养营阴，或用酸枣仁汤、黄连阿胶汤等甘柔养心阴，反对妄用辛散走泄。对心悸重证，或交通心肾，或填补精血，或培中以宁心。清代王清任对瘀血导致的心悸作了补充，《医林改错·血府逐瘀汤所治症目》说："心跳心忙，用归脾安神等方不效，用此方百发百中。"唐容川《血证论·怔忡》亦说："凡思虑过度及失血家去血过多者，乃有此虚证，否则多挟痰瘀，宜细辨之。"

三、范围

据本病的临床证候表现，西医学之各种原因引起的心律失常，如心动过速、心动过缓、期前收缩、心房颤动与扑动、房室传导阻滞、束支传导阻滞、病态窦房结综合征、预激综合征、心力衰竭、心肌炎、心包炎以及一部分神经症等，有本病表现者，可参考本篇辨证治疗，其他多种病证，如痹证、胸痹、咳喘、水肿、眩晕、热病等伴见心悸者，也可参考本篇辨证论治，并与有关篇章联系处理。

四、病因病机

惊悸怔忡的病因较为复杂，既有体质因素、饮食劳倦或情志所伤，亦有因感受外邪或药物中毒所致，其中体质素虚是发病的根本。病机包括虚实两方面，虚为气血阴阳亏虚，引起心神失养；实则痰浊、瘀血、水饮，而致心神不宁。

1. 心虚胆怯　心主神志，为精神意识活动之中枢，故《灵枢·邪客》云："心者，五脏六腑之大主也，精神之所舍也。"胆性刚直，有决断的功能。心气不虚，胆气不怯，则决断思虑，得其所矣。凡各种原因导致心虚胆怯之人，一旦遇事有所大惊，如忽闻巨响，突见异物，或登高涉险即心惊神摇，不能自主，惊悸不已，渐次加剧，稍遇惊恐，即作心悸，而成本病。故《济生方》指出："夫惊悸者，心虚胆怯之所致也。"

2. 心血不足　心主血，血赖心气的推动才能运行周身，荣养脏腑四肢百骸，故《素问·五脏生成篇》云："诸血者，皆属于心。"而心脏亦因有血液的奉养方能维持正常的生理活动。若察赋不足，脏腑虚损；或病后失于调养；或思虑过度，伤及心脾；或触事不意，真血亏耗；或脾胃虚衰，气血生化乏源；或失血过多等，均可导致心血亏虚，使心失所养而发为惊悸、怔忡。《丹溪心法·惊悸怔忡》说："人之所主者心，心之所养者血，心血一虚，神气不守，此惊悸之所肇端也。"

3. 肝肾阴虚　肝藏血，主疏泄。肝阴亏虚导致心悸主要有2种情况：一是肝阴不足，肝血亏耗，使心血亦虚，心失所养而发为心悸。如《石室秘录》说："心悸非心动也，乃肝血虚不能养心也。"二是肝阴不足，则肝阳上亢，肝火内炽，上扰心神而致心悸。"肝为心母，操用神机，肝木与心火相煽动，肝阳浮越不僭，彻夜不寐，心悸怔忡，有不能支持之候"（引自《清代名医医案精华·凌晓五医案》）。

肝肾同源，肝阴不足亦可导致肾阴不足，肾水亏损亦可影响肝阴的亏耗。所以《石室秘录》谓："怔忡之证，扰扰不宁，心神恍惚，惊悸不已，此肝肾之虚而心气之弱也。"对于惊悸怔忡之发生与肝、肾的关系作了扼要说明。

4. 心阳不振　心主阳气，心脏赖此阳气维持其生理功能，鼓动血液的运行，以资助脾胃的运化及肾脏的温煦等。若心阳不振，心气不足则无以保持血脉的正常活动，亦致心失所养而作悸。心之阳气不足，一则致心失所养，心神失摄而为心悸，即心本身功能低下；再则是心阳不足，气化失利，水液不得下行，停于心下，上逆亦可为悸。另外，心气不足，血行不畅，心脉受阻，亦可致惊悸怔忡。因此，心气不足而致的惊悸怔忡，常虚实夹杂为患。

5. 痰饮内停　关于痰饮内停而致本病者，历代医家均十分重视。如《金匮要略》即提及水饮停聚的心悸，《丹溪心法》、《血证论》等亦谈到痰浊所致的心悸。《血证论·怔忡》说："心中有痰者，痰入心中，阻其心气，是以心跳不安。"至于痰饮停聚的原因，大致有以下几个方面。心血不足，如《证治汇补·惊悸怔忡》说："心血一虚，神气失守，神去则舍空，舍空则郁而停痰，痰居心位，此惊悸之所以肇端也"；脾肾阳虚，肾阳不足，开阖失司，膀胱气化不利，脾失健运，转输失权，则湿浊内停，脾肾阳虚，不能蒸化水液，而停聚成饮，寒饮上迫，心阳被抑，则致心悸；火热内郁，煎熬津液而成痰浊。如《医宗必读·悸》认为，心悸"证状不齐，总不外于心伤而火动，火郁而生涎也"。可见临床上痰饮内停致生本病者，多是虚实兼见，病机较为复杂。

6. 心血瘀阻　心主血脉，若因心气不足，心阳不振，阳气不能鼓动血液运行；或因寒邪侵袭，寒性凝聚，而使血液运行不畅甚至瘀阻；或因痹证发展，"脉痹不已，复感于邪，内舍于心"（《素问·痹论篇》）而成心痹，均会导致心脉瘀阻，而引起心悸怔忡。

7. 邪毒犯心　感受风寒湿邪，合而为痹，痹证日久，复感外邪，内舍于心，痹阻心脉，心血运行受阻，发为心悸；或风寒湿热之邪，由血脉内侵于心，耗伤心气心阴，亦可引起心悸；或温病、疫毒等毒邪犯心，灼伤营阴，耗伤气血，心神失养，亦可见心悸。惊悸怔忡的病位主要在心，由于心神失养或不宁，引起心神动摇，悸动不安。但其发病与脾、肾、肺、肝四脏功能有关。

其病机变化主要有虚实两方面，以虚证居多，也可因虚致实，虚实夹杂。虚者为气、血、阴、阳亏损，使心失所养，而致心悸，实者多由痰火扰心，水饮上凌或心血瘀阻，气血运行不畅而引起。虚实之间可以互相转化。实证日久，正气亏耗，可分别兼见气、血、阴、阳之亏损，而虚证则又往往兼见实象。如阴虚可致火旺或夹痰热，阳虚易夹水饮、痰湿，气血不足易伴见气血瘀滞。痰火互结每易伤阴，瘀血可兼痰浊。此外，老年人怔忡多病程日久，往往进一步可以发展为气虚及阳，或阴虚及阳而出现心（肾）阳衰，甚则心阳欲脱，更甚者小阳暴脱而成厥、脱之变。

五、诊断与鉴别诊断

（一）诊断

1. 发病特点　本病病位在心，病机性质主要有虚实两方面。发作常由情志刺激、惊恐、紧张、劳倦过度、饮酒饱食等因素而诱发。多见于中老年患者。

2. 临床表现　自觉心慌不安，心跳剧烈，神情紧张，不能自主，心搏或快速，或缓慢，或心跳过重，或忽跳忽止，呈阵发性或持续不止。伴有胸闷不适，易激动，心烦，少寐多汗，颤抖，乏力，头晕等。中老年发作频繁者，可伴有心胸疼痛，甚至喘促，肢冷汗出，或见晕厥。脉象可见数、疾、促、结、代、沉、迟等变化。心电图、监测血压及X线胸部摄片等检查有助于明确诊断。

（二）鉴别诊断

1. 胸痹心痛　除见心慌不安，脉结或代外，必以心痛为主症，多呈心前区或胸骨后刺痛、闷痛，常因劳累、感寒、饱餐或情绪波动而诱发，多呈短暂发作。但甚者心痛剧烈不止，唇甲紫绀或手足青冷至节，呼吸急促，大汗淋漓，直至晕厥，病情危笃。胸痹心痛常可与心悸合并出现。

2. 奔豚　奔豚发作之时，亦觉心胸躁动不安，《难经·五十六难》：“发于小腹，上至心下，若豚状或上或下无时。”称之为肾积。《金匮要略·奔豚气病脉证治》：“奔豚病从小腹起，上冲咽喉，发作欲死，复还止，皆从惊恐得之。”其鉴别要点在于：惊悸怔忡系心中剧烈跳动，发自于心；奔豚乃上下冲逆，发自小腹。

3. 卑惵　卑惵与怔忡相类，其症“痞塞不饮食，心中常有所怯，爱处暗室，或倚门后，见人则惊避，似失志状”（《证治要诀·怔忡》）。其病因在于“心血不足”。怔忡亦胸中不适，心中常有所怯。惊悸、怔忡与卑惵鉴别要点在于：卑惵之胸中不适由于痞塞，而惊悸、怔忡缘于心跳，有时坐卧不安，并不避人。而卑惵一般无促、结、代、疾、迟等脉象出现。

六、辨证论治

（一）辨证

1. 辨证要点

（1）分清虚实：惊悸、怔忡证候特点多为虚实相兼，虚者系指脏腑气血阴阳亏虚，实者多指痰饮、瘀血、火邪之类。痰饮、瘀血等虽为病理产物或病理现象，但在一定情况下，可形成惊悸、怔忡的直接病因，如水停心下、痰火扰心、瘀阻心脉等。因此辨证时，不仅要注意正虚一面，亦应重视邪实一面，并分清虚实之程度。正虚程度与脏腑虚损情况有关，即一脏虚损者轻，多脏虚损者重。在邪实方面，一般来说，单见一种夹杂者轻，多种合并夹杂者重。

（2）辨明惊悸、怔忡：大凡惊悸发病，多与情志因素有关，可由骤遇惊恐，忧思恼怒，悲哀过极或过度紧张而诱发，多为阵发性，实证居多，但也存在正虚因素。病来虽速，病情较轻，可自行缓解，不发时如常人。怔忡多由久病体虚、心脏受损所致，无精神因素亦可发生，常持续心悸，心中惕惕，不能自控，活动后加重。病来虽渐，病情较重，每属虚证，或虚中夹实，不发时亦可见脏腑虚损症状，惊悸日久不愈，亦可形成怔忡。

（3）结合辨病辨证：对惊悸、怔忡的临床辨证应结合引起惊悸、怔忡原发疾病的诊断，以提高辨证准确性，如功能性心律失常所引起的心悸，常表现为心率快速型心悸，多属心虚胆怯，心神动摇；冠心病心悸，多为阳虚血瘀，或由痰瘀交阻而致；病毒性心肌炎引起的心悸，初起多为风温干犯肺卫，继之热毒逆犯于心，随后呈气阴两虚，瘀阻络脉证；风心病引起的心悸，多由风湿热邪杂至，合而为痹，痹阻心脉所致；病态窦房结综合征多由心阳不振，心搏无力所致；慢性肺源性心脏病所引起的心悸，则虚实兼夹为患，多心肾阳虚为本，水饮内停为标。

（4）详辨脉象变化：脉搏的节律异常为本病的特征性征象，故尚需辨脉象，如脉率快速型心悸，可有一息六至之数脉，一息七至之疾脉，一息八至之极脉，一息九至之脱脉，一息十至以上之浮合脉。脉率过缓型心悸，可见一息四至之缓脉，一息三至之迟脉，一息二至之损脉，一息一至之败脉，两息一至之夺精脉。脉律不整型心悸，脉象可见有数时一止，止无定数之促脉；缓时一止，止无定数之结脉；脉来更代，几至一止之代脉，或见脉象乍疏乍数，忽强忽弱。临床应结合病史、症状，推断脉症从舍。一般认为，阳盛则促，数为阳热，若脉虽数、促而沉细、微细，伴有面浮肢肿，动则气短，形寒肢冷，舌质淡者，为虚寒之象。阴盛则结，迟而无力为虚寒，脉象迟、结、代者，一般多属虚寒，其中结脉表示气血凝滞，代脉常表示元气虚衰、脏气衰微。凡久病体虚而脉象弦滑搏指者为逆，病情重笃而脉象散乱模糊者为病危之象。

2. 证候

［心虚胆怯］

（1）症状：心悸，善惊易恐，坐卧不安，多梦易醒，食少纳呆，恶闻声响。舌象多正常，脉细略数或弦细。

（2）病机分析：心虚则神摇不安，胆怯则善惊易恐，故心悸多梦而易醒；心虚胆怯，脾胃失于健运，故食少纳呆；胆虚则易惊而气乱，故恶闻声响；惊则脉细小数，心肝血虚则脉细略数或弦细。

［心脾两虚］

（1）症状：心悸气短，头晕目眩，面色不华，神疲乏力，纳呆腹胀。舌质淡，脉细弱。

（2）病机分析：心主血脉，脾为气血生化之源，心脾两虚则气血生化不足，血虚不能养心，则致心悸气短；血虚不能上荣于头面，故头晕目眩，面色不华；心脾两虚，气血俱亏，故神疲乏力；脾虚失于健运，故纳呆腹胀；舌为心苗，心主血脉，心血不足，故舌质淡，脉细弱。

［心阴亏虚］

（1）症状：心悸易惊，心烦失眠，口干，五心烦热，盗汗。舌红少津，脉细数。

（2）病机分析：心阴亏虚，心失所养，故心悸易惊；心阴亏虚，心火内生，故致心烦，不寐，五心烦热；虚火逼迫津液外泄则致盗汗；虚火耗津以致口干；舌红少津，脉细数，为阴虚有热之象。

［肝肾阴虚］

（1）症状：心悸失眠，五心烦热，眩晕耳鸣，急躁易怒，腰痛遗精。舌红少津，脉细数。

（2）病机分析：肾阴不足，肝阴亏损，故心悸、五心烦热；肝阳上亢故眩晕；肾水不足则耳鸣；肝火内炽，故易怒，引动心火则烦躁；阴虚火旺则舌红少津，细数之脉亦为肝肾阴虚之征。

［心阳不振］

（1）症状：心悸不安，动则尤甚，形寒肢冷，胸闷气短，面色㿠白，自汗，畏寒喜温，或伴心痛。舌质淡，苔白，脉虚弱，或沉细无力。

（2）病机分析：久病体虚，损伤心阳，心失温养，则心悸不安；不能温煦肢体，故面色㿠白，肢冷畏寒；胸中阳气虚衰，宗气运转无力，故胸闷气短；阳气不足，卫外不固，故自汗出；阳虚则寒盛，寒凝心脉，心脉痹阻，故心痛时作；阳气虚衰，无力推动血行，故脉象虚弱无力。

［水饮凌心］

（1）症状：心悸，胸脘痞满，渴不欲饮，小便短少或下肢浮肿，形寒肢冷，眩晕，恶心呕吐，泛涎。舌淡苔滑，脉弦滑或沉细而滑。

（2）病机分析：阳虚不能化水，水邪内停，上凌于心，饮阻气机，故见心悸，胸脘痞满，渴不欲饮，小便短少或下肢浮肿；饮邪内停，阳气不布，则见形寒肢冷；饮邪内停，阻遏清阳，则见眩晕；胃失和降，饮邪上逆，则恶心呕吐，泛涎。舌淡苔滑，脉弦滑或沉细而滑皆为阳虚饮停之象。

［痰浊阻滞］

（1）症状：心悸短气，心胸痞闷胀满，痰多，食少腹胀，或有恶心。舌苔白腻或滑腻，脉弦滑。

（2）病机分析：痰浊阻滞心气为本证的主要病机。正如《血证论·怔忡》所说："心中有痰者，痰入心中，阻其心气，是以心跳不安。"故见心悸短气之症；由于痰浊阻滞，上焦之气机不得宣畅，故见心胸痞闷胀满；中焦气机不畅，则致食少腹胀；胃失和降则见恶心；痰多，苔腻，脉弦滑，均为内有痰浊之象。

［心血瘀阻］

（1）症状：心悸怔忡，短气喘息，胸闷不舒，心痛时作，或形寒肢冷。舌质暗或有瘀点、瘀斑，脉虚或结代。

（2）病机分析：或由心阳不振，或因阴虚血灼，或因痹证发展，均可导致血脉瘀阻，而使心失所养，引起心悸：血瘀气滞，心络挛急，不通则心痛，胸闷；气血不畅，则短气喘息；血脉不通，阳不外达故形寒肢冷；舌质暗，脉虚亦为血瘀之象；心脉瘀阻，气血运行失和，故脉律不匀，而成结代之象。

［邪毒犯心］

（1）症状：心悸，胸闷，气短，左胸隐痛。发热，恶寒，咳嗽，神疲乏力，口干渴。舌质红，少津，苔薄黄。脉细数，或结代。

（2）病机分析：外感风热，侵犯肺卫，故咳嗽，发热恶寒。表证未及发散，邪毒犯心，损及阴血，耗伤气阴，心神失养，故见心悸，胸闷；阴液耗损，口舌失润，故口干渴，舌少津；气短，神疲乏力乃气虚表现。舌质红，苔薄黄为感受风热之象，脉细数或结代为气阴受损之征。

（二）治疗

1. 治疗原则

（1）补虚为基本治则：由于本证的病变部位主要在心，证候特点是虚实相兼，以虚为主，故补虚是治疗本病的基本治则。

（2）兼以祛邪：当视脏腑亏虚情况的不同，或者补益气血之不足，或者调理阴阳之盛衰，以求阴平阳秘，脏腑功能恢复正常，气血运行调畅。本病的邪实，以痰饮内停及瘀血阻络最为常见，故化痰涤饮、活血化瘀也为治疗本病的常用治则。又因惊悸、怔忡以心中悸动不安为主要临床症状，故常在补虚及祛邪的基础上，酌情配伍养心安神或镇心安神的方药。总之，益气养血、滋阴温阳、化痰涤饮、活血化瘀及养心安神，为治疗惊悸怔忡的主要治则，

2. 治法方药

［心虚胆怯］

（1）治法：益气养心，镇惊安神。

（2）方药：平补镇心丹加减。方用人参、五味子、山药、茯苓益气健脾；天门冬、生地、熟地滋养心阴；肉桂配合前述药物，有鼓舞气血生长之效；远志、茯苓、酸枣仁养心安神；龙齿、朱砂镇惊安神；车前子可去。全方共奏益气养心，镇惊安神之功。心虚胆怯而挟痰者，当用十味温胆汤为治。因为此类患者易受惊恐，故除药物治疗之外，亦当慎于起居，保持环境安静，方能使药物效用巩固。此外，龙齿镇心丹、琥珀养心丹、宁志丸等方剂，也具有益气养心、镇心安神的功效，临床可酌情选用。

［心脾两虚］

（1）治法：健脾养心，补益气血。

（2）方药：归脾汤加减。方中用人参、黄芪、白术、炙甘草益气健脾，以资气血生化之源；当归、龙眼肉补养心血；酸枣仁、茯神、远志养心安神；木香理气醒脾，使补而不滞。心血亏虚，心气不足，而见心动悸、脉结代者，可用炙甘草汤益气养血，滋阴复脉。方中用人参、炙甘草、大枣益气健脾；地黄、阿胶、麦门冬、麻仁滋阴养血；桂枝、生姜行阳气；加酒煎药，取其通利经脉，以增强养血复脉的作用。

心脾两虚，气血不足所致的心悸怔忡，亦可以选用十四友汤、益寿汤或七福饮等具有益气养血，养心安神功效的方剂进行治疗。

［心阴亏虚］

（1）治法：滋养阴血，宁心安神。

（2）方药：天王补心丹或朱砂安神丸。前方用天门冬、麦门冬、玄参、生地滋养心阴；当归、丹参补养心血；人参、茯苓补心气；酸枣仁、柏子仁、五味子、远志养心安神；朱砂镇心安神。后方用生地、当归滋阴养血；黄连清心泻热；朱砂镇心安神；甘草调和诸药。二方同为滋阴养血，宁心安神之剂，但前方偏于补益，清心作用较弱，以心气不足、阴虚有热者为宜；后者则重在清热，滋阴作用不强，对阴虚不甚而心火内动者较为适合。除以上二方外，对心阴亏虚的患者，尚可采用安神补心丹或四物安神汤治疗。

［肝肾阴虚］

（1）治法：滋养肝肾，养心安神。

（2）方药：一贯煎合酸枣仁汤加减。一贯煎中，以沙参、麦门冬、当归、生地、枸杞子等滋养肝肾；川楝子疏肝理气。酸枣仁汤以酸枣仁养心安神；茯苓、甘草培土缓肝；川芎调血养肝；知母清热除烦。一贯煎侧重滋养肝肾，酸枣仁汤侧重养血安神，两方联合使用，可获滋补肝肾，补血宁心之功。若便秘可加瓜蒌仁，并重用生地；阴虚潮热，手足心热者，可加地骨皮、白薇；口渴者加石斛、玉竹。肝肾阴虚，虚火内炽，以致心肝火旺，而见心烦、急躁易怒、舌质红者，可加黄连、栀子清心泻火。

本证用一贯煎合朱砂安神丸治疗，亦可收到较好效果。此外，尚可用宁静汤加减化裁治疗。

［心阳不振］

（1）治法：温补心阳。

（2）方药：桂枝甘草龙骨牡蛎汤。方中桂枝、炙甘草温补心阳；生龙骨、生牡蛎安神定悸。心阳不足，形寒肢冷者，加黄芪、人参、附子；大汗出者，重用人参、黄芪，加煅龙骨、煅牡蛎，或加山茱萸，或用

独参汤煎服；兼见水饮内停者，选加葶苈子、五加皮、大腹皮、车前子、泽泻、猪苓；夹有瘀血者，加丹参、赤芍、桃仁、红花等；兼见阴伤者，加麦门冬、玉竹、五味子；若心阳不振，以心动过缓为著者，酌加炙麻黄、补骨脂、附子，重用桂枝；如大汗淋漓，面青唇紫，肢冷脉微，喘憋不能平卧，为亡阳征象，当急予独参汤或参附汤，送服黑锡丹，或参附注射液静推或静滴，以回阳救逆。

[水饮凌心]

(1) 治法：振奋心阳，化气行水。

(2) 方药：苓桂术甘汤加味。本方主要功用是通阳行水，是“病痰饮者，当以温药和之”的代表方。方中茯苓，淡渗利水；桂枝、甘草，通阳化气；白术，健脾祛湿。兼见恶心呕吐，加半夏、陈皮、生姜；阳虚水泛，下肢浮肿，加泽泻、猪苓、车前子、防已、葶苈子、大腹皮；兼见肺气不宣，肺有水湿者，表现咳喘，加杏仁、前胡、桔梗以宣肺，葶苈子、五加皮、防已以泻肺利水；兼见瘀血者，加当归、川芎、刘寄奴、泽兰叶、益母草；若肾阳虚衰，不能制水，水气凌心，症见心悸，喘咳，不能平卧，尿少浮肿，可用真武汤。

[痰浊阻滞]

(1) 治法：理气化痰，宁心安神。

(2) 方药：导痰汤加减。方中以半夏、陈皮理气化痰；茯苓健脾渗湿；甘草和中补土；枳实、制天南星行气除痰。可加酸枣仁、柏子仁、远志养心安神。痰浊蕴久化热，痰热内扰而见心悸失眠，胸闷烦躁，口干苦，舌苔黄腻，脉象滑数者，则宜清热豁痰，宁心安神，可用黄连温胆汤加味。属于气虚夹痰所致的心悸，治宜益气豁痰，养心安神，可用定志丸加半夏、橘红。

[心血瘀阻]

(1) 治法：活血化瘀

(2) 方药：血府逐瘀汤加减。方中桃仁、红花、川芎、赤芍、牛膝活血祛瘀；当归、生地养血活血，使瘀去而正不伤；柴胡、枳壳、桔梗疏肝理气，使气行血亦行。心悸怔忡虽以正虚为主，但瘀血阻滞心络为常见的病变。在运用本方时，可根据患者虚实兼夹的不同情况加减化裁。兼气虚者，可去柴胡、枳壳、桔梗，加黄芪、党参、黄精补气益气；兼血虚者，加热地、枸杞子、制何首乌补血养血；兼阴虚者，去柴胡、枳壳、桔梗、川芎，加麦门冬、玉竹、女贞子、旱莲草等养阴生津；兼阳虚者，去柴胡、桔梗，酌加附子、肉桂、淫羊藿、巴戟天等温经助阳。

[邪毒犯心]

(1) 治法：清热解毒，益气养阴。

(2)方药：银翘散合生脉散加减。方中重用金银花、连翘辛凉透表，清热解毒；配薄荷、牛蒡子疏风散热；芦根、淡竹叶清热生津；桔梗宣肺止咳；人参益气生津；麦门冬益气养生津；五味子生津止咳，共具清热解毒，益气养阴之功，治疗邪毒犯心所致气阴两虚，心神失养之证。热毒甚者，加大青叶、板蓝根；若夹血瘀，症见胸痛不移，舌质紫暗有瘀点、瘀斑者，加丹皮、丹参、益母草、赤芍、红花；若夹湿热，症见纳呆，苔黄腻者，加茵陈、苦参、藿香、佩兰；若兼气滞，症见胸闷、喜叹息者，可酌加绿萼梅、佛手、香橼等理气而不伤阴之品；口干渴，加生地、玄参；若邪毒已去，气阴两虚为主者，用生脉散加味。

当然，临床所见证候不止以上几种，且疾病进程中亦多有变化，故临证必须详审。遇有证候变化，治疗亦应随之而变化，切不可徒执一法一方。

对于惊悸怔忡的治疗，要抓住病变主要在心及重在调节 2 个环节。因其病主要在心，故常于方中酌用养心安神之品。凡活动后惊悸、怔忡加重者，宜加远志、酸枣仁、柏子仁，以助宁心之功。凡活动后惊悸怔忡减轻者，多为心脉不通，当加郁金、丹参、川芎之属，以增通脉之力。另一方面，本病发生亦与其他脏腑功能失调或虚损有关，因此，治疗又不可单单治心，而应全面考虑，分清主次；若原发在他脏，则应着重治疗他脏，以除病源。

本病晚期，气血双亏，阴阳俱损，临床表现常以心肾两衰为主，治疗中更应谨守益气与温阳育阴兼用之大法，以防阳脱阴竭之虞。

3. 其他治法

（1）单方验方

①苦参 20 克，水煎服。适用于心悸而脉数或促的患者。

②苦参合剂：苦参、益母草各 20 克，炙甘草 15 克，水煎服。适用于心悸而脉数或促者。

③朱砂 0.3 克，琥珀 0.6 克，每日 2 次，吞服，适用于各种心动过速。

（2）中成药

①珍合灵：每片含珍珠粉 0.1 克，灵芝 0.3 克，每次 2 ～ 4 片，每日 3 次。

②宁心宝胶囊：由虫草头孢菌粉组成，每次 2 粒，每日 3 次。

③稳心颗粒：由黄精、人参、三七、琥珀、甘松组成，每次 9 克，每日 3 次。

④益心通脉颗粒：由黄芪、人参、丹参、川芎、郁金、北沙参、甘草组成，每次 10 克，每日 3 次。

⑤灵宝护心丹：由红参、麝香、冰片、三七、丹参、蟾酥、牛黄、苏合香、琥珀组成，每次 3 ～ 4 丸，每日 3 ～ 4 次。

（3）药物外治：生天南星 3 克，川乌 3 克。共为细末，用黄蜡熔化摊于手心、足心。每日 1 次，晚敷晨取 10 次为一个疗程。适用于心悸患者。

（4）针灸

①体针：主穴选郄门、神门、心俞、巨阙。随证配穴：心胆气虚配胆俞，心脾两伤配脾俞，心肾不交配肾俞、太溪，心阳不振配膻中、气海，心脉痹阻配血海、内关。

②耳针：选交感、神门、心、耳背心。毫针刺，每日 1 次，每次留针 30 分钟，10 次为一个疗程。或用揿针埋藏或王不留行贴压，每 3 ～ 5 日更换 1 次。

③穴位注射：选心俞、脾俞、肾俞、肝俞、内关、神门、足三里、三阴交。药用复方当归注射液，或复方丹参注射液，或维生素 B_{12}，每次选 2 ～ 3 穴，每穴注射 0.5 ～ 1 毫升，隔日注射 1 次。

七、转归及预后

心悸仅为偶发、短暂阵发者，一般易治，或不药而解；反复发作或长时间持续发作者，较为难治，但其预后主要取决于本虚标实的程度，邪实轻重，脏损多少，治疗当否及脉象变化等情况。如患者气血阴阳虚损程度较轻，未兼瘀血、痰饮，病损脏腑单一，治疗及时得当，脉象变化不显著，病证多能痊愈。反之，脉象过数、过迟、频繁结代或乍疏乍数者，治疗颇为棘手，预后较差，甚至出现喘促、水肿、胸痹心痛、厥脱等变证、坏证，若不及时抢救，预后极差，甚至猝死。心悸初起，病情较轻，此时如辨证准确，治疗及时，且患者能遵医嘱，疾病尚能缓解，甚至恢复。若病情深重，特别是老年人，肝肾本已损亏，阴阳气血亦不足，如病久累及肝肾，致真气亏损愈重，或者再虚中夹实，则病情复杂，治疗较难。

八、预防与护理

治疗引起心律失常的基础疾病，如积极治疗冠心病、肺心病；对于高血压患者应控制好血压；有风湿热者则宜抗风湿；有高脂血症者应注意饮食清淡，并予以降脂药；积极预防感冒，防治心肌炎；严禁吸烟。

患者应保持精神乐观，情绪稳定，坚定信心，坚持治疗。对心虚胆怯及痰火扰心、阴虚火旺等引起的心悸，应避免惊恐及忧思恼怒等精神刺激。

轻症可从事适当体力活动，以不觉劳累，不加重症状为度，避免剧烈活动。对水饮凌心、心血瘀阻等重症心悸，应嘱其卧床休息，保持生活规律。

应饮食有节，进食营养丰富而易消化吸收的食物，忌过饥、过饱、烟酒、浓茶，易低脂、低盐饮食。心气阳虚者忌过食生冷，心气阴虚者忌辛辣炙焯，痰浊、瘀血者忌过食肥甘，水饮凌心者宜少食盐。

药物治疗十分重要，治疗过程中应坚持服药，症状缓解后，亦当遵医嘱服药巩固一段时间。

九、现代研究

（一）辨证治疗

严氏将本病的病因归纳为邪、情、痰、瘀、虚五个字。病机归纳为：痰饮、瘀血内停；或心阴亏虚、心气不足、气阴两伤；或阴阳失调；或心阳不振、心肾阳虚等。临床上主要采用益气养心法、温通心阳法、滋阴宁心法、养心定志法、化痰泻热法、活血通脉法、疏肝理气法等治疗。

王氏指出本病病因病机在于气阴不足为本，痰瘀互阻为标，治疗时须辨证与辨病相结合，审度虚实偏重或虚实并重，益气养阴治其本，化痰逐瘀治其标。强调无论“补”或“通”，都应以“通”为重点。益气养阴为主的基本方为：炙黄芪30克，生地、太子参各12克，麦门冬、玉竹、郁金、降香各10克，丹参15克，五味子6克。痰瘀并治的基本方为：瓜蒌、薤白、法半夏、陈皮、淡竹茹、石菖蒲、郁金、降香各10克，茯苓、丹参各15克。

袁氏认为，本病为本虚标实之证，气血阴阳不足为本，血瘀、痰浊、水饮等为标，以虚证为多，常虚实兼夹，治疗上采用益气养阴、温肾助阳、理气化瘀、健脾利湿、化痰清热、镇心安神为法，常用保元生脉饮（人参、黄芪、肉桂、麦门冬、五味子、炙甘草）、黄连温胆汤、血府逐瘀汤之类加减。周氏等观察规范化中医辨证治疗本病的临床疗效。将150例本病患者随机单盲分成观察组100例、对照组50例，观察组采用规范化中医辨证治疗，对照组采用常规西药治疗。结果在症状改善方面，规范化中医辨证治疗比常规西药治疗疗效要好。

（二）分型治疗

1. 快速性心律失常　王氏等观察参麦注射液加稳心颗粒治疗急性病毒性心肌炎伴快速性心律失常的疗效。结果：治疗组应用参麦注射液加稳心颗粒后抗快速性心律失常的总有效率明显优于对照组。

宋氏等用复律煎剂治疗快速性心律失常患者，用心律平作对照。结果：治疗组总有效率优于对照组。

邢氏等观察养心定悸冲剂治疗快速性心律失常的临床疗效。结果：治疗组疗效要比对照组疗效好。

2. 缓慢性心律失常　治疗较困难，尤其是病窦综合征是一种较严重的顽固难治性心律失常。近年来中医治疗报道较多，且收到良好效果。屈氏等治疗了86例缓慢性心律失常患者，将本病分为气阴两虚、气滞血瘀、痰湿阻遏3种证型，运用温阳通脉、益气化瘀、理气化痰等方法治疗，疗效满意。

冯氏等认为本病为心肾阳虚而导致阴寒凝滞，瘀血阻于心脉，属本虚标实之证，治疗当用温阳益气活血化瘀之法，以振奋心肾之阳气，使血脉流通，扶正复脉，经用用此法治疗46例本病患者，临床症状改善明显。

刘氏等应用温通心阳、养血活血法治疗40例缓慢性心律失常患者，并设立阿托品对照组31例，结果治疗组在临床症状改善和动态心电图检查结果两方面均明显优于对照组。

杜氏用调律冲剂（由淫羊藿、黄芪、参三七、黄精、山楂、茶叶、炙甘草组成，具有温补心肾、化瘀复脉之功）治疗病态窦房结综合征取得较好疗效，且优于心宝丸对照组。

3. 期前收缩　钱氏验证了复方苦参颗粒剂（苦参、黄芪、党参、麦门冬、柏子仁、炙甘草）治疗室性期前收缩的疗效，与对照组心律平相比较，结果两组总有效率无明显差异。樊氏用脉安颗粒（由人参、丹参、徐长卿、郁金、苦参组成）在临床上与普罗帕酮对照观察治疗各类期前收缩66例，结果两组总有效率相当，而对患者临床症状的改善方面明显优于对照组。李氏等观察宁心汤（黄芪、炒白术、薏苡仁、谷芽、麦芽、茯苓等）治疗期前收缩患者206例。结果：治疗组总有效率优于对照组。

十、小结

惊悸、怔忡的病因主要是体质素虚（久病或先天所致的气血阴阳亏虚或脏腑功能失调）、情志内伤，以及外邪侵袭。此三者互相影响，互为因果，有主有从，其中体质素虚是发病的根本。本病的病位在心，但亦常与其他脏腑有密切关系。其病机变化不外虚、实两端。虚为气、血、阴、阳的亏虚，以致心气不足或心失所养；实则多为痰饮内停或血脉瘀阻，以致心脉不畅，心神不宁。虚实两者常互相夹杂，虚证之中，常兼痰浊、水饮或血瘀为患；实证之中，则多有脏腑虚衰的表现。本病在临床上，应与胸痹心痛、奔豚、卑惵相鉴别。对于本病的辨证，应着重辨明惊悸与怔忡之不同，虚实夹杂的情况，脏腑亏损的程度，以及脉象的变化。益气养血、滋阴温阳、涤痰化饮、活血化瘀为治疗惊悸怔忡的主要治则。心气不足治宜补益心气；心阴亏虚治宜滋养阴血、宁心安神；心脾两虚治宜健脾养心、补益气血；肝肾阴虚治宜滋养肝肾、养心安神；脾肾阳虚治宜温补脾肾、利水宁心；心虚胆怯治宜益气养心、镇惊安神；痰浊阻滞治宜理气化痰、宁心安神；血脉瘀阻治宜活血化瘀。因本病以心中悸动不安为主要临床特点，所以对各种证型的惊悸怔忡，都经常配伍养心安神的药物，有时尚需采用重镇安神之品，但重镇安神药一般不宜久用。

近几年来，应用中医药治疗缓慢性心律失常及快速性心律失常取得一定疗效，研究工作有一定的进展。

附方

（1）苓桂术甘汤（《金匮要略》）：茯苓、桂枝、白术、甘草。

（2）天王补心丹（《摄生秘剖》）：人参、玄参、丹参、茯苓、五味子、远志、桔梗、当归、天门冬，麦门冬、柏子仁、酸枣仁、生地。

（3）朱砂安神丸（《医学发明》）：朱砂、黄连、生地、当归、甘草。

（4）安神补心丹（《沈氏尊生》）：当归、生地、茯神、黄芩、川芎、白芍、白术、酸枣仁、远志、麦门冬、玄参、甘草。

（5）四物安神汤（《万病回春》）：生地、当归、白芍、熟地、麦门冬、酸枣仁、黄连、茯神、竹茹、栀子、朱砂、乌梅。

（6）归脾汤（《济生方》）：白术、茯神、黄芪、龙眼肉、酸枣仁、人参、木香、甘草、当归、远志。

（7）炙甘草汤（《伤寒论》）：炙甘草、大枣、阿胶、生姜、人参、生地、桂枝、麦门冬、麻仁。

（8）十四友汤（《和剂局方》）：人参、黄芪、茯神、肉桂、当归、酸枣仁、地黄、远志、桃仁、阿胶、紫石英、龙齿、朱砂。

（9）益寿汤（《世医得效方》）：人参、黄芪、远志、茯神、酸枣仁、柏子仁、木香、白芍、当归、甘草、大枣、紫石英。

（10）七福饮（《景岳全书》）：人参、白术、远志、甘草、当归、酸枣仁、熟地。

（11）一贯煎（《柳州医话》）：沙参、麦门冬、当归、生地、枸杞子、川楝子。

（12）酸枣仁汤（《金匮要略》）：酸枣仁、甘草、知母、茯苓、川芎。

（13）宁静汤（《石室秘录》）：熟地、玄参、麦门冬、白芍、酸枣仁、人参、白术、白芥子。

（14）真武汤（《伤寒论》）：茯苓、芍药、白术、生姜、附子。

（15）平补镇心丹（《和剂局方》）：龙齿、朱砂、人参、山药、肉桂、五味子、天门冬、生地、熟地、远志、茯神、酸枣仁、茯苓、车前子。

（16）十味温胆汤（《医学入门》）：甘草、人参、陈皮、茯苓、熟地、半夏、酸枣仁、远志、枳实、五味子。

（17）龙齿镇心丹（《和剂局方》）：龙齿、远志、天门冬、熟地、山药、茯神、车前子、麦门冬、桂心、地骨皮、五味子。

（18）琥珀养心丹（《证治准绳》）：琥珀、龙齿、石菖蒲、远志、黑豆、甘草、茯神、酸枣仁、人参、当归、生地、朱砂、黄连、柏子仁、牛黄。

（19）宁志丸（《证治准绳》）：人参、茯神、茯苓、远志、柏子仁、酸枣仁、当归、琥珀、石菖蒲、朱砂、乳香。

（20）导痰汤（《济生方》）：半夏、橘红、茯苓、甘草、天南星、枳实。

（21）温胆汤（《备急于金要方》）：半夏、橘红、茯苓、甘草、竹茹、枳实、大枣。

（22）定志丸（《和剂局方》）：石菖蒲、远志、人参、茯神、朱砂，

（23）血府逐瘀汤（《医林改错》）：当归、生地、桃仁、红花、枳壳、赤芍、柴胡、甘草、桔梗、川芎、牛膝。

（24）银翘散（《温病条辨》）：金银花、连翘、桔梗、薄荷、竹叶、甘草、荆芥、淡豆豉、牛蒡子。

（25）生脉散（《备急千金要方》）：人参、麦门冬、五味子。

（26）桂枝甘草龙骨牡蛎汤（《伤寒论》）：桂枝、炙甘草、龙骨、煅牡蛎。

（27）独参汤（《景岳全书》）：人参。

（28）参附汤（《正体类要》）：人参、附子。

第二节　胸痹心痛

胸痹者，乃胸间闭塞而痛也。其主证为胸憋，心痛。心痛多呈间歇性，其痛多向颈、臂或左上胸膺部延伸，常兼见心悸短气。严重病者出现四肢逆冷、汗出、脉微欲绝等“阳脱”危候。鉴于疼痛程度、兼挟症状和病程的新久，“胸痹”的病势较轻，感觉胸中气塞痞闷不舒，重者兼见胸痛和背痛。病势沉重者为“真心痛”。形成胸痹的原因大多为胸阳不足，阴乘阳位，气机不畅所致。即上焦阳虚，阴邪上逆，闭塞清旷之区，阳气不通之故。《医宗金鉴·胸痹心痛短气病脉证治》曰：“凡阴实之邪，皆得以乘阳虚之胸，所以病胸痹心痛。”

胸痹最早见于《灵枢·本脏》：“肺大则多饮，善病胸痹，喉痹逆气。”次见于《金匮要略·胸痹心痛短气病脉证治》：“胸痹，不得卧，心痛彻背者……”古代文献对胸痹的记载《诸病源候论·胸痹候》甚为详尽，“胸痹之候，胸中愊愊如满，噎塞不利，羽羽如痒，喉里涩，唾燥；甚者，心里强痞急痛，肌肉苦痹，绞急如刺，不得俯仰，胸前皮皆痛，手不能犯，胸满短气，咳唾引痛，烦闷，自汗出，或彻背膂。其脉浮而微者是也。”唐孙思邈对胸痹的证候论述亦甚明了：“胸痹之病，令人胸中坚满痹急痛……胸中愊愊而满短气咳，唾引痛，咽塞不利，羽羽如痒，喉中干燥，时咳欲呕吐，烦闷自汗出，或彻引背痛。”（《备急千金要方·胸痹第七》）后世医家对胸痹的证候、脉象、治疗以及病理机转沦述均有发展，如《类证治裁》曰：“胸痹胸中阳微不运，久则阴乘阳位而为痹结也。其症胸满喘息，短气不利，痛引心背，由胸中阳气不舒，浊阴得以上逆，而阻其升降，甚则气结咳唾，胸痛彻背。夫诸阳受气予胸中，必胸次空旷，而后清气转运，布息展舒。胸痹之脉，阳微阴弦，阳微知在上焦，阴弦则为心痛。此《金匮》《千金》均以通阳主治也。”又如余无言叙述：“所谓胸痹，统一胸部而言，且其痛，有放散性及牵掣性……有胁下逆抢心，诸逆心悬痛，心痛彻背，背痛彻心……”（《金匮要略新义》）心痛者，古人有称为真心痛。《灵枢·厥病》曰：“真心痛，手足青至节，心痛甚，旦发夕死，夕发旦死。”《素问·脏气法时论》称心痛为“胸中痛”；《金匮要略·胸痹心痛短气病脉证治》形容心痛为“心痛彻背，背痛彻心”。《脉经·心小肠部第二》记载心痛脉象：“心脉……微急为心痛引背。”隋唐以后对心痛的论述有了发展，《诸病源候论·心痛病诸候》曰：“心痛者，风冷邪气乘于心也。其痛发，有死者，有不死者，有久成疹者。心为诸脏主而藏神，其正经不可伤，伤之而痛，为真心痛，朝发夕死，夕发朝死。心有支别之络脉，其为风冷所乘，不伤于正经者，亦令心痛，则乍间乍甚，故成疹不死。又心为火，与诸阳汇合，而手少阴心之经也。若诸阳气虚，少阴之经，气逆，谓之阳虚阴厥，亦令心痛，其痛引喉是也。”这里确切地说明心痛的病因为“风冷邪气”侵及于心，“支别之络脉”而成疾，并将心痛分为“乍间乍甚”及“成疹不死”之轻症，“朝发夕死，夕发朝死”的重笃危象。

《备急千金要方·胸痹第七》对心痛之危候认识颇清楚，心痛“不治之，数日杀人”。此者，虽然指出了本病预后不良，但也指出尚有治疗机会。

后世医家对心痛的论述亦甚多，《丹台玉案》曰：“卒然大痛无声，面青气冷，咬牙噤齿，手足冰冷者，乃真心痛也。又如《世医得效方》说，心痛“不暇履治”，未得到医生治疗即死，明代李梴形容“一至即死”心痛来势之急。

古人曾将心痛和胃脘痛误认为一证，使后人认识含糊，很难辨识，至明代王肯堂对心痛和胃脘痛有了明确的认识。《证治准绳》曰：“或问丹溪言，心痛即胃痛，然乎？曰：心与胃各一脏，其病形不同，因胃脘痛处在心下，故有当心而痛之名，岂胃脘痛即心痛者哉！历代方论，将二者混叙于一门，误自此始。”这里明确地指出心痛与胃脘痛为两种病，不应混淆。

综上所述，历代文献虽然有单言胸痹，或单言心痛，但胸痹、心痛二者的病变部位皆在心胸，而且常常为共同发生，又相互影响，故二者的病因、证候以及治疗有着密切联系，因此本文合而述之。

临床上，究其病因、病理和脏腑辨证相结合的原则，本病可分为13个证候类型：①外感风寒、内舍于心；②阳虚气滞、痰涎壅塞；③阳气不足，脉行不畅；④胸中气塞、饮邪挟痰；⑤郁怒伤肝，气结胸膺；⑥怒火伤肝、气瘀停胸；⑦阴寒厥冷、遏阻心阳；⑧气滞血瘀、脉络闭阻；⑨心阴不足、内热灼营；⑩心气不足、心阳虚损；⑪心肾阳虚，津伤蚀气；⑫阴阳两虚，气血不继；⑬心阳欲脱，肺心衰竭。论其治法就胸痹心痛而言，实证固当用攻法，但不可一味地攻邪，适当照顾正气；虚证固当用补法，亦不可专恃补益，适当运用“通法”，补中寓“通”，既可补而不滞，亦是通痹止痛之方法。

一、证候治疗

（一）外感风寒　内舍于心

1. 四诊摘要　胸痛胸闷，虚里处隐隐作痛，咳嗽痰多，形寒畏冷，头痛身疼，骨节烦痛，舌淡，肺浮紧。

2. 辨证分析　素体阳虚或心阳不振，摄生不慎外感六淫、风寒束表、内舍胸膺、阴占阳位、寒邪犯上、客凝胸中、胸阳不振、心脉痹阻或收缩或痉挛，故胸痛、胸闷、虚里处隐隐作痛；风寒束表，内合其肺，肺失肃降，故咳嗽痰多；肺主皮毛，故形寒畏冷；寒主收引，寒为阴邪，故头身关节烦疼，舌淡、脉浮紧乃外感风寒之征象。

3. 论治法则　助阳解表，宣痹通络。

4. 首选方剂　麻黄附子细辛汤（《伤寒论》）。方解：体质素来心气不足或阳虚之体，或有胸痹心痛宿疾。一旦外感风寒，寒邪遏闭心阳，阳气不展，心脉痹阻，胸痹心痛辄发。方用附子湿经助阳，离空高照，阴霾自散；麻黄辛温发汗解表，开无形肺气，细辛发汗化痰，祛风止痛。三药合用，内助阳宣痹，外解表通络，宿疾邪病同治。古方组合之妙，异病同治之法，实开后学另一法门。

5. 备用方剂　当归四逆汤（《伤寒论》）。方解：本方仲景用来治疗手足厥寒，脉细欲绝之厥阴病，以养血祛寒为主，故冠以当归，病机乃血虚寒滞，营血内虚，阳气被阻，不能温于四末，不能温行脉中。此与外感风寒，内舍于心的胸痛心痛，有异病同治之理。方用桂枝、细辛温散寒邪，宣痹通络止痛；当归、白芍养血活血；白芍、甘草同用，可缓急止痛；通草可上通乳络，下达膀胱，入经通络，气机畅达，大枣养营和胃。诸药组成，共成助阳解表、宣痹通络之功。

6. 随症加减　咳嗽痰多者加葶苈子、紫苏子、头痛甚者加蔓荆子、白芷、川芎；关节烦疼，舌苔白腻者加威灵仙、苍术、薏苡仁；胸痛剧且四肢不温，冷汗出者，可含化苏合香丸，温开通窍止痛。

（二）阳虚气滞　痰涎壅塞

1. 四诊摘要　胸憋时痛，心痛彻背，胸脘痞满，胁下逆抢心，喘息短气不得卧，咳嗽，痰多而盛，神疲乏力，形寒肢冷，舌苔白或厚腻，舌质淡，脉弦滑或沉迟或紧数。

2. 辨证分析　本证由于风寒外束而致上焦阳气不足，阴邪上乘，寒饮停滞所引起。阴寒之邪入侵则凝滞，凝滞则气逆，气逆则胸痹心痛。《素问·举痛论》曰：“经脉流行不止，环周不休，寒气入经而稽迟，泣而不行，客于脉外则血少，客于脉中则气不通，故卒然而痛。”又说：“寒气客于脉外则脉寒，脉寒则缩蜷，缩蜷则脉绌急……故卒然而痛。”总之，其病机：一为痰涎壅塞，气滞不通；一为中焦虚寒，大气不运。前者为实证，后者为虚证。实证者，除见胸痛之主证外，尚有胸满，胁下逆抢心之症，因气滞于胸，故胸满较甚，同时又影响于肝胃，肝胃气逆，所以胁下之气又上逆抢心；虚证者，神疲乏力，形寒畏冷，发语音低，脉沉迟，乃气虚之故也。《金匮要略方论本义·胸痹》曰：“胸痹自是阳微阴盛矣，心中痞气，气结在胸，正胸痹之病状也，再连胁下之气俱逆而抢心，则痰饮水气，俱乘阴寒邪动而上逆，胸胃之阳全难支拒矣。”此即余无言所称之；“胸痹而兼心痞气，气结在胸”之谓也。（《金匮要略新义》）

胸背为阳，寸口亦为阳。今上焦阳气不足，故寸口脉沉而迟，胃脘以上寒邪停滞，故关上脉小紧数，紧数相加出现弦滑之象。上焦阳虚气滞，故出现呼吸短促而喘息，咳嗽、唾痰以及胸背疼痛等症。

《金匮要略论注》曰：“谓人之胸中如天，阳气用事，故清肃时行，呼吸往还，不愆常态，津液上下，润养无壅；痹则虚而不充，其息乃不匀而喘，唾乃随咳而生。胸为前，背为后，其中气痹则前后俱痛，上之气不能常下，则下之气能时上而短矣。寸口主阳，因虚伏出不鼓则沉而迟，关主阴，阴寒相搏则小紧数。”舌苔白或白腻或厚，舌质淡，均因痰湿之故。

3. 论治法则　通阳散结，豁痰下气。

4. 首选方剂　瓜蒌薤白半夏汤。方解：瓜蒌开胸中之痰结；薤白辛温通阳；白酒之轻扬，能引药上行；

半夏逐饮降逆，行阳破阴。《金匮要略编注》曰：“……瓜蒌苦寒，润肺消痰而下逆气，薤白辛温，通阳散邪，以白酒宣通营卫，使肺通调，则痹自开矣。”本方出于《金匮要略》“胸痹不得卧，心痛彻背者，瓜蒌薤白半夏汤主之”条，用于因胸阳不足，痰涎壅塞，病变在胸，喘息咳唾，心痛彻背者适合。按：白酒为米酒之初熟者。《金匮要略语译》曰：“白酒，有两说，曹颖甫即用高粱酒。《千金方》系白哉浆，《外台秘要》称白哉酒。哉，读‘再’，程敬通解为酢浆，也就是米醋。”

5. 备用方剂 导痰汤。方解：半夏辛温性燥，功能燥湿化痰，消痞散结，橘红理气化痰，使气顺则痰降，气化则痰化，茯苓健脾利湿，甘草、生姜和中补脾，使脾健则湿化痰消，更加天南星、枳实、瓜蒌，使积聚之痰化，胸中正气得伸。《医方集解》曰：二陈汤“加胆星、枳实为导痰汤……导痰汤加木香、香附名顺气导痰汤，治痰结胸满，喘咳上逆。”

6. 随症加减 有热化之象者，如苔黄腻，舌质淡红时，瓜蒌薤白半夏汤去白酒加贝母、前胡，葶苈子；寒甚者去瓜蒌加附子、陈皮、杏仁、干姜；胸闷重者，酌加郁金，石菖蒲、檀香；胸痛剧者，酌选红花、延胡索、丹参，或加宽胸丸、冠心苏合丸等以辛温通阳，芳香化浊；痰阻络脉，咳痰不爽者，加远志、炙枇杷叶等。

胸痹、心痛其症除胸痛、心痛、喘息、咳唾、短气之外，尚有胸满，胁下逆抢心为实证，方用瓜蒌薤白白酒汤去白酒加厚朴、枳实、桂枝即枳实薤白桂枝汤，以通阳散结，降逆平冲，除主证之外尚有神疲乏力，形寒畏冷，发语低微，脉沉迟为虚证者，可用人参汤（即理中汤）补中助阳，阳气振奋，则阴寒自散。《医宗金鉴·胸痹心痛短气病脉证治》曰：“心中，即心下也。胸痹病，心下痞气，闷而不通者虚也。若不在心下而气结在胸，胸满连胁下，气撞心者实也。实者用枳实薤白桂枝汤主之，倍用枳朴者，是以破气降逆为主也。虚者用人参汤主之（即理中汤），是以温中补气为主也。由此可知，痛有补法，塞因塞用之义也。”

（三）阳气不足 脉行不畅

1. 四诊摘要 心悸不安，胸闷气短，动则尤甚，伴见面色㿠白，形寒肢冷，胸冷背凉，舌胖质淡、苔白，脉结代或虚弱无力。

2. 辨证分析 久病体虚，慢性疾患迁延日久，宗气不足；或急病暴病耗气伤阳，阳气脱泄，心气衰竭、虚脱；或老年体衰、脏气不足、心气衰退；或素体先天不足、心气心阳虚衰。心阳心气皆有热能含义，能推动血液在脉管内运引，生生息息，循环无端。“运血者，即是气”，（唐容川语）心气心阳有推动温煦血脉的作用。而今心气心阳虚衰、阳热温煦功能不足，“阳虚者，阴必凑之”，阴寒之邪阻滞血脉，导致血脉运行不畅，或见痉挛，或见阻塞，由于心居胸中膈上两肺之间，故见心悸不安胸闷；“心主身之血脉”（《素问·痿论》），血脉营养全身，心气不足，故见短气、胸闷、动则尤甚；心气心阳不足、血脉空虚，故见面色㿠白，“血脱者，色白，天然不泽”，（《灵枢·决气》）即指此而言。阴阳互根，今心阳心气不足，“阳虚者，寒动于中”，故见形寒肢冷，胸冷背凉；“心气通于舌”（《灵枢·脉度》），心气足，心阳盛则舌红柔润，今心气、心阳不足，故舌淡；温煦失职，血行涩滞，故脉见结、代，或虚弱无力。

3. 论治法则 益气复脉。

4. 首选方剂 炙甘草汤。方解：《伤寒论·辨太阳病脉病并治》曰：“伤寒，脉结代，心动悸，炙甘草汤主之。甘草、生姜、人参、生地黄、桂枝、阿胶、麦门冬、麻仁、大枣，一名复脉汤。”方中炙甘草甘温益气，补心气，助心阳通经脉，利血气，治心悸不安，脉结代，是为君药；人参、大枣益气安胃，培补中州，“血化中焦”，资脉血之本源；生地黄、阿胶、麦冬、火麻仁补血滋阴，充养心阴，妙用桂枝、生姜辛温之品，振阳气，调营卫。合而用之，俾气血充足，阴阳调合，心阳得补，心阴得充，心之动悸，脉之结代者，自能恢复正常。本方在使用时，酒、水同煎是其特色。盖酒性辛热，可助行药势，温煦经脉，同时方中生地黄与酒同煎，临床证明养血复脉之力卓著。古人“地黄得酒良”之说，信不诬也。《肘后备急方》《备急千金要方》方书中，酒和地黄同用的方剂多具活血行血之功效。

5. 备用方剂 保阴煎（《顾松园医镜》）。方解：方用龟甲、鳖甲血肉有情之品，滋补肾阴；生地黄、熟地黄、天冬、麦冬、玉竹补血养阴；磁石、酸枣仁安神镇惊除烦；茯苓、山药健脾和胃，以资化源；龙眼肉养心治怔忡；更用牛膝、地骨皮，活血通络，制其温补之品燥热之弊。诸药同用，共奏养阴补血、宁心安神之功。

6. 随症加减 脉迟无力者，加熟附子片；形寒肢冷者加桂枝、干姜；心烦失眠者加黄连、肉桂（交泰丸）；

易感冒者加黄芪、防风；脘腹饱胀，连及胸膺者加百合、乌药；肝郁气滞、胃脘疼痛者加良姜、广木香（女子用香附）；头晕耳鸣者加天麻、夏枯草。

（四）胸中气塞 饮邪挟痰

1. 四诊摘要 胸闷短气，头晕目眩，胸胁支满，咳逆吐涎，小便不利，舌苔薄白，舌质淡，脉沉细。

2. 辨证分析 本证因寒邪犯肺，胸中气塞，饮邪挟痰所致。本证为胸痹之轻症，所以只出现胸中气塞短气，尚未发展到胸痛。短气是由于水气阻滞所致，因肺主通调水道，水道不通，则阻碍其呼吸之路，故发生短气。《金匮要略补注》曰："胸痹既有虚实，又有轻重，故痹之重者，必彻背彻心者也，轻者不然，然而何以亦言痹，以其气塞而不舒，短而弗畅也。"《医宗金鉴·胸痹心痛短气病脉证治》曰："胸痹胸中急痛，胸痛之重者也，胸中气塞，胸痹之轻者也。胸为气海，一有其隙，若阳邪干之则化火，火性气开不病痹也。若阴邪干之则化水，水性气阖，故令胸中气塞短气，不足以息，而胸痹也。"

饮邪者，乃脾阳不运，以致水饮停聚。阳明经脉走胸，少阳经脉走胁，因经气既虚，水饮凝聚，影响经气输注，所以胸胁支满；头晕目眩，为饮邪上冒所致，咳逆吐涎为水饮上逆之故；小便不利，乃肾阳不能气化之故；舌苔脉象均为胸中气塞与饮邪之象。《金匮要略方论本义》曰："此痰饮之在胃，而痞塞阻碍及于胸胁，甚至支系亦苦满，而上下气行愈不能利，清阳之气不通，眩晕随之矣。此虽痰饮之邪未尝离胃，而病气所侵，已如斯矣。"

3. 论治法则 宣肺利水，疏利胃气。

4. 首选方剂 茯苓杏仁甘草汤、橘枳姜汤合方。方解：茯苓化水逐饮，杏仁利肺气，甘草和胃气，使中富有权，肺气畅利，则水饮多消。《金匮要略补注》曰："……茯苓逐水，杏仁散结，用之当矣。又何于甘草，盖以短气则中土不足也，土为金之母也。"陈皮理气，枳实泄满，生姜温胃行水。曹颖甫曰："……湿痰阻气，以疏气为主，而橘皮、枳实以去痰。"（《金匮要略发微》）《神农本草经》曰："茯苓主胸胁逆气，杏仁主下气，甘草主寒热邪气，为治胸痹之轻剂。"按：本证一属于饮，一属于气滞，这主要是以病机方面而言。而在临证中，二者不能截然分开。因此，二方合之而用，但临证也不应拘泥于此，可以分用，也可以与栝蒌薤白汤配伍运用。

5. 备用方剂 苓桂术甘汤。方解：方中茯苓健脾，渗湿利水为主药；桂枝通阳化气，温化水饮为辅药；白术健脾燥湿为佐药；甘草补脾益气，调和诸药为使药。四味合用，温运脾阳，可为治本之剂。

《金匮要略》曰："病痰饮者，当以温药和之……短气有微饮，当从小便去之。"《删补名医方论》曰："茯苓淡渗逐饮出下窍，因利而去，故用以为君，桂枝通阳疏水走皮毛，从汗而解，故以为臣，白术燥湿，佐茯苓消痰以除支满，甘草补中，佐桂枝建土以制水邪也。"

6. 随症加减 呃逆者，酌加枳壳、竹茹、半夏；大便不实者，枳实易枳壳；有浮肿者，酌加薏苡仁、冬瓜皮、大腹皮、防已以健脾利湿。

（五）郁怒伤肝 气结胸膺

1. 四诊摘要 急躁易怒，心胸满闷，虚里隐隐作痛，头目、少腹胀痛，口苦咽干，呕恶不食，舌边红，苔薄黄，脉弦数。

2. 辨证分析 肝主疏泄，性喜条达，由于精神刺激，郁怒伤肝，而使肝脏疏泄功能过亢，肝气横逆上冲气结胸中，故见心胸满闷；气郁不畅，虚里隐隐作痛；气机不升不降，头目、少腹皆胀痛；肝气横逆，犯胃克脾，胃不纳，脾不运，故呕恶不食，肝气化火，故见口苦咽干，舌边红，苔薄黄，脉弦数。

3. 论治法则 平肝理气，清热泻火。

4. 首选方剂 龙胆泻肝汤（《医宗金鉴》）。方解《金匮翼》："肝火盛而胁痛者，肝火实也，其人气急善怒。"郁怒伤肝，肝气横逆上冲，气结胸中不得疏泄，从而化火，疾患生焉。方用苦寒之龙胆草泻肝胆之火，柴胡疏肝开郁，和解退热，二者同用泄肝疏肝，平肝皆寓意其中；黄芩、栀子泻热除烦；木通、车前子、泽泻清利湿热；阳邪伤阴劫液，肝体阴而用阳，故用生地黄、当归柔肝养肝，刚脏济之以柔，甘草和中解毒，"益用甘味之药"，肝气得疏得平，肝火得清得泻，肝脏得柔得养，方证合拍，收平肝理气、清热泻火之功效。

5. 备用方剂　柴胡疏肝散（《景岳全书》）。方解：柴胡、炙甘草、枳壳、白芍乃仲景名方四逆散，能疏肝理气，调解心胸气机郁滞，胀闷不舒；柴胡配枳壳，一升一降，调畅气机；白芍伍甘草，疏缓心胸挛痛；香附理血中之气而循常道而行；川芎气中血药，活血兼理气，不失为备用方剂。

6. 随症加减　胸闷心痛甚者，加炒蒲黄、五灵脂、降香；热盛者加牡丹皮、栀子；胃痛泛酸者加黄连、吴茱萸；舌苔白厚腻者，加苍术、草豆蔻；便秘者加生大黄。

（六）怒火伤肝　气瘀停胸

1. 四诊摘要　急躁易怒，气逆胸闷，心胸憋闷刺痛，痛引肩背内侧，口唇指甲青紫，舌紫或有瘀点、瘀斑，脉细涩或见结代。

2. 辨证分析　喜怒节，情志内伤，怒火伤肝，气逆于上，郁积胸中，气滞而致血瘀，胸阳不能宣通，怒气、痰浊、瘀血阻塞心络，故心胸憋闷刺痛；心肺同居上焦，肺失肃降，故见气逆胸闷；手少阴心经循肩背而行，故痛引肩背内侧；舌紫或有瘀斑，脉细涩，为气滞血瘀所致；脉或见结代，乃心阳不足且有气滞之征。

3. 论治法则　平肝降气，活血化瘀。

4. 首选方剂　通窍治血汤（《医林改错》）。方解：本证病机乃气滞血瘀，心阳痹阻，不能舒展，宜选用降气通络，活血化瘀，辛香化浊之药予之，通窍活血汤乃首选。方用川芎活血行气止痛，其辛香走散之力最强，张元素谓其“上行头目，下达血海”通达气血；赤芍活血，长于治疗血滞；桃仁破血行瘀；红花活血散瘀；红枣建中和胃，固其生化之源；老葱、鲜姜用其辛香之性味，行气化浊；尤妙用麝香走窜通闭，开窍镇痉，通络止痛，胸痹、心痛发作者，投之即止。用黄酒作煎，其辛温走窜之力，要有助于降气、活血。全方九味药有降气、止痛、活血、化瘀之功效。

5. 备用方剂　冠心苏合丸（《中华人民共和国药典》）。方解：苏合香理气宽胸；乳香活血祛瘀，疗血滞之痛；檀香降气，又可清阳明之热，还可化太阴之湿；冰片通窍，散火止痛；青木香理气滞，“塞者通之”最为所长。诸药合用，有理气宽胸，活血通络，宣痹止痛之功效，常法炼蜜为丸，有缓图之意也。

6. 随症加减　胸闷不舒者，加瓜蒌、薤白、桂枝；畏寒肢冷者，加附子、肉桂；短气乏力者，加人参、炙甘草；胸膺刺痛明显，舌有瘀斑者加丹参、三七；舌苔白腐者加石菖蒲、郁金。

（七）阴寒厥冷　遏阻心阳

1. 四诊摘要　胸痛胸闷，心痛彻背，背痛彻心，四肢厥冷，喜暖喜温，面色苍白，或紫黯灰滞，爪甲青紫，脉沉紧，或结代，舌质淡或青紫。

2. 辨证分析　本证因先天禀赋不足，或后天折丧太过，阳气大虚，阴寒之气上冲，即《素问·举痛论》所指之“寒气客于背俞之脉……其俞注于心，故相引痛。”所以心痛牵引及背，背痛牵引及心，相互牵掣，疼痛剧烈，发作有时，经久不瘥。《金匮要略心典》曰：“心背彻痛，阴寒之气，遍满阳位，故前后牵引作痛，沈氏云：‘邪感心包，气应外俞，则心痛彻背，邪袭背俞，气从内走，则背痛彻心。俞脏相通，内外之气相引，则心痛彻背；背痛彻心”。又因寒气厥逆，病位偏下，病程较长，以痛为主，故四肢厥冷，爪甲青紫，脉象沉紧等，其他如面色苍白、喜暖喜温等均为阴寒之象。

3. 论治法则　扶阳通痹，峻逐阴邪。

4. 首选方剂　赤石脂丸。方解：乌头、附子、川花椒、干姜均为大辛大热之品，用之驱寒止痛，并用赤石脂温涩调中，收敛阳气，使寒去而正不伤，《医宗金鉴》曰：“既有附子之温，而复用乌头之迅，佐干姜行阳，大散其寒，佐蜀椒下气，大开其邪，恐过于大散大开，故复佐赤石脂入心，以固涩而收阳气也；”《成方切用·祛寒门》曰：“此乃阴寒之气，厥逆而上千，横格于胸背经脉之间，牵连痛楚，乱其气血，扰其疆界……仲景用蜀椒、乌头，一派辛辣，以温散其阴邪，然恐胸背既乱之气难安，而即于温药队中，取用干姜之温，赤石脂之涩，以填塞厥气所横冲之新隧，俾胸之气自行于胸，背之气自行于背，各不相犯，其患乃除。”

5. 备用方剂　回阳饮。方解：方中人参大补元气，补气固脱；附子大辛大热，为祛寒之要药；配以炮姜辛苦大热，守而不走，散寒力大；佐以甘草和中益气，诸味合之，以达回阳复阴。《中医内科学杂病证治新义》曰：“本方为固气温阳之剂，人参补气固脱为主，四逆汤之温里回阳为辅，故用于虚脱，四肢厥冷，脉搏沉伏微弱者，有兴奋强壮强心之作用。”此方适合于胸痹心痛阴寒厥逆之象者。

6. 随症加减　寒邪冷气入乘心络，或脏腑暴感风寒上乘于心，令人卒然心痛或引背膂，甚者终年不瘥者用《医学启源》桂附丸，即赤石脂丸加桂枝，“每服30丸，温水下，觉至痛处即止，若不止加至50丸，以止为度；若是朝服，至午后再进20丸，若久心痛，每服30丸至50丸”。

胸痛并有瘀血征象者，酌加活血定痛之味，如川芎、赤芍、降香、乳香、延胡索、荜茇；肤冷自汗甚者，加黄芪、龙骨、牡蛎等。

若胸痛时缓时急，时觉胸中痞闷，并兼有其他湿象者，乃属寒湿留着，宜用薏苡附子散，以温化寒湿。若胸痹心痛，寒中三阴无脉者，回阳救急汤加猪胆汁，以其苦入心而通脉；泄泻者加升麻、黄芪；呕吐加姜汁，吐涎沫加盐炒吴茱萸。

（八）气滞血瘀　脉络闭阻

1. 四诊摘要　胸闷心痛，短气，喘息，心烦善恐，口唇、爪甲青紫，皮肤黯滞，苔白或干，舌质青紫，舌尖边有瘀点，脉细涩结代。

2. 辨证分析　本证为胸痹日久所致气滞血瘀之象。胸阳闭阻，气血逆乱，血脉不通，血行不畅，心失所养，则心气不足，气衰血涩，故血脉运行不利，进而导致瘀血塞络。如《血证论》所述：“气为血之帅，血随之而运行，血为气之守，气得之而静谧，结则血凝。”血凝“在于脉，则血凝而不流”（《素问·痹论》），气滞血瘀则不通，“不通则痛”，于是症见胸闷心痛，喘息，咳嗽，咯血，爪甲青紫，血瘀日久化热，烘热晡热，烦躁闷乱；当心气不匀，则出现结代脉；舌青紫、尖边瘀点为血瘀脉络之征。

3. 论治法则　行气活血，化瘀通络。

4. 首选方剂　血府逐瘀汤。方解：方中当归、川芎甘温辛散，养血通经活络；配生地黄之甘寒，和血养阴；合赤芍、红花、桃仁、牛膝活血祛瘀，通利血脉；柴胡以疏肝解郁；桔梗宣肺和气，以通百脉；枳壳理气，即“气为血帅，气行则血行”。总之，此方具有桃红四物汤与四逆散二方之综合作用，不仅能行血分之瘀滞，又善于解气分之郁结，活血而不耗血，祛瘀又能生新。此方适用于胸痹心痛之气滞血瘀重者。

5. 备用方剂　加味丹参饮。方解：丹参化瘀，檀香、砂仁调气，青皮行气；百合清心安神；乌药顺气止痛，川楝子理气止痛，郁金行气解郁、破瘀血。本方适用于气郁日久，瘀血停着胸痹心痛，气滞血瘀之轻者。

6. 随症加减　气郁化火，烦躁眩晕，口苦咽干者，酌加牡丹皮、桑叶、炒栀子、生石决明以清肝潜阳，若瘀血严重，疼痛剧者，但正气未衰，可酌加三棱、莪术、穿山甲（代）、土鳖虫破血消坚之味，或用蒲黄、五灵脂等份研细末冲服。《医学实在易·补遗并外备方》曰：“……治心痛血滞作痛，蒲黄、五灵脂（等份），生研每服三钱，酒煎服。”若有呕者，酌加三七、花蕊石等化瘀止血药；舌苔黄腻，口苦者，先用温胆汤加藿香、佩兰、杏仁、薏苡仁，清热利湿，苔化再用活血化瘀方。

（九）心阴不足　内热灼营

1. 四诊摘要　胸闷心痛，心悸怔忡，虚烦不眠，躁扰不宁，五心烦热，潮热盗汗，呼吸气短，或急促困难，口干饮少，咳嗽少痰，偶有咯血，尿赤便结，头晕目眩，苔少或干或无苔或剥苔，舌质红绛或青紫，脉细数或结代。

2. 辨证分析　本证为忧虑过度，气郁化火，火灼阴津，心阴不足之证。即所谓阴虚则生内热。《体仁汇编》曰：“心虚则热收于内，心虚烦热也。”内热灼营，症见心悸、怔忡，虚烦不眠，五心烦热，躁扰不宁，《丹溪心法》曰：“怔忡者血虚，怔忡无时，血少者多。”阴虚必耗伤阴血，血不养心，故胸闷心痛；阴虚则阳浮，神明失濡，故头晕目眩，《东垣十书》曰：“心君不宁，化而为火……津液不行”，故内热灼津，则咳嗽痰少，咯血，尿赤便结；心虚日久，则心肺俱病，肺气损伤，故呼吸困难，少气无力；脉舌之征均为心阴亏损之故。

3. 论治法　则滋阴除烦，养心宁神。

4. 首选方剂　天王补心丹。方解：生地黄、玄参滋阴清虚热除烦，使心不为虚火所扰，为主药；辅以丹参、当归补血养心；党参、茯苓益心气；柏子仁、远志安心神，使心血足而神自藏，佐以天冬、麦冬之甘寒滋阴液以清虚养心；五味子、酸枣仁之酸温以敛心气，桔梗载药上行；朱砂入心安神，共以滋阴养血，补心阴。《删补名医方论》曰：“心者主火，而所以主者神也，火盛则神困。心藏神，补神者必补其心，补心者必消其火，而神始安。补心丹故用生地……取其下足少阴以滋水，主水盛可以伏火（制约火势，不使偏亢），此非补心阳，补心之神耳……清气无如柏子仁，补血无如酸枣仁……参苓之甘以补心气，五味之酸，以收心气，二冬之寒，以清气分之火，心气和而神自归矣。当归之甘，以补心血，丹参之寒以生心血，玄参之咸，以清血中之火，血足而神自藏矣。更加桔梗为舟楫，远志为向导，和诸药，入心而安神明……”本方适用于胸痹心痛之心阴血不足，又兼心神不宁者。

5. 备用方剂　百合固金汤。方解：百合、生地黄、熟地黄滋润肺肾之阴，肾阴足则能交通心肾为主药；麦冬助百合以润肺止嗽；玄参助生地黄、熟地黄以滋肾清热为辅药，当归、白芍养血和阴；贝母、桔梗清肺化痰为佐药；甘草协调诸药。以上诸味合而用之，阴液充足，使心阴得养。

6. 随症加减　心悸怔忡，睡眠不宁，酌加龙齿、夜交藤，以养心安神，口燥咽干，酌加石斛以养胃阴；阳亢内热甚者，酌加焦柏、黄芩以降相火；神情躁扰者，酌加朱砂、龙骨、琥珀，以镇静安神；舌红苔剥，脉细数，酌加肥玉竹、磁石等养阴潜阳；盗汗严重者，酌加生龙骨、地骨皮以退虚热。

（十）心气不足　心阳虚损

1. 四诊摘要　心痛憋闷，心悸短气，面色晄白，言语轻微，精神萎靡，一身尽肿，四肢无力，形寒肢冷，自汗纳少，小便不利，舌苔薄白，舌质淡，脉沉无力，或细或结代。

2. 辨证分析　本证因劳累疲乏，耗损心气，从而造成心气虚，心阳虚。心阳不足，气血运行不畅，心脉阻滞，则心痛憋闷；心气不足，心气虚弱，因虚而悸，故心悸气短，脉细而弱，《伤寒明理论》曰：“其气虚者，由阳气内弱，心下空虚，正气内动而为悸也”；气来不匀，则脉有结代；心阳虚，则气不足，故精神萎靡；心阳不足，卫外之气不固，则自汗；阳虚则外寒，故有形寒肢冷；阳虚水泛，膀胱气化不利，故一身尽肿，小便不利，舌苔薄白，舌质淡亦为心阳不足之象。吴昆曰：“夫面色萎白，则望之而知气虚矣，言语轻微，则闻之而知其气虚矣，脉切之而知其气虚矣。”

3. 论治法则　补养心气，温煦心阳。

4. 首选方剂　保元汤。方解：人参益气，黄芪固表，甘草和中，桂枝助阳，其中人参得桂枝之引导，则益心气之功更显，桂枝得甘草之和平，则温心阳而调理气血，所谓气虚不愈，诸药无效者，惟有益脾补肾。本方用人参、黄芪、甘草补中益气，恢复胃气，心气方得以而升，再酌以肉桂温下焦元阳，两顾脾肾。脾为后天之本，运化水谷之精微，心得谷气，心血而足，肾为先天之本，肾阳充沛，温煦心阳和心气，从而达到补心气，温煦心阳之功。本方适用于胸痹心痛之气怯者。

5. 备用方剂　四君子汤加附子、肉桂。方解：四君子汤甘温益气，健脾养胃；附子、肉桂温经散寒，使脾阳健运，心阳亦升，心气充足，因而气返血生，即所谓：‘阳旺则能生阴血”（《脾胃论》）。本方用于胸痹心阳虚，心气不足者适合。

6. 随症加减　精神萎靡，阳虚气怯甚者，可重用人参、黄芪；心痛甚者或阵发性心痛，酌加上油肉桂，丹参、川芎；呼吸气促而喘者，酌加蛤蚧、五味子；心悸失眠重者，酌加龙骨、牡蛎、酸枣仁、茯神等；头面、四肢浮肿者，酌加茯苓皮、冬瓜皮等利水之品。

（十一）心肾阴虚　津伤蚀气

1. 四诊摘要　心悸不宁，心烦易怒，短气，失眠艰寐，五心潮热，颧红口干，目眩，头晕耳鸣，盗汗口干，舌红少津，脉细数。

2. 辨证分析　究其病因，或为中焦脾胃虚弱，纳呆食少，或脾失健运，水谷精微不能濡养五脏六腑，皆可引起血的化源不足，心血、阴精、津液不足，造成心阴虚；或为大吐、大泻、大失血之后，导致心阴亏虚；或为热病后期，热邪伤阴，累及肾阴，故肾阴虚和心阴虚，每多同时互见，谓之心肾阴虚；或为七情内伤，“五志化火”，暗耗肾精阴血，导致心肾阴虚。是故心肾阴虚，水火未济，心火内动，犯扰神明，心神不定，故心悸不宁；心火亢盛，子病及母，肝火亢盛，故心烦易怒，失眠艰寐；肝火灼阴，肝体阴而用阳，“诸风掉眩，皆属于肝”，风阳上扰，故目眩、头昏；阴虚于下，阳亢于上，故颧红、口干，亢阳逼津外泄为盗汗；“阴虚者热生于内”，故见五心潮热，舌红少津，津伤蚀气，故见短气，细数脉，皆为阴虚之脉象也。

3. 论治法则　滋阴清火，养心安神。

4. 首选方剂　天王补心丹(《摄生秘剖》)。方解：本方组成药物多为养阴安神药，生地黄、天冬、麦冬、玄参养阴精，增津液；丹参、当归补血养心，旨在补益心肾之阴而治其本；人参、茯苓补益心气：远志、柏子仁、酸枣仁宁心安神；五味子酸收，耗散心神，非敛不救，点睛之药，独具巧思；桔梗乃舟楫之品，载药上行，直达神明之府，更用朱砂为衣，入心安神。诸药协用，有滋阴清火，养心安神的功效。

5. 备用方剂　七福饮（《景岳全书》）。方解：全方旨在益气养阴，宁心安神。人参、熟地黄相伍为两仪膏，益气、养阴、补血；当归、白术、炙甘草活血通络，健脾和胃，三药同伍、通心阳、利经脉、善治心悸不宁；酸枣仁、远志安神宁心。药仅七味，配伍得当。功效益气养阴，宁心安神。

6. 随症加减　心悸甚者，加入磁石、龙齿；腰酸遗精者，加入山茱萸、巴戟；挟有瘀热者，加入牡丹皮、泽兰；眩晕耳鸣者，加入天麻、钩藤；头痛者加入白芷、荷叶。

（十二）阴阳两虚　气血不继

1. 四诊摘要　胸闷心痛，夜卧憋醒，短气心悸，自汗，口干少津，头晕耳鸣，食少倦怠，腰酸肢软，恶风肢冷，或手足心热，夜尿频数，舌质红或黯，舌苔少或少津，脉弦细无力，或结代。

2. 辨证分析　本证因患胸痹已久，久病耗伤气血。气血两亏，血行不畅，心气不继，故见胸闷心痛，夜卧憋醒，心悸短气，舌质黯，脉来结代；阴血不足，则头晕耳鸣，手足心热；阳气虚衰，则食少倦怠，腰酸膝软，恶风肢冷，夜尿频数；苔薄少津，脉细弱。《长沙方歌括》曰：“以患者正气大亏，无阳以宣其气，更无阴以养其心，此脉结代，心动悸之所由来也。”

3. 论治法则　益气补血，滋阴复脉。

4. 首选方剂　炙甘草汤。方解：炙甘草甘温，益气补中，化生气血，以复脉之本，为主药；党参、大枣补气益胃，以助气血生化之源；生地黄、阿胶、麦冬、火麻仁补心血，养心阴，以充养血脉；桂枝合炙甘草，以壮心阳，合生姜以通血脉，使血行旺盛，共为辅佐之味。诸药合用，心气复而心阳通，心血足而血脉充，从而达到益气养阴。《注解伤寒论》曰：“补可以去弱，人参、甘草、大枣之甘，以补不足之气；桂枝、生姜之辛，以益正气……麻仁、阿胶、麦门冬、地黄之甘，润经益血，复脉通心也。”

5. 备用方剂　八珍汤。方解：党参甘温，补中益气；白术甘苦温，健脾助运；茯苓甘淡，合白术健脾渗湿，炙甘草甘温，益气补中，化生气血；熟地黄滋肾补血；当归补血养阴；白芍养血和阴；川芎活血行气。总之，四物治血虚，四君治气虚，更用生姜、大枣调和营卫，使气血互为生长，故本方适合于胸痹心痛之气血双亏者。

6. 随症加减　阴虚阳亢，头晕耳鸣，心烦易怒者，酌加钩藤、桑叶、牡丹皮、炒栀子；心神不宁，烦躁惊悸失眠者，酌加茯神、酸枣仁、远志、合欢皮、桑叶等，亦可加沉香、郁金、延胡索等以行气止痛；大便溏者去火麻仁加酸枣仁以养心宁心；心悸甚者，可酌加龙齿、朱砂，以镇心安神。

（十三）心阳欲脱　肺心衰竭

1. 四诊摘要　胸闷气憋，心痛频发，咳嗽喘息，吐血咯血，语言低微，冷汗淋漓，肢厥肤冷，重则神志昏蒙，沉睡不醒，或神昏谵语，舌质青紫或紫绛，苔少或黄燥，脉沉细虚数无力，或出现怪脉（鱼跃、雀啄、弹石……）。

2. 辨证分析　本证因病程日久，元气大亏，心脉瘀阻已极，心阳欲脱而致肺心衰竭之证。心气衰败，又肺气将竭，故气血瘀阻，症见胸闷气憋，心痛频发；气机不畅，则咳喘不宁，语言低微；阳气外散，阴不内守，则吐血、咯血；心阳耗尽，阳不达四末，则肢厥肤冷，汗为心之液，汗多则亡阳；真阳欲脱，真元外散，则神志昏蒙，沉睡不醒，或神昏谵语；舌脉之征，为血瘀络阻，真元告罄，阴阳绝离之象。余无言曰：“……少阴之脉沉，尤不可一刻缓也。脉沉一证，不论在太阴、少阴，总属于阳虚，此即心脏衰弱之表现。”（《伤寒论新义》）

3. 论治法则　回阳救逆，益气固精。

4. 首选方剂　参附汤。方解：病势危笃，此时若不急用大温大补之味，不足回阳救脱，故方中以人参大补元气为主药，附子温壮真阳为辅佐药。二药合用，相得益彰，具有回阳固脱之功。方中药味较少，但药量宜重，以资药力迅速而功专。《删补名区方论》曰：“补后天之气无如人参，补先天之气不如附子，此参附汤之所由立也……二药相须，用之得当，则能瞬息化气于乌有之乡，顷刻生阳于命门之内，方之最神捷者也。”本方适合于阳气暴脱，危在顷刻之胸痹心痛之急救，待至阳气来复，病情稳定之后，视病之转机，再行他法调理之。

5. 备用方剂　回阳救急汤。方解：本方附子大辛大热，温壮真阳，祛寒散邪为主药；人参大补元气为辅药；干姜温中散寒，协助附子加强回阳之力；肉桂温中散寒止痛；白术温健脾胃；茯苓渗湿；五味子生津敛汗；麝香芳香走窜，斩关直入，助参附姜桂以速奏殊功。诸味合之，功效回阳救逆，益气生脉。《成方切用，祛寒门》曰：“寒中三阴，阴盛则阳微，故以附子姜桂辛热之药，祛其阴寒，而以六君温补之药，助其阳气，五味合人参，可以生脉，加麝香者，通其窍也。”本方适用于胸痹心痛阴寒内盛，阳气衰微而见四肢厥冷之主候。何秀山曰：“此为回阳固脱，益气生脉之第一良方。”

6. 随症加减　喘急不得卧，为肾不纳气，酌加黑锡丹；脾阳亦虚者，加椒目、升麻、干姜。肺肾阴阳俱虚者，加五味子、蛤蚧尾；心神不宁并有瘀斑、唇绀、脉沉细涩，加丹参、朱砂、琥珀、沉香；呕吐涎沫或少腹痛，加盐炒吴茱萸；无脉者，加猪胆汁一匙呕吐不止者，加姜汁。

二、参考方

1. 细辛散（《备急千金要方》）　治胸痹达背痛。细辛3克，枳实9克，瓜蒌15～20克，生地黄9克，白术9克，桂心3克，茯苓9克，甘草3克，酒服。（方解：细辛辛温入心，散寒止痛，枳实行气消痞；瓜蒌宽胸散结；生地黄甘寒入心，滋阴凉血；白术、茯苓健脾益心气，桂心温中补阳，散寒止痛；甘草调和诸药，补中益气。诸味合之，温散胸中阴寒，使胸痹达背之痛缓解）。本方用于胸痹心痛彻背，背痛彻心者适合。

2. 前胡散（《备急千金要方》）　治胸中逆气，心痛彻背，少气不食。前胡、茯苓、白术、白芍桂心、当归、半夏、吴茱萸、麦冬、大枣、羊脂。（方解：前胡降气化痰，解胸中痞气；茯苓、白术健脾渗湿；白芍补血，益肝脾真阴，而收摄脾气之散乱；桂心温中补阳，散寒止痛；当归养血和血补阴；半夏降逆止呕，宽中消痞，下气散结；吴茱萸温中止痛，理气止呕；麦冬主心腹结气，伤中伤饱，胃络脉细；大枣补脾和胃，益气生津；羊脂补虚润燥。诸味合之温降胸中逆气，以止痛。）本方用于胸痹逆气，心痛彻背者适合。

3. 治中汤（《备急千金要方》）　治胸中满，噎塞。人参5～10克，白术9克，甘草3克，干姜3克，青陈皮各6克。（方解：人参补气益脾，白术健脾燥湿，甘草和中补土，干姜温中散寒，青陈皮理气散结化滞。《张氏医通》曰：“胸中幅幅，如满噎塞，习习如痒，喉中涩燥，唾沫，橘皮枳实生姜汤不应，用治中汤。”）本方用于胸痹心痛中满气结者适合。

4. 下气汤（《备急千金要方》）　治胸腹闭满，上气喘息。杏仁9克，槟榔5～9克。（方解：杏仁润肺降气，槟榔利气，疗胸腹胀。）本方应用于胸痹腹满，上气喘息者适合。

5. 三甲养心汤（《中医心病证治》）　治胸痹心痛心阴不足者。（方解：牡蛎养阴收敛，固涩潜阳；龟甲、鳖甲滋阴潜阳，散结通脉；丹参活血祛瘀，养血凉血；麦冬养阴生津；寄生养血通络，益血脉，制首乌益精血；女贞子、百合、墨旱莲、玄参养阴生精，补气升阳；竹茹甘微寒，疗惊悸怔忡，心烦躁乱。）本方对胸痹心痛，阴虚内热灼营者适合。

6. 附陈杏姜汤（验方）　治胸痹心痛之痰浊阻络。（方解：附子辛热，散寒止痛，陈皮理气健脾，燥湿化痰；杏仁降气行痰；生姜温中散寒。）本方用于胸痹心痛痰湿阻络之证。

7. 冠心二号（验方）　治胸痹心痛之气滞血瘀者。（方解：川芎活血行气止痛，丹参活血祛瘀，赤芍活血行滞，红花活血祛瘀，降香行瘀止痛。本方为活血而不破血，行气而不破气。）适用于胸痹心痛气滞血瘀者。

8. 四逆汤（《伤寒论》）　治胸痹心痛之心阳欲脱者。

9. 救脱汤（《类证治裁》）　治胸痹心痛之心阳欲脱之证。（方解：附片大辛大热. 温阳散寒，人参补元气，黄芪补气固表；熟地黄主补血气，补益真阴，五味子生津敛汗，麦冬养阴生津。方由参附汤、生脉散，加熟地黄、黄芪而成，回阳、益气、救脱。）适用于胸痹，心痛，心阳欲脱者。

10. 膈下逐瘀汤（《医林改错》）　治胸痹心痛气血瘀阻者。（方解：方中当归、川芎、赤芍养血活血，牡丹皮清热凉血，活血化瘀；桃仁、红花、五灵脂破血逐瘀，配香附、乌药、枳壳、延胡索行气止痛，且增强逐瘀之力，甘草调和诸药，）本方适用于胸痹心痛气滞血瘀者。

三、文献别录

《灵枢·厥病》篇："厥心痛，与背相控，善瘈，如从后触其心，伛偻者，肾心痛也。"

《素问·举痛论》："寒气客于五脏，厥逆上泄，阴气竭，阳气未入，故卒然痛，死不知人，气复返则生矣。"

《脉经》："短而数，心痛心烦，寸口沉，胸中痛引背。吴上沉，心痛，上吞酸。寸口伏，胸中有逆气。寸口滑，胸满逆。"

《圣济总录》："心痛诸候，皆由邪气客于手心主之脉。盖少阴心之经，五脏六腑君主之官也。将神所舍，诸阳所合。其脏坚固，邪气未易以伤。是以诸邪在心，多在包络者，心主之脉也。其候不一，有寒气卒客于脏腑，发卒痛者；有阳虚阴厥，痛引喉者；有心背相引，善瘈伛偻者；有腹胀归于心而心痛甚者；有急痛如针锥所刺者；有其色苍苍，终日不得太息者；有卧从心间痛，作愈甚者；有发作种聚，往来上下，痛有休止者。或因于饮食，或从于外风，中脏既虚，邪气客之，痞而不散。宜通而塞。故为痛也。君主真心不痛，苦痛即实气相搏，手足厥冷，非治药之所及，不可不辨也。"

《仁斋直指方》："夫心为五官之主，百骸之所以听命者也，心之正经，果为风冷邪气所于，果为气血痰水所犯，则其痛掣背胀胁，胸烦咽干，两目赤黄，手足具青至节。朝发而暮殂矣。然心之包络，与胃口相应，往往脾痛连心，或阳虚阴厥。亦令心下急痛。或他脏之邪，亦有客乘于心者，是则心之别脉受焉，如所谓九种心痛皆是也。"

《医学正传》："有真心痛者，大寒触犯心君，又日污血冲心。医者宜区别诸证而治之，无有不理也。"

《丹台玉案》："平素原无心痛之疾，卒然大痛无声，面青气冷，咬牙噤齿，手足如冰冷者，乃真心痛也。"

《证治准绳》："心痛者，手足厥逆而痛，身冷汗出，便溺清利或大便利而不渴，气微力弱，急以术附汤温之，寒厥暴痛，非久病也，朝发暮死，急当救之，是知久病无寒暴病非热也。"

《医门法律》："胸痹总因阳虚，故阴得乘之。"

《张氏医遥》："千金治胸痹达背痛，用细辛散。胸中逆气，心痛彻背，少气不食，用前胡汤。胸中幅幅如满，噎塞羽羽如痒，喉中涩燥唾沫，服橘皮枳实生姜汤。不应用治中汤，胸痹腹背闭满，上气喘息，用下气汤。胸背疼痛。用熨背散，足补金匮之未逮。"

《类证治裁》："胸痹胸中阳微不运，久则阴乘阳位而为痹结也。其症胸满喘息，短气不利，痛引心背。由胸中阳气不舒，浊阴得以上逆，而阻其升降，甚则气结咳唾，胸痛彻痛，夫诸阳受气于胸中，必胸次空旷，而后清气转运，布息展舒。胸痹之脉，阳微阴弦，阳微知在上焦，阴弦则为心痛，此金匮千金均以通阳主治也。"

《医醇賸义·真心痛》："真心痛者，水来克火，寒邪直犯君主，脘痛呕吐，身冷，手足青至节，甚则旦发夕死，茯苓四逆汤主之。"

《医醇賸义，厥心痛》："厥心痛者，中寒发厥而心痛也，虽在包络，然已是心之外府，故手足厥逆，身冷汗出，便溺清利，甚亦朝发夕死。"

《王庆其医案医话集·治真心痛经验》："听任继学先生介绍治疗真心痛经验：急性心肌梗死，病本在心，标在五脏；病因，情志、饮食、风寒；三气杂至，合而为病；病机，瘀、痰、热。治疗基本方：归尾（白酒洗）、川芎、金银花、土鳖虫。加减：手足厥冷加附子；疼痛加香樟梅皮粉（串雅内编·心痛门）；气滞加香附、郁金、檀香；寒滞加川椒、附子、干姜；妇人加仙茅、淫羊藿；补气阴加黄芪（上焦水炙、中焦蜜炙）、麦冬（30 ~ 40 克，脾虚用炒），也可补阴中加肉桂或桂枝；气虚加党参或生晒参。心动过缓加麻黄、细辛、鹿角。急性期缓解后调理：命门火衰用右归饮，中气不足用补中益气汤；肝郁不舒用逍遥散。高血压用吴茱萸、青葙子泡脚；心痛用失笑散外敷心俞穴。食疗：千金鲤鱼汤、当归生姜羊肉汤等。转归：急性心梗 3 ~ 7 天是关键，大面积心梗者 2 小时服 1 次药，9 天可下地，动静结合。"

第三节　不寐

一、定义

不寐即失眠，指经常不易入寐，或寐而易醒，时寐时醒，或醒而不能再寐，甚至彻夜不寐，醒后常见神疲乏力，头晕头痛，心悸健忘，心神不宁，多梦等症。由于外感或内伤等病因，致使心、肝、胆、脾、胃、肾等脏腑功能失调，心神不安而成本病。不寐在古代书籍中称为“不得眠”、“目不瞑”，亦有称为“不得卧”者。

二、历史沿革

《灵枢·大惑论》较为详细地论述了“目不瞑”的病机，认为“卫气不得入于阴，常留于阳。留于阳则阳气满，阳气满则阳跷 盛；不得入于阴则阴气虚，故目不瞑矣”。《灵枢·邪客》对“目不瞑”更提出了具体的治法和方药：“补其不足，泻其有余，调其虚实，以通其道而去其邪，饮以半夏汤一剂，阴阳已通，其卧立至。”这种治疗方法至今对于临床仍有一定的指导意义。《灵枢·营卫生会》还论述了老年人“不夜寐”的病因病机，认为“老者之气血衰，其肌肉枯，气道涩，五脏之气相搏，其营气衰少而卫气内伐，故昼不精，夜不瞑”。《难经·四十六难》认为老人“血气衰，肌肉不滑，荣卫之道涩，故昼日不能精，夜不得寐也”的观点基本与此相同，对我们认识和治疗“不寐”也有很重要的参考价值。

汉代张仲景对“不寐”的临床证候和治法有详细的论述，丰富了《内经》的内容。如：“少阴病，得之二三日以上，心中烦，不得卧，黄连阿胶汤主之”（《伤寒论·辨少阴病脉证治》），“虚劳虚烦不得眠，酸枣仁汤主之”（《金匮要略·血痹虚劳病脉证治》）。前者是少阴病热化伤阴后的阴虚火旺证，后者是虚劳病虚热烦躁的不寐证。二方至今仍在临床广泛应用。

隋代巢元方《诸病源候论·大病后不得眠候》说：“大病之后，脏腑尚虚，荣卫未和，故生于冷热。阴气虚，卫气独行于阳，不入于阴，故不得眠。若心烦不得眠者，心热也。若但虚烦，而不得眠者，胆冷也。”指出脏腑功能失调和营卫不和是不寐的主要病机所在，并结合脏腑功能的变化对不寐的证候作了初步的分类。唐代孙思邈《千金翼方·卷一》中记载了丹砂、琥珀等一些重镇安神药，以及在半夏秫米汤基础上，拟选温胆汤等治疗“大病后虚烦不眠”，为秦汉以来治疗不寐增添了新的内容。王焘《外台秘要·伤寒不得眠方四首》中说：“虽复后仍不得眠者，阴气未复于本故也。”进一步阐明了在热病后，阴血耗损是引起失眠的常见原因，并收录了较多治疗失眠的方剂。

宋代许叔微《普济本事方·卷一》论述不寐的病因说：“平人肝不受邪，故卧则魂归于肝，神静而得寐。今肝有邪，魂不得归，是以卧则魂扬若离体也。”此说明肝经血虚，魂不守舍，影响心神不安而发生不寐。并针对这种病因创制真珠圆以育阴潜阳。在服药方法上，提出了“日午夜卧服”的观点，对临床确有一定的指导意义。

明代张景岳《景岳全书·不寐》指出：“不寐证虽病有不一，然唯知邪正二字则尽之矣。盖寐本乎阴，神其主也。神安则寐，神不安则不寐。其所以不安者，一由邪气之扰，一由营气之不足耳；有邪者多实证，无邪者皆虚证。”明确提出了以邪正虚实作为本病辨证的纲要。并提出了“无邪而不寐者……宜以养营气为主治……即有微痰微火皆不必顾，只宜培养气血，血气复则诸证自退”、“有邪而不寐者，祛其邪而神自安也……仍当于各门求法治之”等治疗原则。他还指出饮浓茶可以影响睡眠的问题：“饮浓茶则不寐……而浓茶以阴寒之性，大制元阳，阳为阴抑，则神素不安，是以不寐也。”明代李中梓《医宗必读·不得卧》对不寐的病因和治法论述亦颇具体而实用，他说：“愚按《内经》及前哲诸论，详考之而知不寐之故，大约有五：一曰气虚，六君子汤加酸枣仁、黄芪；一曰阴虚，血少心烦，酸枣仁一两，生地黄五钱，米二合，煮粥食之；一曰痰滞，温胆汤加南星、酸枣仁、雄黄末；一曰水停，轻者六君子汤加菖蒲、远志、苍术，重者控涎丹；一曰胃不和，橘红、甘草、茯苓、石斛、半夏、神曲、山楂之类。大端虽五，虚实寒热，互有不齐，神而明之，存乎其人耳。”清代冯兆张《冯氏锦囊秘录·杂证大小合参·方脉不寐合参》对青年人和老年人睡眠状态不同的认识，提出了“壮年肾阴强盛，则睡沉熟而长；老年阴气衰弱，则睡轻而短”，说明不寐的病因又与肾阴的强弱有关。明代戴思恭《证治要诀·虚损门》有“年高人阳衰不寐”之论，说明不寐的病机与阳虚有关，其论点颇值得注意。其他如林珮琴《类证治裁》、沈金鳌《杂病源流犀烛》、程国彭《医学心悟》、叶天士《临证指南医案》以及唐容川《血证论》等等，都以《内》、《难》、《伤寒》、《金匮》等理论为指导，结合历代医家的观点和自己的临床经验，对不寐证的病因、病机、治法、方药等方面有所发挥，从而使不寐一证，从理论到实践，均有了比较系统的认识。

三、范围

不寐，是以失眠为主要表现的一种病证，西医学的神经症、高血压、脑动脉硬化、贫血、肝炎、更年期综合征以及某些精神病中凡是有失眠表现者，均可参考本篇的论述进行辨证治疗。

四、病因病机

人的正常睡眠是由心神所主，阳气由动转静时，人即进入睡眠状态；反之，阳气由静转动时，人即经人清醒状态。清代林珮琴《类证治裁·不寐论治》中说：“阳气自动而之静，则寐；阴气自静而之动，则寤。”可见，人的正常睡眠是阴阳之气自然而有规律的转化的结果。如果这种规律遭到破坏，就可能导致不寐发生。张景岳在《景岳全书·不寐》中也持这种观点不寐的病因病机大致可分为外感和内伤两方面。由外感引起者，主要见于热病过程中；由内伤引起者，则多由于情志不舒、心脾两虚、阴虚火旺、心肾不交、心虚胆怯、痰热内扰、胃气不和所引起。一般来说，因外感所致的不寐，实证较多；因内伤所致的不寐，虚证为主。本篇着重论述内伤所致的不寐，现将其病因病机分析如下。

1. 情志所伤　情志活动以五脏的精气为物质基础。情志之伤，影响五脏，都有可能使人发生不寐，尤以过喜、过怒、过思和过悲更为常见。因为这些情志的活动往往耗损五脏的精气，使脏腑功能失调。其中与心、肝、脾三脏关系最为密切。心藏神，劳心过度，易耗血伤阴，心火独炽，扰动神明；或喜笑无度，心神涣散，神魂不安，均易发生不寐。肝藏血，血舍魂。由于数谋而不决，或暴怒伤肝，或气郁化火，皆可使魂不能藏，从而发生不寐。脾藏意，主思，思虑过度则气结，气机不畅，必然影响脾的健运功能，以致气血化源不足，不能养心安神，以致不寐。

2. 心脾两虚　劳心过度，伤心耗血；或妇女崩漏日久，产后失血；病后体虚，或行大手术后，以及老年人气虚血少等等，均能导致气血不足，无以奉养心神而致不寐。正如《景岳全书·不寐》中说：“无邪而不寐者，必营血之不足也，营主血，血虚则无以养心，心虚则神不守舍。”

大吐、大泻、饮食、劳倦等伤及脾胃，致使胃气不和，脾阳不运，食少纳呆，气血化生的来源不足，无以上奉于心，亦能影响心神而致不寐。如清代郑钦安《医法圆通·不卧》所说：“因吐泻而致者，因其吐泻伤及中宫之阳，中富阳衰，不能运滓液而交通上下。”

3. 心肾不交　心主火，肾主水，肾水上升，心火下降，水火既济，心肾交通，睡眠才能正常。《清代名医医案精华·陈良夫医案》对此有所论述：“心火欲其下降，肾水欲其上升，斯寤寐如常矣。”若察赋不足，或房劳过度，或久病之人，肾精耗伤，水火不济，则心阳独亢，心阴渐耗，虚火扰神，心神不安，阳不入阴，因而不寐。

4. 血虚肝旺　清代唐容川《血证论·卧寐》说：“肝病而不寐者，肝藏魂，人寤则魂游于目，寐则魂返于肝。若阳浮于外，魂不入肝，则不寐，其证并不烦躁，清醒而不得寐，宜敛其阳魂，使入于肝。”说明肝病不寐是由于血虚肝旺，魂不守舍。暴怒伤肝，或肝受邪后，而致不寐者均属同一病机。

5. 心虚胆怯　平时心气素虚者，遇事易惊，善恐，心神不安，终日惕惕，酿成不寐。正如《类证治裁·不寐论治》中说：“惊恐伤神，心虚不安。”若胆气素虚，决断失司，不能果断处事，忧虑重重，影响心神不宁，亦可导致不寐。

《素问·奇病论篇》中说：“此人者，数谋虑不决，故胆虚气上溢而口为之苦。”又因胆属少阳，具升发之气，胆气升，十一脏之气皆升，各脏腑的功能即能正常活动。若胆气虚者，十一脏皆易受其影响，尤以心为甚，心神不安，则生不寐，正所谓“凡十一脏取决于胆也”（《素问·六节脏象论篇》）。胆虚则少阳之气失于升发，决断无权，则肝气郁结，脾失健运，痰浊内生，扰动神明，不能入寐。正如明代戴思恭《证治要诀·不寐》中所云："有痰在胆经，神不归舍，亦令不寐。"心虚胆怯引起的不寐症状，主要是虚烦不眠，《杂病源流犀烛·不寐多寐源流》中说："心胆惧怯，触事易惊……虚烦寐。"

6. 痰热内扰唐容川《血证论·卧寐》中说："肝经有痰，扰其魂而不得寐者，温胆汤加枣仁治之。"《类证治裁·不寐论治》中说："由胆火郁热，口苦神烦，温胆汤加丹皮、栀子、钩藤、桑叶。"

《景岳全书·不寐》引徐东皋语："痰火扰乱，心神不宁，思虑过伤，火炽痰郁而致不眠者多矣。"说明痰热内扰，也是引起不寐的一个病机。

7. 胃气不和　饮食不节，宿食停滞，或肠中有燥屎，影响胃气和降，以致睡卧不安，而成不寐。《素问·逆调论篇》有"胃不和则卧不安"的论述。不寐主要和心、肝、脾、肾关系密切。因血之来源，由水谷精微所化生，上奉于心，则心得所养；受藏于肝，则肝体柔和；统摄于脾，则生化不息。调节有度，化而为精，内藏于肾，肾精上承于心，心气下交于肾，阴精守于内，卫阳护于外，阴阳协调，则神志安宁。若思虑劳倦伤及诸脏，精血内耗，心神失养，神不内守，阳不入阴，则每致顽固不寐。

五、诊断与鉴别诊断

（一）诊断

1. 发病特点　本病多为慢性病程，缠绵难愈。亦有因急性因素而起病者。

2. 临床表现　本证患者以夜晚不易入眠或寐而易醒，醒后不能再寐，重者彻夜难眠为主要表现，常伴有心悸、头晕、健忘、多梦、心烦等症状及隔日精神萎靡。经各系统和实验室检查未发现有影响睡眠的其他器质性病变。

（二）鉴别诊断

1. 健忘　指记忆力差，遇事易忘的一种病证，可伴有不寐，但以健忘为主症，不寐仅是因难以入眠而记忆力差。

2. 百合病　百合病临床也可表现为"欲卧不能卧"，但与不寐易区别，它以精神恍惚不定、口苦、尿黄、脉象微数为主要临床特征，多由热病之后，余热未尽所致，其与不寐的伴随症状也有差别。

六、辨证论治

（一）辨证

1. 辩证要点

（1）辨病机：若患者虽能入睡，但夜间易醒，醒后不能再寐者，多系心脾两虚；心烦失眠，不易入睡，又有心悸，口舌糜烂，夜间口干者，多系阴虚火旺；入睡后易于惊醒，平时善惊，易怒，常叹气者，多为心虚胆怯或血虚肝旺等。

（2）辨脏腑：由于所受脏腑不同，表现的兼证也有差异，必须抓住脏腑病变的特点。例如，除不寐主诉之外，尚有不思饮食，或食欲减退，口淡无味，饭后即胃脘胀闷，腹胀，便溏，面色萎黄，四肢困乏，或嗳腐吞酸等一系列症状者，多属脾胃病变；若兼多梦、头晕、头痛、健忘等症状者，则其病在心。

（3）辨虚实：虚证多属阴血不足，责之心、脾、肝、肾。实证多为肝郁化火，食滞痰浊，胃腑不和。

（4）辨轻重：患者少寐或失眠，数日即安者属轻症；若彻夜不眠，数日不解，甚至终年不眠者则病情较重。

2. 证候

（1）心脾两虚

①症状：患者不易入睡，或睡中多梦易醒，醒后再难入寐，或兼见心悸、心慌、神疲、乏力、口淡无味，或食后腹胀，不思饮食，面色萎黄。舌质淡，舌苔薄白，脉缓弱。

②病机分析：由于心脾两虚，营血不足，不能奉养心神，致使心神不安，故失眠、多梦、醒后不易入睡；血虚不能上荣于面，所以面色少华而萎黄；心悸、心慌、神疲、乏力均为气血不足之象；脾气虚则饮食无味，脾不健运则食后腹胀，胃气虚弱则不思饮食，或饮食减少；舌淡，脉缓弱，均为气虚、血少之象。

（2）阴虚火旺

①症状：心烦，失眠，入睡困难，同时兼有手足心发热，盗汗，口渴，咽干，或口舌糜烂。舌质红，或仅舌尖红，少苔，脉细数。

②病机分析：心阴不足，阴虚生内热，心神为热所扰，所以心烦、失眠、手足心发热；阴虚津液不能内守，所以盗汗；心阴不足，则虚火上炎，所以口渴、咽干、口舌糜烂；舌质红，脉细数，为阴虚火旺之征，舌尖红为心火炽。

（3）心肾不交

①症状：心烦不寐，头晕耳鸣，烦热盗汗，咽干，精神萎靡，健忘，腰膝酸软；男子滑精阳痿，女子月经不调。舌尖红，苔少，脉细数。

②病机分析：心主火在上，肾主水在下，在正常情况下，心火下降，肾水上升，水火既济，得以维持人体水火、阴阳之平衡。水亏于下，火炎于上，水不得上济，火不得下降，心肾无以交通，故心烦不寐；盗汗，咽干，舌红，脉数，头晕耳鸣，腰膝酸软，均为肾精亏损之象。

（4）肝郁血虚

①症状：难以入寐，即使入寐，也多梦易惊，或胸胁胀满，善太息，平时性情急躁易怒。舌红，苔白或黄，脉弦数。

②病机分析：郁怒伤肝，肝气郁结，郁而化热，郁热内扰，魂不守舍，所以不能入寐，或通宵不眠，即使入睡也多梦惊悸；肝失疏泄，则胸胁胀满，急躁易怒，善太息。舌红苔黄、脉弦数为肝郁化火之象。

（5）心虚胆怯

①症状：虚烦不得眠，入睡后又易惊醒，终日惕惕，心神不安，胆怯恐惧，遇事易惊，并有心悸、气短、自汗等症状。舌质正常或淡，脉弦细。

②病机分析：心气虚则心神不安，终日惕惕，虚烦不眠，眠后易惊醒，心悸、气短、自汗；胆气虚则遇事易惊，胆怯恐惧；舌质淡，脉弦细，为心胆气虚、血虚的表现。

（6）痰火内扰

①症状：失眠，心烦，口苦，目眩，头重，胸闷，恶心，嗳气，痰多。舌质偏红，舌苔黄腻，脉滑数。

②病机分析：肝胆之经有热、有痰. 则口苦、目眩；痰火内盛，扰乱心神，所以心烦、失眠；痰瘀郁阻气机，所以头重、胸闷、恶心、嗳气；舌质红，舌苔黄腻，脉滑数，为痰热之象。

（7）胃气不和

①症状：失眠兼食滞不化的症状，如脘腹胀满或胀痛，时有恶心或呕吐，嗳腐吞酸，大便异臭，或便秘，腹痛。舌苔黄腻或黄燥，脉弦滑或滑数。

②病机分析：饮食不节，胃有食滞未化，胃气不和，升降失常，故脘腹胀痛、恶心、呕吐、嗳腐、吞酸以致不能安睡，即所谓“胃不和则卧不安”；热结大肠，大便秘结，腑气不通，所以腹胀、腹痛；舌苔黄腻或黄燥，脉弦滑或滑数，均系胃肠积热的表现。

（二）治疗

1. 治疗原则

（1）注意调整脏腑气血阴阳：不寐主要是由脏腑阴阳失调，气血失和，所以治疗的原则，应着重在调治所病脏腑及其气血阴阳，如补益心脾、滋阴降火、交通心肾、疏肝养血、益气镇惊、化痰清热、和胃化滞等，“补其不足，泻其有余，调其虚实”，使气血调和，阴阳平衡，脏腑的功能得以恢复正常。

（2）强调在辨证治疗的基础上施以安神镇静：不寐的关键在于心神不安，故安神镇静为治疗不寐的基本法则。但必须在平衡脏腑阴阳气血，也就是辨证论治的基础上进行，离此原则，则影响疗效。安神的方法，有养血安神、清心安神、育阴安神、益气安神、镇肝安神，以及安神定志等不同，可以随证选用。

（3）注重精神治疗的作用：消除顾虑及紧张情绪，保持精神舒畅，在治疗中有重要作用，特别是因情志不舒或紧张而造成的不寐，精神治疗更有特殊作用，应引起重视。

2. 治法方药

（1）心脾两虚

①治法：补益心脾，养心安神。

②方药：归脾汤。方中人参、黄芪补心脾之气；当归、龙眼肉养心脾之血；白术、木香、陈皮健脾畅中；茯神、酸枣仁、远志养心安神。脾虚便溏者，宜温脾安神，选用景岳寿脾煎。方中以人参、白术、山药、干姜温脾；炒酸枣仁、远志，莲子肉、炙甘草安神。偏于气虚者，可选用六君子汤加炒酸枣仁、黄芪。偏于血虚者，养血安神，可选用茯神散。

（2）阴虚火旺

①治法：滋阴降火，清心安神。

②方药：常用黄连阿胶汤。方中以黄连、黄芩降火；生地、白芍、阿胶、鸡子黄滋阴，而收清心安神之功。此外，朱砂安神丸、天王补心丹亦可酌情选用。

（3）心肾不交

①治法：交通心肾。

②方药：交泰丸。方中黄连清心降火，少佐肉桂，以引火归元，适用于心火偏旺者。若以心阴虚为主者，可用天王补心丹；如以肾阴虚为主者可用六味地黄丸加夜交藤、酸枣仁、合欢皮、茯神之类。

（4）肝郁血虚

①治法：疏肝养血安神。

②方药：酸枣仁汤加柴胡。方中酸枣仁养肝血、安心神；川芎调畅气血、疏达肝气；茯苓、甘草宁心；知母清热除烦；酌加柴胡加强疏肝的作用。肝郁化火者，可用丹栀逍遥散加忍冬藤、夜交藤、珍珠母、柏子仁之类。

（5）心虚胆怯

①治法：益气镇惊，安神定志。

②方药：可选安神定志丸加炒酸枣仁、夜交藤、牡蛎。亦可选用温胆汤加党参、远志、五味子、炒酸枣仁。心虚胆怯，昼夜不寐，证情重者，可选用高枕无忧散。

（6）痰火内扰

①治法：化痰清热，养心安神。

②方药：可用清火涤痰汤。方中用胆南星、贝母、竹沥、姜汁化痰泄浊；柏子仁、茯神、麦门冬、丹参养心安神；僵蚕、菊花息风定惊；杏仁、橘红豁痰利气。得效后可改为丸剂，服用一段时间，以巩固疗效。一般轻症可用温胆汤。

（7）胃气不和

①治法：和胃化滞。

②方药：轻症可用保和丸或越鞠丸加山楂、麦芽、莱菔子。重症者宜用调胃承气汤，胃气和，腑气通即止，不可久服。如积滞已消，而胃气未和，仍不能入睡者，可用半夏秫米汤，以和胃气。

3. 其他治法

（1）单方验方

①炒酸枣仁 10 ~ 15 克，捣碎，水煎后，晚上临睡前顿服。

②炒酸枣仁 10 克，麦门冬 6 克，远志 3 克，水煎后晚上临睡前服。

③酸枣树根（连皮）30 克，丹参 12 克，水煎一两个小时，分 2 次在午休及晚上临睡前各服 1 次，每日 1 剂。

（2）食疗：酸枣仁粥：炒酸枣仁 20 克，牡蛎 30 克，龙骨 30 克，粳米 100 克。先以 3 碗水煎煮酸枣仁、牡蛎、龙骨，过滤取汁备用，粳米加水煮粥，待半熟时加入药汁再煮至粥稠，代早餐食。适用于心脾两虚之不寐。

（3）中成药

①归脾丸：6 克，每日 2 次。适用于心脾两虚之不寐。

②知柏地黄丸：6 克，每日 2 次。适用于阴虚火旺之不寐。

③逍遥丸：8 克，每日 2 次。适用于肝郁气滞或化火之不寐。

④保和丸：6 克，每日 2 次。适用于胃气不和之不寐。

（4）针灸

①体针：主穴选四神聪、神门、三阴交；配穴选心脾两虚配心俞、脾俞，心肾不交配心俞、肾俞、太溪，心胆气虚配心俞、胆俞，肝阳上亢配太冲，脾胃不和配足三里。留针 30 分钟，每日 1 次，10 次为一个疗程。

②耳穴：主穴选神门、心、皮质下、垂前；配穴：心脾两虚配脾、小肠，心肾不交配肾，心胆气虚配胆，肝阳上亢配肝、三焦，脾胃不和配胃、肝，痰热内扰配耳背、心、脾。操作：将王不留行贴附于 0.6 厘米 ×0.6 厘米大小胶布中央，用镊子夹住贴敷在选用的耳穴上，嘱患者每日自行按压 3 ~ 5 次，每次 3 ~ 5 分钟，使之产生酸麻胀痛感，3 ~ 5 日更换 1 次，双耳交替施治，5 次为一个疗程。

七、转归及预后

不寐一证，虽可分为心脾两虚、阴虚火旺、心肾不交、肝郁血虚、心虚胆怯、痰火内忧、胃气不和等若干证型，但由于人体脏腑是一个整体，在疾病状态下常可以互相影响，加之本病病程一般较长，故其转归变化亦多种多样。要之，不外虚实之间的转化和由某一脏腑病变而转致多脏腑的病变两方面。如肝郁气滞，疏泄不行，既可能因郁久化火而耗伤肝血，并进一步上灼心阴，下汲肾水；又可能因木横克土，影响脾胃运化功能，导致化源不足，而为心脾气血衰少；或因肝郁气滞、脾运不健而生痰留瘀，等等。

本病的预后，当视具体病情而定。病程不长，病因比较单纯，在治疗上又能突出辨证求本、迅速消除病因者，则疗效较好；病程长，证见虚实夹杂，特别是正难骤复而邪实又不易速去者，则病情往往易于反复，治疗效果欠理想，且病因不除或治疗失当，又易产生变证和坏证，如痰热扰心证者，如病情加重有成狂或癫之势。

八、预防与护理

首先应注意精神调摄，保持心情愉快，不要贪欲妄想，消除恐惧和顾虑，顺其自然，避免情绪波动，克服过度的紧张、兴奋、焦虑、抑郁、惊恐等不良情绪。同时睡眠环境宜安静，空气宜清新；忌烟酒，不喝浓茶。适当参加体力劳动，加强体育锻炼，增强体质；作息有序，养成良好的生活习惯。患病以后应尽早治疗，按时服药，掌握好服药时间，尤其重视睡前服药；可配合气功和心理治疗。不寐患者的护理，服药方法很重要，为了使中药达到血内一定的浓度，起到安神镇静入睡的目的，一般以早晨和上午不服药，只在午后或午休及晚上临睡前各服 1 次。这种服药方法，古人已有经验，临床常可收到较好的疗效。对于严重不寐或同时具有精神失常的不寐患者，要注意安全，以防意外发生。

九、现代研究

（一）当代中医学者治疗不寐的经验总结

周绍华辨证治疗不寐。木郁火旺宜疏肝、泻火、定神志，治疗用丹栀逍遥散加灵磁石、淡竹叶以疏肝解郁，泻火除烦，安神定志。湿热内扰宜清热、化湿、安心神，治宜柴芩温胆汤加石菖蒲、炒远志以清热化湿，疏肝利胆，宁心神。阴虚火旺宜滋阴、养血、宁心神，治用天王补心丹或酸枣汤合逍遥散加减以疏肝解郁，调理气血，养心安神。心脾两虚宜益气、养血、安心神，治用归脾汤加减。田令群从火论治不寐。从心火论治：方用二阴煎加减，药用生地黄、麦冬、酸枣仁、玄参、茯苓、黄连、木通等，如胸中懊侬，加淡豆豉、栀子以清热泻火，镇心安神，若肝火炽盛者方用龙胆泻肝汤加减。从痰火治：证属痰热内蕴型不寐，治以化痰清热，和中安神，予黄连温胆汤加减。从虚火论治：证属阴虚火旺型不寐，治以滋阴降火，清心安神，方用六味地黄丸加减。石冠卿从肝论治不寐。不寐一证，人多责之于心。验诸临床，或效或不效。石老治疗不寐，在注重心神作用的基础上，擅长从肝论治。酸枣仁汤乃治疗不寐证之良药。该方首载于《金匮要略 · 血痹虚劳病脉证治》，方中酸枣仁滋养肝阴，安养心神为君药；川芎疏理肝之气血，与君药酸辛相成，收散相协；知母养阴清热除烦，茯苓安神宁心，甘草调和诸药；全方具有养肝宁神之效。另加合欢皮、夜交藤、珍珠母，标本同治而显效。石老认为在诸多安神药中，以夜交藤作用最佳，此品善于养血，故用于血虚所致之失眠尤其适宜。

王翘楚从五脏治不寐。王氏倡导脑主神明，肝主情志，心主血脉，五脏皆能致不寐的学术思想。主张失眠证从肝论治，在临床取得显著疗效。心病不寐，平肝解郁治。先予疏肝解郁，理气活血治之。处方：柴胡、煅龙骨、煅牡蛎、天麻、钩藤（后下）、郁金、石菖蒲、葛根、川芎、赤芍、白芍、丹参、麦门冬、夜交藤、远志肉、灯芯草。肝病不寐，平肝清邪同治。处方：炒柴胡、生龙骨、生牡蛎、郁金、石菖蒲、延胡索、金铃子、葛根、川芎、赤芍、白芍、丹参、白花蛇舌草、蒲公英、夜交藤、生枣仁、茯神。脾胃病不寐，疏肝健脾论治。处方：桑叶、菊花、郁金、石菖蒲、生黄芪、党参、茯苓、生甘草、鸡内金、生麦芽、焦山楂、木香、黄连、肉豆蔻、赤芍、白芍、丹参、制首乌。燥咳不寐，从平肝润肺治。处方：羚羊角粉（吞）、桑叶、白菊花、生牡蛎、天麻、钩藤（后下）、蝉蜕、白僵蚕、炙白部、炙款冬、旋覆花、代赭石、生地、知母、赤芍、白芍、郁金、夜交藤、合欢皮、焦山楂、茯神。肾虚不寐，平肝活血寓固肾。处方：冬桑叶、白菊花、天麻、钩藤、葛根、川芎、柴胡、生龙骨、生牡蛎、赤芍、白芍、丹参、郁金、炒枳壳、生地、知母、山茱萸、菟丝子、金樱子、夜交藤、合欢皮、生枣仁。

张磊论治顽固性不寐。他提出，顽固性不寐多因脏阴亏虚，痰火内伏，神不守舍，魄不归位，魂不潜藏所致。与心、肺、肝关系密切。治以滋阴润脏，清热化痰为主。药物有生地、百合、麦门冬、炒酸枣仁、黄连、胆南星，茯神、生龙骨、生牡蛎、半夏、小麦、大枣、甘草。方中重用生地、百合，取百合地黄汤之意。

祝谌予治疗不寐。祝老认为肝郁血虚，魂不守舍，心神不安而发生不寐，治当疏肝和胃，养血安神，方选逍遥散加减。痰热内扰，肝经有痰，扰其魂而不得寐者，用十味温胆汤。祝氏经验方，不同于《证治准绳》中的十味温胆汤。方中半夏燥湿化痰，和胃止呕；陈皮理气和中，燥湿化痰；茯苓健脾利湿；炙甘草益气和中；枳实下气行痰；竹茹清热化痰；石菖蒲、远志豁痰开窍；酸枣仁、五味子收敛心气，养血安神，加入对药夏枯草与半夏、女贞子与旱莲草，实有交通阴阳之妙。瘀血阻滞，因思虑郁结日久，气与血结而为瘀，瘀血不去则眠终不安。方中当归、赤芍、川芎，活血化瘀，以祛滞血。气为血帅，气行则血行，广木香、白芍行气柔肝；葛根、丹参伍用活血化瘀，滋润筋脉；沙参、麦门冬、五味子养阴润燥，使瘀祛而不伤阴血；白蒺藜、木贼草清肝明目，共收活血化瘀、行气消滞之功。心肾不交，处方：石菖蒲、远志、生龙骨、半夏、夏枯草、女贞子、旱莲草、葛根、郁金、酸枣仁、龟板、百合、丹参。阴虚内热，处方：当归、麦门冬、五味子、钩藤、菟丝子、生地、熟地、黄芩、黄柏、黄连、沙参、续断、生黄芪、白头翁、桑寄生。

（二）多道睡眠图用于中医证型分析

多道睡眠图被用于不寐的中医证型分析。对心肾不交型及心脾两虚型患者，分别进行了多道睡眠图检查与睡眠问卷，发现两型患者睡眠参数存在差异。心脾两虚型与心肾不交两型睡眠效率均明显下降，但心脾两虚型 REM 潜伏期缩短，REM 期减少，心肾不交型 REM 潜伏期缩短而 REM 期正常或增加，S1 期增加，两者与正常比较有显著意义，因此认为 REM 期与 S1 期可作为辨证分型或鉴别的实验室检查依据之一。

十、小结

不寐病位在心，主要指神明之心，与肝、胆、脾、胃、肾关系密切。病类分虚实两类。病性有虚有实，但以虚证居多，病久多虚实夹杂。病机关键为阳不入阴。本病发生主要由情志所伤，劳逸过度，久病体虚，饮食不节，五志过极所引起。临床症状有轻重之别，轻者仅人寐不酣，重者彻夜不寐。虚证不寐多责之心脾两虚、阴虚火旺、心胆气虚，治疗宜补益心脾，滋阴降火，益气镇惊为法，同时佐以养血安神之品，方用归脾汤、黄连阿胶汤、安神定志丸等治疗。实证不寐多责之痰火内扰，治疗当清热化痰，常佐以重镇安神之品，方用清热涤痰汤之类。

附方

（1）归脾汤（《济生方》）：党参、黄芪、白术、茯神、炒酸枣仁、桂圆肉、木香、甘草、当归、远志、生姜、大枣。

（2）茯神散（《普济本事方》）：茯神、熟地、白芍、川芎、当归、茯苓、桔梗、远志、党参、红枣。

（3）黄连阿胶汤（《伤寒论》）：黄连、黄芩、白芍、阿胶、鸡子黄。

（4）朱砂安神丸（《寿世保元》）：黄连、甘草、地黄、当归、朱砂。

（5）天王补心丹（《世医得效方》）：人参、玄参、丹参、当归、天门冬、麦门冬、生地、茯苓、茯神、五味子、远志、桔梗、柏子仁、酸枣仁。

（6）交泰丸（《医方集解》）：黄连、肉桂。

（7）高枕无忧散（《杂病广要》）：人参、石膏、陈皮、半夏、茯苓、枳实、竹茹、麦门冬、桂圆肉、甘草、酸枣仁。

（8）温胆汤（《备急千金方》）：半夏、橘皮、茯苓、竹茹、枳实、甘草、生姜、大枣。

（9）酸枣仁汤（《金匮要略》）：酸枣仁、甘草、知母、茯神、川芎。

（10）安神定志丸（《医学心悟》）：人参、茯苓、茯神、远志、石菖蒲、龙齿。

（11）景岳寿脾煎（《景岳全书》）：白术、当归、山药、炙甘草、枣仁、远志、干姜、莲肉、人参。

（12）六君子汤（《医学正传》）：人参、炙甘草、茯苓、白术、陈皮、半夏、生姜、大枣。

（13）六味地黄丸（《小儿药证直诀》）：熟地、山茱萸、山药、泽泻、茯苓、丹皮。

（14）丹栀逍遥（《妇人良方》）：当归、芍药、茯苓、白术、柴胡、丹皮、栀子、炙甘草、生姜、薄荷。

（15）保和丸（《丹溪心法》）：山楂、神曲、半夏、茯苓、陈皮、连翘、莱菔子。

（16）越鞠丸（《丹溪心法》）：苍术、香附、川芎、神曲、栀子。

（17）调胃承气汤（《伤寒论》）：大黄、炙甘草、芒硝。

（18）半夏秫米汤（《兰台轨范》）：半夏、秫米。

（19）清火涤痰汤（《医醇賸义》）：胆南星、贝母、竹沥、姜汁、柏子仁、茯神、麦门冬、丹参、僵蚕、菊花、杏仁、橘红。

第四节　百合病

一、定义

百合病是一种以精神恍惚，欲卧不能卧，欲行不能行和食欲时好时差，以及口苦、尿黄、脉象微数为主要临床表现的疾病。其主要病机为心肺阴虚，常继发于热病之后或由情志不遂而引起。

二、历史沿革

百合病的病名，首见于汉代张仲景《金匮要略·百合狐惑阴阳毒病脉证治》："百合病者，百脉一宗，悉致其病也"、"意欲食，复不能食，常默默，欲卧不能卧，欲行不能行，饮食或有美时，或有不用闻食臭时，如寒无寒，如热无热，口苦，小便赤；诸药不能治，得药则剧吐利，如有神灵者，身形如和，其脉微数。"在治疗上，仲景以百合为专药，百合地黄汤为主方。这些论述和治法方药，一直为后世论百合病者所宗。

隋代巢元方《诸病源候论》把本病纳入伤寒范畴，认为是"伤寒虚劳大病之后不平复，变成斯疾"，即认为本病由热病后余邪未尽或虚劳大病后体虚未复而引起。自此至明代，大多医家沿袭仲景、巢氏之说，较少发挥。

迨至明清，《金匮要略》一书的注家渐多，不少注家根据自己所得，对百合病提出了新的见解。如百合病的命名问题，历来争议颇多，魏念庭《金匮要略方论本义》直截了当地说："即因用百合一味而瘳此疾，因得名也。"至其病机，尤在泾《金匮要略心典》云："此病多于伤寒热病前后见之。其未病而预见者，热气先动也。其病后四五日，或二十日，或一月见者，遗热不去也。"说明热邪是此病发病的关键，"热邪散漫，未统于经，其气游走无定，故其病亦去来无定。"他还指出，本病见症虽多，皆"不可为凭之象"，唯"口苦、小便赤、脉微数，则其常也"。至其病因病机，《医宗金鉴·订正仲景全书》认为本病除因"伤寒大病之后余热未解，百脉未和"所致外，亦有因"平素多思不断，情志不遂，或偶触惊疑，卒临异遇"，而"形神俱病"者，明确指出本病的发生，与情志所伤有关。《医宗金鉴》还引李彬的注文，精辟地指出：心藏神，肺藏魄，由于神魄失守，故有此恍惚错妄之情。明确此病病位在心、肺。张璐《张氏医通》认为本病总属热蓄血脉，"阳火烁阴”之患，病位主要在心，并可累及上中下三焦。治疗上主张“当随所禀虚实偏胜而调之”，对病久气阴两伤者，于仲景治法之外，另立生脉散一方，并谓养心宁神之品，亦可酌加；热盛者不妨兼用左金丸以折之。王孟英《温热经纬》则谓本病多系余热逗留肺经，但不一定皆在疫病之后，“凡温、暑、湿、热诸病之后皆有之”；其病理机制，王氏认为“肺主魄，魄不安则如有神灵”，主张以平淡之剂清其余热则病自已，亦属经验有得之言。这些论述说明清代医家对百合病的认识比前人更为深入，基本上抓住了百合病的实质。

三、范围

根据发病特点与临床表现，西医学的癔病、神经衰弱，尤其是于感染性疾病或其他疾病病程中出现的神经症与百合病比较相似者，可以参照本篇辨证论治。

四、病因病机

本病系由于伤寒温病，热灼阴伤，或虚劳大病，阴精亏虚，或忧思抑郁，阴血暗耗，以致阴虚内热，心神失养，虚火扰动，神志不宁而发病。其病位主要在心，与肺、脾、肝、肾有关，尤其与肺关系密切。

本病的病因病机，大致可分为以下几方面。

1. 伤寒温病，热邪伤阴　在伤寒或温病病程中，由于热邪太盛，或汗、下、吐用之失当，以致病去而阴虚未复；或热邪毒气伤气伤血；或病后余热未尽，熏灼心肺。心主血脉而藏神，肺主气、朝百脉而司治节，心肺阴虚，气血失调，神明无主，百脉失养，而为本病。

2. 大病久病，耗损气血　各种大病重病或久病虚劳，脏腑不调，精元耗伤，生化不足，气血亏虚，百脉失和，心神涣散，肺魄不安，诸症由生。如《张氏医通》所说：“百合病……由大病虚劳之后，脏腑不调所致。”

3. 情志不遂，忧思成疾　平素忧思不断，抑郁寡欢；或境遇不佳，不能自释，以致阴血暗耗，虚热内生，炼液成痰，扰乱心神，神气失于依附，以致行动、语言、饮食失常。总之，百合病以热病大病之后，心肺阴虚，心神失养而发病者为多，但亦可因气血不足，或痰热内扰所致，百脉失和，心神不宁为病机关键。

五、诊断与鉴别诊断

（一）诊断

1. 发病特点　多继发于急性热病或大病重病之后，或因在较长时期内情志失畅而发病。

2. 临床表现　精神恍惚不安、默默无语、欲卧不能卧、欲行不能行、如寒无寒、如热无热、食欲或差或好等莫可名状的自觉症状，同时多兼有口苦、尿黄，脉细数等症。

（二）鉴别诊断

1. 郁证　郁证为情志怫郁，气机郁滞所引起的疾病的总称。两者相似之处在于，在病因方面，百合病亦有因情志所伤而致者；在症状上，郁证之郁郁寡欢，精神不振，不思饮食，神呆不寐等表现与百合病的“常默默”、“意欲食，复不能食”、“欲卧不能卧，欲行不能行”也有相近之处。但百合病与郁证无论病机本质，还是主要临床表现均有不同。百合病多由阴虚内热而致，以精神恍惚，语言、行动、饮食似若不能自主，症象变幻元定为临床特点；郁证则属气机郁滞所生，诸如胁痛、胀满、嗳气等气机痹阻之象，症状较为确定。气郁化火，虽然也有口苦、口干、便秘、尿赤等表现，但气郁化火为实火，除上述表现外，还兼见面赤火升，烦躁易怒，胸胁胀痛，嗳气频频，均与百合病不同。

2. 不寐　不寐是指经常不能得到正常的睡眠，或不易入睡，或睡而易醒；这与百合病的“欲卧不能卧”等精神恍惚不安显然不同。当然百合病患者也可能出现不寐，但百合病的其他表现，则是不寐所没有的。

3. 脏躁　患者主要表现为悲伤欲哭，与百合病之精神恍惚不安，虽同属莫可名状之证，而表现各有不同。而且，百合病以口苦、小便赤等为特征性症状，而脏躁没有这类特征性表现。

4. 卑惵　卑惵系因心血虚而致的一种病证，《杂病源流犀烛》谓：“卑惵，心血不足病也，与怔忡病一类。其症胸中痞塞，不能饮食，如痴如醉，心中常有所歉，爱居暗室，或倚门后，见人即惊避无地。”显然与百合病之“常默默”、“如有神灵者”不同。

六、辨证论治

（一）辨证

1. 辩证要点

（1）临变不惑，把握本病特征：百合病的临床表现复杂，诸如“意欲食，复不能食，常默默，欲卧不能卧，欲行不能行，如寒无寒，如热无热”等等，皆无可凭据之象，而且上述症状也非同时并见，因此颇难辨识。辨证时，应掌握本病恍惚迷离，不能自主的特点，结合口苦、小便赤、脉微数等征象，于无定中求“一定”，始能临变不惑，抓住重点。

（2）知常达变，分清阴阳虚实：仲景原著以本病未经汗、下、吐者为常，以误用汗、下、吐或虽未经误治而日久出现口渴、发热者为变。仲景所论之“常”、“变”，皆属阴虚内热之证；究之实际，本病既有在病中或病后因痰热内扰而为病者，亦有因心肺气虚而为病者。故本篇所论之“常”、“变”，是以仲景所论之心肺阴虚内热证为常，以痰热内扰证、心肺气虚证为变。

2. 证候

（1）阴虚内热

①症状：精神、饮食、行动有异于常人，如时而厌食不纳，时而又觉饮食甘美，或意欲进食，一旦食至，却又不能食；常沉默寡言，甚或不通问答；或欲卧而不能卧，或欲行而不能步；或自觉发冷或发热，实则无寒无热；口苦、小便短赤。舌红，脉微数。

②病机分析：热病之后，余邪不解，或情志不遂，神思过用，心主神明，肺司治节，心伤则神气无所依附，故精神恍惚，迷乱无定；肺虚则治节不行，故行、坐、住、卧、饮食皆若不能自主；口苦、尿赤、脉虚数，均是心肺阴虚内热之象。

（2）痰热内扰

①症状：精神、行动、饮食皆失常态；头痛而胀，心中懊恼，卧寝不安，面红。舌尖红，苔薄黄微腻，脉滑数。

②病机分析：病后阴伤而余热不去，熏灼津液为痰，痰热扰于心肺，故心神不安，治节失常。面红、头胀痛，苔腻脉滑，皆属痰热内蕴之象。

（3）心肺气虚

①症状：精神、行动、饮食皆若不能自主，自汗，头昏，短气乏力，少寐或多寐而睡不解乏。舌淡，有齿痕，脉弱，两寸脉模糊。

②病机分析：心肺气虚，神气不充，治节不行，故恍惚迷乱，语言、行动、饮食、坐卧皆失常态；肺主皮毛，肺虚则皮毛不固而自汗出；心肺气虚，则短气、乏力；舌淡、脉弱，亦皆为气虚之征。

（二）治疗

1. 治疗原则

（1）攻补兼施：百合病多属正虚邪恋，既不任攻伐，又虚不受补，用药失当，往往吐利皆至。因此选方用药，应以补虚不碍邪，去邪不伤正为基本原则，以甘润、甘平、甘淡为治疗大法。

（2）注重主方：百合病以百合为主药，以百合地黄汤为主方。故其治疗，可在专药专方基础上，随证施治，以期不离不泛。

（3）分辨阴阳：百合病虽以阴虚内热为多，但仍然有“见于阴”与“见于阳”的不同，临证要知常达变，随证治之。

2. 治法方药

（1）阴虚内热

①治法：清心润肺。

②方药：常用百合地黄汤为主方。本方以百合润肺清心，益气安神，生地养阴清热，煎以泉水（或新汲水），取引热下行之意。方中生地用量较大，如经久煎至40分钟以上，即无泻利之弊。渴者，加天花粉清热生津，或再加生牡蛎以潜阳固阴；发热，尿赤，加知母、滑石、淡竹叶、鲜芦根，清热利尿；胃气上逆加代赭石；

虚烦不安，清而补之，加鸡子黄一枚搅匀，和人煎成之汤药中。

（2）痰热内扰

①治法：清化痰热。

②方药：苇茎汤加减。本方以苇茎清心肺之热而利小便，桃仁、冬瓜子、薏苡仁化痰、泻浊、开积，合为清化痰热郁滞之方。热盛加知母泻热清金；尿黄加竹叶、滑石；痰多加竹茹、川贝母；头痛加桑叶、菊花。阴虚而挟痰热者，用百合为主药，酌加麦门冬、知母、苇茎、冬瓜子、川贝母、竺黄等，养阴清热，兼化痰浊。

（3）心肺气虚

①治法：益气安神。

②方药：甘麦大枣汤。本方养心气以宁神，益脾土而生金。临床运用时，常加百合、酸枣仁、玉竹、茯神、龙齿之类，俾神明得守，治节复常，则其病自已。气阴均不足者，用生脉散加百合、浮小麦、大枣。

七、转归及预后

百合病是精神情志的病变，以心肺阴虚证最为常见，但亦间有痰热羁肺，心神被扰，或心肺气虚、神气不充而致病者。阴虚生内热，熏灼津液成痰；痰热久留不去，亦伤心肺之阴，故百合病在临床上每多虚实兼见。在治疗上，实不任攻，虚不受补，所以古人称本病为难治之证，多迁延难愈。百合病的病情变化大，病程有长有短，故其愈期颇难预测。但如能得到正确的治疗与护理，预后一般较好。

八、预防与护理

本病之发生，既然与精神因素有关，所以精神愉快，心胸开阔，至关重要。应尽可能地避免外界不良刺激，并合理地安排工作、学习和生活，使脑力劳动与适当的体育锻炼、体力劳动相结合。此外，如患时令疾病，即使病情不重，也不可轻忽，应积极治疗，以防患于未然。以上这些措施，对预防百合病的发生，具有积极意义。

在护理上应多向患者做思想工作，耐心地说服、开导，以消除患者的疑虑或紧张。医护人员对于患者的态度尤当和蔼可亲。正确的治疗与良好的护理结合起来，往往可以收到事半功倍的效果。

九、现代研究

有关百合病的研究时有报道，内容仍集中在病名、范围、病位、病因病机、百合系列方剂的临床应用等几方面。

百合病的病名由来一直存在四种不同的解释，即主药命名说、证候命名说、病机命名说与病因命名说，目前基本认同主药命名的观点。

百合病的西医学疾病范围，一般认为属于西医学“神经衰弱”或“癔病”一类神经症。如潘氏即谓本病属于西医学之精神神经病之一种。作者通过个人临床体会，指出肠伤寒患者，在退行与恢复期之间的阶段常可出现精神紊乱状态，以百合地黄汤为主方，可使患者精神恢复常态。徐氏也认为百合病属于神经系统疾病中的精神分裂症，或神经衰弱。何氏的观点则不同，认为百合病是热病后余邪未清所致之病，若说是神经衰弱，难以置信。岳氏认为百合病属于伤寒热病之后遗症，强调“小便赤”应是百合病的特征。赵氏根据临床观察和总结，认为感冒、大叶性肺炎、急性肠炎、细菌性痢疾、伤寒、肺结核咯血、肝炎、分娩大出血等均可发生百合病。他认为本病属于“病后机体失调之综合病征”，不同意后遗症之说。在治疗上，他强调了辨证论治的意义，认为不可拘于古人成法。他报道的53例患者，经治疗大都获得痊愈，所用方均为八珍汤。陶氏等在他人认为是感染性精神病的基础上更具体地指出百合病相当于西医学的散发性脑炎。

百合病的病位历来也有多种学说，姜氏与王氏等曾有综述与讨论。今人多认为百合病的病位主要在心，其理由有三：其一，心主血脉，引起歧义的“百脉一宗”实际是指的血脉与心脏。其二，心主神明，心藏神，脉舍神，精神活动虽与五脏相关，五脏各有所属，但求其所由，无不从心而发。由于心神不宁，神不守舍，所以百合病出现以精神恍惚为特点的综合征。其三，治疗百合病的主药百合并非只入肺经，也入心经，“能敛气养心，安神定魄”。

百合病的病因病机主要是热病伤阴，或久病阴虚，或五志化火，阴虚内热，心神失养，神魄不安。姜氏等认为，仲景所论之百合病是指心肺阴虚，以心阴虚为主的病变。日久可以阴虚及阳，或因误用过用苦寒之品，出现阳虚见证。李氏也认为百合病是以心阴虚为主的全身性疾病，同时可能阴损及阳，以阴虚为“常”，阳虚为“变”。故治疗上不应忽视温柔养阳。针对将“口苦、小便赤、脉微数”等阴虚内热症状作为百合病的诊断要点，曹氏指出，三症虽然多见，但只能反映百合病某一阶段的特点，而不能概括百合病的发展规律。百合病不是一个证，有阴虚也有阳虚，治疗当审其阴阳所伤，气血亏虚之异，随证治之。

百合病的主方百合地黄汤、百合知母汤等已被广泛应用在精神神经疾病如癔病、抑郁症等治疗中，并收到较好的疗效。此类报道时见于报刊，可资研究、参考。

十、小结

百合病之名，首见于《金匮要略》，后世又不断有所研究和发展。百合病的病因病机，不外外感热病之后，余热流连，心肺阴虚，或忧思抑郁，情志不遂，久而成病。由于百合病与郁证、不寐、脏躁、卑惵等在病因上和临床表现上有某些相近之处，故需鉴别。

百合病的临床表现复杂多变，但总以精神恍惚不宁，坐卧、行动、语言、饮食均不能自主为特点。阴虚内热的百合病，更以口苦、尿黄、脉微数为必具的症状和体征。

百合病的治疗，应在前人专药专方的基础上，再根据阴虚、气虚、痰热等不同证候表现，随证治之。本病虚不受补，实不任攻，因此性味峻烈之剂不可轻投，也不能滥施补剂，否则就会导致不良后果。

百合病的发生和变化，与精神因素有关，因此除了积极地药物治疗之外，还应向患者作耐心细致的思想工作。百合病虽然愈期难以预测，但预后一般较好。

附方

（1）百合地黄汤（《金匮要略》）：百合、生地黄。

（2）苇茎汤（《备急千金要方》）：桃仁、薏苡仁、冬瓜子、苇茎。

（3）甘麦大枣汤（《金匮要略》）：炙甘草、小麦、大枣。

（4）生脉散（《内外伤辨惑论》）：人参、麦门冬、五味子。

第六章

肺系病证

第一节　感冒

一、概述

感冒是由卫表不和引起，以鼻塞、流涕、喷嚏、咳嗽、头痛、恶寒、发热、全身不适等为主要临床表现的外感疾病。

感冒又有伤风、冒风、伤寒、冒寒、重伤风等名称。

“感冒”一词首见于北宋《仁斋直指方·诸风》，此后历代医家沿用此名。隋代《诸病源候论》所指的“时气病”之类，应包含有“时行感冒”。

《内经》认识到感冒主要是外感风邪所致，《素问·骨空论》：“风从外入，令人振寒，汗出，头痛，身重，恶寒。”汉代《伤寒论》已经论述了寒邪所致感冒。《诸病源候论·风热候》指出：“风热之气，先伤皮毛，乃入于肺也……其状使人恶风寒战，目欲脱，涕唾出……有青黄脓涕”，已经认识到风热病邪可引起感冒并较准确地描述其临床症候。清代不少医家已认识到本病与感受时行疫毒有关，《类证治裁·伤风》就有“时行感冒”之名。

汉代张仲景《伤寒论》所列桂枝汤、麻黄汤为感冒风寒轻重两类证候的治疗作了示范。

金元时期《丹溪心法·伤风》明确指出本病病位在肺，治疗“宜辛温或辛凉之剂散之”。

明代《万病回春·伤寒附伤风》说：“四时感冒风寒者宜解表也。”清代《证治汇补·伤风》等对虚人感冒有了进一步认识，提出扶正祛邪的治疗原则。

二、病因病机

病机关键：卫表不和。

1. 外感风邪，时行疫毒　风邪或时行疫毒，从皮毛或口鼻侵犯人体，使卫表不和而发病。风邪虽为六淫之首，但在不同季节，往往随时气而入侵。临床上以冬、春两季发病率较高，故以夹寒、夹热为多见。疫毒指一种为害甚烈的异气，或称疫疠之气，是具有较强传染性的邪气，即指时行疫毒之邪。人感时行疫毒而病感冒则为时行感冒。由此可见，外感风邪是感冒的主要原因，但风邪多合时气或时行疫毒伤人为病。

2. 正气虚弱，卫表不和　人体感冒，除因邪气盛外，总是与人体的正气失调有关。由于正气素虚，或素有肺系疾病，不能调节肺卫而感受外邪。即使体质素健，若因生活起居不慎，如疲劳、饥饿而机体功能下降，或因汗出裹衣，或餐凉露宿、冒风沐雨，或气候变化时未及时加减衣服等，正气失调，腠理不密，邪气得以乘虚而入。

总之，风性轻扬，即“伤于风者，上先受之”。肺为脏腑之华盖，其位最高，开窍于鼻，职司呼吸，外主皮毛，其性娇气，不耐邪侵，故外邪从口鼻、皮毛入侵，肺卫首当其冲。感冒病位在肺卫，主要在卫表，其基本病机是外邪影响肺卫功能失调，导致卫表不和，肺失宣肃，尤以卫表不和为主要方面。

三、诊断与鉴别

（一）诊断

1. 病史　四季皆有，以冬春季为多见，气候突然变化，有伤风受凉、淋雨冒风的经过，或时行感冒正流行之际；起病较急，病程较短，病程 3 ～ 7 天，普通感冒一般不传变。

2. 证候　典型的肺卫症状，初起鼻咽部痒而不适，鼻塞，流涕，喷嚏，语声重浊或声嘶，恶风，恶寒，头痛等。继而发热，咳嗽，咽痛，肢节酸重不适等。部分患者病及脾胃，而兼有胸闷，恶心、呕吐，食欲减退，大便稀溏等症。时行感冒呈流行性发病，多人同时发病，迅速蔓延。可有咽部充血，扁桃体肿大。

3. 理化检查　血常规、胸部 X 线检查。

（二）鉴别诊断

1. 风温　二者均有发热，风温早期更与风热感冒相似。但感冒一般病情轻微，发热不高或不发热，病势少有传变，服解表药后多能汗出热退，病程较短，四时可发；而风温其病情较重，必有发热，甚至高热寒战，服解表药后热虽暂减，但旋即又起，多有传变，由卫而气，入营入血，甚则神昏、谵妄、惊厥等，有明显季节性。

2. 鼻渊　二者均可见鼻塞流涕，或伴头痛等症。但鼻渊多流浊涕腥臭，眉额骨处胀痛、压痛明显，一般无恶寒发热，病程漫长，反复发作；而感冒一般多流清涕，并无腥臭味，寒热表证明显，头痛范围不限于前额或眉骨处，病程短，治疗后症状很快消失。

四、辨证论治

（一）辨证要点

1. 辨风寒感冒与风热感冒　感冒常以风邪夹寒、夹热而发病，因此临床上应首先分清风寒、风热两证。二者均有恶寒、发热、鼻塞、流涕、头身疼痛等症，但风寒证多见恶寒重发热轻，无汗，有时无汗恶寒，可伴高热，头身疼痛不适症状明显，鼻流清涕，口不渴，舌苔薄白，脉浮或浮紧；风热证发热重恶寒轻，有汗，鼻流浊涕，口渴，舌苔薄黄，脉浮数。

2. 辨普通感冒与时行感冒　普通感冒呈散发性发病，肺卫症状明显，但病情较轻，全身症状不重，少有传变；时行感冒呈流行性发病，传染性强，肺系症状较轻而全身症状显著，症状较重，且可以发生传变，入里化热，合并他病。

3. 辨常人感冒与虚人感冒　普通人感冒后，症状较明显，但易康复。平素体虚之人感冒之后，缠绵不已，经久不愈或反复感冒。在临床上还应区分是气虚还是阴虚。气虚感冒，兼有倦怠乏力，气短懒言，身痛无汗，或恶寒甚，咳嗽无力，脉浮弱等症。阴虚感冒，兼有身微热，手足心发热，心烦口干，少汗，干咳少痰，舌红，脉细数。

（二）治疗原则

感冒，邪在肺卫，治疗当因势利导，从表而解，以解表达邪为原则。解表之法应根据所感外邪寒热暑湿的不同，而分别选用辛温、辛凉、清暑解表法。时行感冒的病邪以时行疫毒为主，解表达邪又很重视清热解毒。虚人感冒应扶正祛邪，不可专事发散，以免过汗伤正。病邪累及胃肠者，又应辅以化湿、和胃、理气等法治疗，照顾其兼证。

（三）分证论治

1. 风寒感冒

证候：恶寒重，发热轻，无汗，头痛，肢节酸痛，鼻塞声重，时流清涕，喉痒，咳嗽，咳痰稀薄色白，舌苔薄白，脉浮或浮紧。

病机：风寒外袭，肺气失宣，故咳嗽，咯痰清稀色白；肺气失宣，窍道不利，故鼻塞声重，流清涕，咽痒；风寒之邪外束肌表，卫阳被郁，故见恶寒发热，无汗；清阳不展，络脉失和，则头痛，肢节酸痛；寒为阴邪，故口不渴或喜热饮；苔薄白而润，脉浮紧，俱为表寒之象。治法：辛温解表，宣肺散寒。

方药：荆防败毒散。

加减：风寒重，恶寒明显，加麻黄、桂枝；头痛，加白芷；项背强痛，加葛根；风寒夹湿，身热不扬，身重苔腻，脉濡，用羌活胜湿汤加减；风寒兼气滞，胸闷呕恶，用香苏散加减。

2. 风热感冒

证候：发热，微恶风寒，或有汗，鼻塞，喷嚏，流稠涕，头痛，咽喉疼痛，咳嗽痰稠，舌苔薄黄，脉浮数。

病机：风热犯表，热郁肌腠，卫表不和，故身热，微恶风寒，汗出不畅；风热上扰，则见头胀痛；风热之邪熏蒸清道，则咽喉肿痛，咽燥口渴，鼻流黄涕；风热犯肺，肺失清肃，则咳嗽，痰黄黏稠；舌苔薄黄，脉浮数，为风热侵于肺卫之征。

治法：辛凉解表，宣肺清热。

方药：银翘散。

加减：发热甚，加黄芩、石膏、大青叶；头痛重，加桑叶、菊花、蔓荆子；咽喉肿痛，加板蓝根、玄参；咳嗽痰黄，加黄芩、知母、浙贝母、杏仁、瓜蒌皮；口渴重，重用芦根，加花粉、知母。时行感冒，呈流行性发生，寒战高热，全身酸痛，酸软无力，或有化热传变之势，重在清热解毒，方中加大青叶、板蓝根，蚤休、贯众、生石膏等。

3. 暑湿感冒

证候：发生于夏季，面垢身热汗出，但汗出不畅，身热不扬，身重倦怠，头昏重痛，或有鼻塞流涕，咳嗽痰黄，胸闷欲呕，小便短赤，舌苔黄腻，脉濡数。

病机：夏季感冒，感受当令暑邪，暑多夹湿，每多湿热并重，暑湿伤表，卫表不和，故发热，汗出热不解；暑湿犯肺，肺气不清，窍道不利，故鼻塞流浊涕；暑邪夹湿上犯，则面垢，头昏重胀痛；暑热内扰，热盛津伤，则心烦口渴，小便短赤；暑湿阻滞，气机不展，故身重倦怠，胸闷泛恶；舌苔黄腻，脉濡数为暑热夹湿之象。

治法：清暑祛湿解表。

方药：新加香薷饮。

加减：暑热偏盛，加黄连、青蒿、鲜荷叶、鲜芦根；湿困卫表，身重少汗恶风，加藿香、佩兰；小便短赤，加六一散、赤茯苓。

4. 体虚感冒

（1）气虚感冒

证候：素体气虚，易反复感冒，恶寒，发热，热势不高，鼻塞流涕，头痛，汗出，倦怠乏力，气短，咳嗽咯痰无力，舌质淡苔薄白，脉浮无力。

病机：老年人多病者，气虚则卫表不密，故恶风，易汗出；腠理不固，易受邪侵，风寒外袭，卫表不和，故恶寒发热，头痛鼻塞；气虚腠理不固，易受邪侵，故反复发作，稍有不慎即易感冒；肺气失宣，则咳嗽，咯痰无力；素体气虚体弱，故见倦怠无力，气短；舌质淡苔薄白，脉浮无力为气虚邪在卫表之征。

治法：益气解表。

方药：参苏饮。

加减：表虚自汗，加黄芪、白术、防风；表证轻，气虚明显，用补中益气汤。

（2）阴虚感冒

证候：微恶风寒，少汗，身热，手足心热，头昏心烦，口干，干咳少痰，鼻塞流涕，舌红少苔，脉细数。

病机：由于素体阴虚，感受外邪后邪从热化，故见身热头痛，微恶风等证；阴虚生内热，故头晕心悸，手足心热；虚热迫津外泄，则盗汗；虚火上扰，心神不安，故心烦，失眠；肺阴不足，气失宣肃，故干咳少痰；阴虚津少，津不上承，故口干咽燥；舌红少苔，脉细数均为阴虚内热之象。

治法：滋阴解表。

方药：加减葳蕤汤。

加减：阴伤明显，口渴心烦，加沙参、麦冬、黄连、天花粉。

（四）其他

1. 单验方

（1）生姜 10g，红糖适量，煎水服用。适用于风寒感冒轻证。

（2）蒲公英、大青叶各 30g，草河车 15g，薄荷 5g（或荆芥 10g），水煎服。适用于风热感冒热毒较重者。

（3）柴胡、炒黄芩、青蒿各15g，大青叶30g，水煎服。适用于感冒身热持续，或发热起伏不退者。

（4）贯众、紫苏、荆芥各10g，甘草3g，水煎顿服，连服3天。适用于预防冬春季节流行性感冒。

（5）藿香、佩兰各5g，薄荷2g，煎汤代茶口服。适用于预防夏季暑湿感冒。

2. 中成药

（1）通宣理肺丸：每次1丸，每日2次口服。适用于风寒感冒。

（2）感冒退热冲剂：每次1～2袋，每日3次，开水冲饮。适用于风热感冒。

（3）银翘解毒片：每次4片，每日2～3次。适用于风热感冒。

（4）正柴胡饮冲剂：每次1袋，每日3次，开水冲服。适用于外感风寒初起。

（5）藿香正气软胶囊：每次2～3粒，每日3次口服。适用于外感风寒，内伤湿滞之头痛昏重、脘腹胀满、呕吐泄泻等症。也可用藿香正气的其他剂型。

（6）板蓝根冲剂：每次1包，每日2～3次口服。适用于风热感冒，发热、咽喉肿烂，以及时行感冒。

（7）玉屏风滴丸：每次1袋，每日3次口服。适用于气虚易感冒患者。

3. 外治法

（1）刮痧：用边缘光滑的瓷汤匙蘸润滑油（花生油或麻油）刮颈背，颈自风池穴向下，骨从背脊两旁由上而下。刮时要用力均匀，不要太重，防止刮破皮肤，刮到出现紫色出血点为止。感冒周身酸痛者，可以均匀力量反复刮胸背、腋窝、腘窝处至皮肤出现红色斑点或紫色斑片。

（2）拔火罐：选大椎、身柱、大杼、肺俞，拔罐后留罐15min后起罐，或用闪罐法。适用于风寒感冒。

（3）刺络拔罐：选大椎、风门、身柱、肺俞，常规消毒后，用三棱针点刺，使其自然出血，待出血颜色转淡后，加火罐于穴位上，留罐10min后起罐，清洁局部并再次消毒针眼。适用于风热感冒。

4. 针灸

（1）主穴：列缺合谷大椎太阳风池。

配穴：风寒感冒者加风门、肺俞；风热感冒者加曲池、尺泽、鱼际；夹湿者加阴陵泉；夹暑者加委中；体虚感冒者加足三里。鼻塞流涕者加迎香；咽喉疼痛者加少商；全身酸楚者加身柱。

（2）耳针：选肺、内鼻、屏尖、额，用中强刺激，适用于感冒初期。咽痛加咽喉、扁桃体，毫针刺。

五、辨病思路

（1）感冒有普通感冒与时行感冒之分，中医感冒与西医学感冒基本相同，普通感冒相当于西医学的普通感冒、上呼吸道感染，时行感冒相当于西医学的流行性感冒。

（2）反复感冒，引起正气耗散，由实转虚，或在素体亏虚的基础上，反复感邪，以致正气愈亏，而风邪易侵，均可导致本虚标实之证。

第二节　咳嗽

一、概述

咳嗽是指肺气不清，肺失宣肃而上逆，发出咳声或咳吐痰液为主要表现的一种病证。历代将有声无痰称为咳，有痰无声称为嗽，有痰有声谓之咳嗽。临床上多为痰声并见，很难截然分开，故以咳嗽并称。

《黄帝内经》对咳嗽的成因、症状及证候分类、证候转归及治疗等问题已作了较系统的论述，阐述了气候变化、六气影响及肺可以致咳嗽，如《素问·宣明五气》说："五气所病……肺为咳。"《素问·咳论》更是一篇论述咳嗽的专篇，指出"五脏六腑皆令人咳，非独肺也"。强调了肺脏受邪以及脏腑功能失调均能导致咳嗽的发生。对咳嗽的症状按脏腑进行分类，分为肺咳、心咳、胃咳、膀胱咳等，并指出了证候转归和治疗原则。

汉代张仲景所著《伤寒论》、《金匮要略》不仅拟出了不少治疗咳嗽行之有效的方药，还体现了对咳嗽进行辨证论治的思想。

隋代《诸病源候论·咳嗽候》在《黄帝内经》脏腑咳的基础上，又论述了风咳、寒咳等不同咳嗽的临床证候。唐宋时期，如《备急千金要方》、《外台秘要》、《太平惠民和剂局方》等收集了许多治疗咳嗽的方药。

明代《景岳全书》将咳嗽分为外感、内伤两类，《明医杂著》指出咳嗽“治法须分新久虚实”，至此咳嗽的理论渐趋完善，切合临床实际，

二、病因病机

病机关键：肺气不清。

咳嗽分外感咳嗽与内伤咳嗽，外感咳嗽病因为外感六淫之邪；内伤咳嗽病因为饮食、情志等内伤因素致脏腑功能失调，内生病邪。外感咳嗽与内伤咳嗽，均是病邪引起肺气不清，失于宣肃，迫气上逆而作咳。

1. 外感　由于气候突变或调摄失宜，外感六淫从口鼻或皮毛侵入，使肺气被束，肺失肃降，《河间六书·咳嗽论》谓：“寒、暑、湿、燥、风、火六气，皆令人咳嗽”即是此意。风为六淫之首，其他外邪多随风邪侵袭人体，所以外感咳嗽常以风为先导，或夹寒，或夹热，或夹燥，其中尤以风邪夹寒者居多。《景岳全书·咳嗽》说：“外感之嗽，必因风寒。”

2. 内伤　内伤病因包括饮食、情志及肺脏自病。饮食不当，嗜烟好酒，内生火热，熏灼肺胃，灼津生痰；或生冷不节，肥甘厚味，损伤脾胃，致痰浊内生，上干于肺，阻塞气道，致肺气上逆而作咳。情志刺激，肝失调达，气郁化火，气火循经上逆犯肺，致肺失肃降而作咳。肺脏自病者，常由肺系疾病日久，迁延不愈，耗气伤阴，肺不能主气，肃降无权而肺气上逆作咳；或肺气虚不能布津而成痰，肺阴虚而虚火灼津为痰，痰浊阻滞，肺气不降而上逆作咳。

《素问·咳论》说：“五脏六腑皆令人咳，非独肺也。”说明咳嗽的病变脏腑不限于肺，凡脏腑功能失调影响及肺，皆可为咳嗽病证相关的病变脏腑。但是其他脏腑所致咳嗽皆须通过肺脏，肺为咳嗽的主脏。肺主气，咳嗽的基本病机是内外邪气干肺，肺气不清：肺失宣肃，肺气上逆迫于气道而为咳。

三、诊断与鉴别

（一）诊断

1. 病史　有外感病史或脏腑失调表现。

2. 证候　以咳逆有声，或咳吐痰液为主要临床症状；听诊可闻及两肺野呼吸音增粗，或干湿啰音。

3. 理化检查　血常规、胸部X线、肺CT或肺功能检查。

（二）鉴别诊断

1. 哮病、喘病　共同点是均有咳嗽。哮病和喘病虽然也会兼见咳嗽，但各以哮、喘为其主要临床表现。哮病主要表现为喉中哮鸣有声，呼吸气促困难，甚则喘息不能平卧，发作与缓解均迅速；喘病主要表现为呼吸困难，甚至张口抬肩，鼻翼翕动，不能平卧。

2. 肺胀　二者均有咳嗽症状。但肺胀有久患咳、哮、喘等病证的病史，除咳嗽症状外，还有胸部膨满，喘逆上气，烦躁心慌，甚至颜面紫黯、肢体浮肿等症，病情缠绵，经久难愈。

3. 肺痨　二者均有咳嗽，咳嗽是肺痨的主要症状之一，但尚有咯血、潮热、盗汗、身体消瘦等主要症状，具有传染性，X线胸部检查有助鉴别诊断。

4. 肺癌　二者均有咳嗽，但肺癌常以咳嗽或咯血为主要症状，多发于40岁以上吸烟男性，咳嗽多为刺激性呛咳，病情发展迅速，呈恶液质，一般咳嗽病证不具有这些特点。肺部X线检查及痰细胞学、气管镜检查有助于确诊。

四、辨证论治

（一）辨证要点

1. 辨外感内伤　外感咳嗽，多为新病，起病急，病程短，常伴肺卫表证。内伤咳嗽，多为久病，常反复发作，病程长，可伴见他脏见证。

2. 辨证候虚实　外感咳嗽以风寒、风热、风燥为主，均属实，而内伤咳嗽中的痰湿、痰热、肝火多

为邪实正虚，阴津亏耗咳嗽则属虚，或虚中夹实。另外，咳声响亮者多实，咳声低怯者多虚；脉有力者属实，脉无力者属虚。

（二）治疗原则

外感咳嗽，为邪气壅肺，多为实证，故以祛邪利肺为治疗原则，根据邪气为风寒、风热、风燥的不同，应分别采用疏风、散寒、清热、润燥治疗。内伤咳嗽，多属邪实正虚，故以祛邪扶正、标本兼顾为治疗原则，根据病邪为“痰”与“火”，祛邪分别采用祛痰、清火为治，正虚则养阴或益气为宜，又应分清虚实主次处理。

咳嗽的治疗，除直接治肺外，还应从整体出发注意治脾、治肝、治肾等。外感咳嗽一般均忌敛涩留邪，当因势利导，肺气宣畅则咳嗽自止；内伤咳嗽应防宣散伤正，注意调理脏腑，顾护正气。咳嗽是人体祛邪外达的一种病理表现，治疗决不能单纯见咳止咳，必须按照不同的病因分别处理。

（三）分证论治

1. 外感咳嗽

（1）风寒袭肺

证候：咳声重浊，气急，喉痒，咯痰稀薄色白，常伴鼻塞、流清涕、头痛，肢体酸楚、恶寒发热、无汗等表证，舌苔薄白，脉浮或浮紧。

病机：风寒之邪外束肌表，内袭于肺，肺卫失宣，肺气闭郁，不得宣通，故咳嗽声重，气急咽痒；寒邪郁肺，气不布津，凝聚为痰，故痰白清稀；风寒束表，皮毛闭塞，卫阳被郁，故见鼻塞，流清涕，头痛，肢体酸楚恶寒发热，无汗等风寒表证；舌苔薄白，脉浮或浮紧均为风寒袭肺之象。

治法：疏风散寒，宣肺止咳。

方药：三拗汤合止嗽散。

加减：痒甚，加牛蒡子、蝉蜕；鼻塞声重，加辛夷花、苍耳子；夹痰湿，咳而痰黏，胸闷，苔腻，加半夏、茯苓、厚朴；表证明显，加防风、苏叶；表寒未解，里有郁热，热为寒遏，咳嗽音嘎，气急似喘，痰黏稠，口渴心烦，身热，加生石膏、桑白皮、黄芩。

（2）风热犯肺

证候：咳嗽咳痰不爽，痰黄或稠黏，喉燥咽痛，常伴恶风身热、头痛肢楚、鼻流黄涕、口渴等表热证，舌苔薄黄，脉浮数或浮滑。

病机：风热犯肺，肺失清肃而见咳嗽频剧，气粗或咳声嘶哑；肺热伤津，则见口渴，喉燥咽痛；肺热内郁，蒸液成痰，故咳痰不爽，痰黄或稠黏；风热犯表，卫表不和而见鼻流黄涕，头痛，汗出，四肢酸楚，恶风身热等表热证；舌苔薄黄，脉浮数或浮滑，均为风热犯肺之征。

治法：疏风清热，宣肺止咳。

方药：桑菊饮。

加减：咳嗽甚，加前胡、瓜蒌、枇杷叶、浙贝；表热甚，加银花、荆芥、防风；咽喉疼痛，声音嘎哑，加射干、牛蒡子、山豆根、板蓝根；痰黄稠，肺热甚，加黄芩、知母、石膏；鼻衄或痰中带血，加白茅根、生地；咽燥口干，加沙参、麦冬；夏令暑湿，加六一散、鲜荷叶。

（3）风燥伤肺

证候：喉痒干咳，无痰或痰少而黏连成丝，咳痰不爽，或痰中带有血丝，咽喉干痛，唇鼻干燥，口干，常伴鼻塞，头痛，微寒，身热等表证，舌质红干而少津，苔薄白或薄黄，脉浮。

病机：风燥犯肺，肺失清肃故见干咳作呛；燥热灼津则咽喉口鼻干燥，痰黏不易咯吐；燥热伤肺，肺络受损，则痰中夹血；本病多发于秋季，乃燥邪与风热并见的温燥证，故见风燥外客，卫气不和的表证；舌质红干而少津，苔薄白或薄黄，脉浮，均为温燥伤肺的表现。

治法：疏风清肺，润燥止咳。

方药：桑杏汤。

加减：表证较重，加薄荷、荆芥；津伤较甚，加麦冬、玉竹；肺热重，加生石膏、知母；痰中带血丝，加生地、白茅根。

干咳而少痰或无痰，咽干鼻燥，兼有恶寒发热，头痛无汗，舌苔薄白而干，用杏苏散加减；

恶寒甚、无汗，加荆芥、防风。

2. 内伤咳嗽

（1）痰湿蕴肺

证候：咳嗽反复发作，尤以晨起咳甚，咳声重浊，痰多，痰黏腻或稠厚成块，色白或带灰色，胸闷气憋，痰出则咳缓、憋闷减轻，常伴体倦，脘痞，腹胀，大便时溏，舌苔白腻，脉濡滑。

病机：痰湿蕴肺，肺失宣降，故咳嗽痰多，咳声重浊，痰黏腻或稠厚成块，色白或带灰色；晨间痰壅，故咳痰尤甚，痰出则咳缓、憋闷减轻；湿痰中阻，脾为湿困，故见胸闷，体倦，脘痞，腹胀，大便时溏等症；舌苔白腻，脉濡滑，为痰湿内盛之象。

治法：燥湿化痰，理气止咳。

方药：二陈汤合三子养亲汤。

加减：肺气不宣，加桔梗、杏仁、枳壳；胸闷脘痞，加苍术、厚朴；寒痰较重，痰黏白如泡沫，怯寒背冷，加干姜、细辛；脾虚证候明显，加党参、白术；有表寒，加紫苏、荆芥、防风；病情平稳后可

服六君子汤加减调理。

（2）痰热郁肺

证候：咳嗽气息急促，或喉中有痰声，痰多稠黏或为黄痰，咳吐不爽，或痰有热腥味，或咳吐血痰，胸胁胀满，或咳引胸痛，面赤，或有身热，口干欲饮，舌苔薄黄腻，舌质红，脉滑数。

病机：痰热壅阻肺气，肺失清肃，故咳嗽气息粗促，痰多稠黏或为黄痰，咳吐不爽；痰热郁蒸，则痰有腥味；热伤肺络，故咳吐血痰，胸胁胀满，或咳引胸痛；肺热内郁，则有身热，口干欲饮；舌苔薄黄腻，舌质红，脉滑数，均为痰热壅肺之征。

治法：清热肃肺，化痰止咳。

方药：清金化痰汤。

加减：痰黄如脓或有热腥味，加鱼腥草、金荞麦根、象贝母、冬瓜仁等；便秘，加葶苈子、风化硝；咳痰不爽，加北沙参、麦冬、天花粉。

（3）肝火犯肺

证候：上气咳逆阵作，咳时面赤，常感痰滞咽喉，咯之难出，量少质黏，或痰如絮状，咳引胸胁胀痛，咽干口苦，症状可随情绪波动而增减，舌红或舌边尖红，舌苔薄黄少津，脉弦数。

病机：肝失调达，郁结化火，上逆侮肺，肺失宣肃以致气逆作咳，咳则连声；肝火上炎，故咳时面红，咽干口苦；木火刑金，炼液成痰，肺热津亏，则痰黏或痰如絮状，难以咳出；胁肋为肝经循行的区域，故咳引胸胁胀痛；舌红或舌边尖红，舌苔薄黄少津，脉弦数，皆为肝火肺热之征。

治法：清肝泻火，化痰止咳。

方药：黛蛤散合黄芩泻白散。

加减：火旺，加山栀、丹皮；胸闷气逆，加葶苈子、瓜蒌、枳壳；咳引胁痛，加郁金、丝瓜络；痰黏难咯，加海浮石、浙贝母、冬瓜仁；咽燥口干，咳嗽日久不减，加北沙参、百合、麦冬、天花粉、诃子。

（4）肺阴亏耗

证候：干咳，咳声短促，痰少黏白，或痰中带血丝，或声音逐渐嘶哑，口干咽燥，常伴有午后潮热，手足心热，夜寐盗汗，口干，舌质红少苔，或舌上少津，脉细数。

病机：肺阴不足，虚火内灼，肺失滋润，肃降无权，肺气上逆，则干咳，咳声短促；虚火灼津为痰，肺损络伤，故痰少黏白，或痰中带血丝；阴虚肺燥，津液不能濡润上承，则咳声逐渐嘶哑，口干咽燥；阴虚火旺，故午后潮热，手足心热，颧红，夜寐盗汗；阴精不能充养而致形瘦神疲；舌质红少苔，或舌上少津，脉细数，为肺阴亏虚，阴虚内热之征。

治法：滋阴润肺，化痰止咳。

方药：沙参麦冬汤。

加减：久热久咳，用桑白皮易桑叶，加地骨皮；咳剧，加川贝母、杏仁、百部；咳而气促，加五味子、诃子；咳吐黄痰，加海蛤粉、知母、瓜蒌、竹茹、黄芩；痰中带血，加山栀、丹皮、白茅根、白及、藕节；

低热，潮热骨蒸，加功劳叶、银柴胡、青蒿、白薇；盗汗，加糯稻根须、浮小麦。

（四）其他

1. 单验方

（1）川贝母 3g，白梨 2 个，白冰糖适量，水煎服用。适用于燥热咳嗽。

（2）蚕茧 2 个剪碎，用棉籽油 30g 炸焦后，打入鸡蛋 1 个，炒热，1 次吃完，每日 1 次。适用于慢性咳嗽。

（3）生梨 1 个，洗净连皮切碎，加冰糖炖水服；或用大生梨 1 个，切去盖，挖去心，加入川贝母 3g，仍旧盖上，以竹签插定，放碗内隔水蒸 2h，喝汤吃梨，每日 1 个。适用于肺燥咳嗽，痰量少，咯痰不爽者。

（4）佛耳草、苏子、莱菔子各 6g，煎服。适用于咳嗽痰浊壅盛证。

（5）桑皮、枇杷叶各 12g，煎服。适用于咳嗽痰热证。

（6）矮地茶 30g，每日 1 次，服 20 ~ 30 天。适用于咳嗽肺热证。

2. 中成药

（1）二冬膏每次 9 ~ 15g，每日 2 次口服。适用于咳嗽阴虚证。

（2）二陈丸每次 9 ~ 15g，每日 2 次口服。适用干咳嗽痰湿停滞证。

（3）川贝枇杷糖浆每次 10mL，每日 3 次口服。适用于感冒、咳嗽风热犯肺，内郁化火证。

（4）止嗽定喘口服液每次 10mL，每日 2 ~ 3 次口服，儿童酌减。适用于咳嗽表寒里热证。

（5）蛇胆川贝散每次 0.3 ~ 0.6g，每日 2 ~ 3 次口服。适用于咳嗽肺热痰多证。

（6）蛇胆陈皮口服液每次 10mL，每日 2 ~ 3 次口服。适用于咳嗽痰热证。

（7）清肺消炎丸 1 袋，每日 2 ~ 3 次口服，适用于咳嗽痰热阻肺证。

3. 外治法

（1）石白散（熏洗法）：石菖蒲、麻黄、生姜、葱白、艾叶各适量。上药共研粗末，入锅内炒热后，用纱布包裹备用。取药袋趁热在胸背上，由上而下，反复热熨。凉后再炒用，每次热熨 10 ~ 15min。每日 1 次。适用于咳嗽，兼有喘促者。

（2）药蛋熨法：半夏、苍术、麻黄各 25g，鸡蛋（连壳）1 枚。将药放入砂锅内，加清水适量（水超出药面 1cm），入鸡蛋，以文火煎沸 15min，待药性深入鸡蛋后取出鸡蛋备用。趁热取鸡蛋擦熨背部的心俞、肺俞及足部涌泉双侧穴位。蛋凉再入药液中煮之再熨，每次热熨 10 ~ 15min，每日 1 ~ 2 次。适用于咳嗽肺气上逆证。

（3）熏洗法：款冬花（适量）。蛋拌、晾干，将药放入有嘴壶中点燃烧之，吹熄盖住壶口，备用。将壶嘴对准患者口咽吸之。若胸中发闷，抬起头，以指掩盖嘴，稍定再吸咽之，每次吸 3 ~ 5min，每日 1 次。适用于慢性咳嗽（久嗽）。

4. 针灸

（1）外感咳嗽

主穴：列缺、合谷、肺俞。

配穴：风寒加风门、太渊；风热加大椎、曲池；咽喉痛加少商放血；急性支气管炎加大椎、风门、足三里；肺炎加大椎、身柱、膻中；支气管扩张加尺泽、鱼际、孔最。

（2）内伤咳嗽

主穴：肺俞、太渊、三阴交。

配穴：痰湿阻肺加丰隆、阴陵泉；肝火灼肺加行间；肺阴亏虚加膏肓；咯血加孔最；上呼吸道感染加尺泽、鱼际；慢性支气管炎加身柱、膏肓、足三里；肺结核加尺泽、膏肓、百劳。

（3）穴位贴敷法

选肺俞、定喘、风门、膻中、丰隆。用白附子 16%、洋金花 48%、川椒 33%、樟脑 3% 制成粉剂。将药粉少许置穴位上，用胶布贴敷，每 3 ~ 4 日更换一次，最好在三伏天应用。亦可用白芥子、甘遂、细辛、丁香、苍术、川芎各等量，研成细粉，加入基质，调成糊状，制成直径 1cm 圆饼，贴在穴位上，用胶布固定，每 3 日更换 1 次，5 次为 1 个疗程。

（4）穴位注射法

选定喘、大杼、风门、肺俞，用维生素 B_1 100mg 注射液或胎盘注射液，每次以 1 ~ 2 穴，每穴注入药液 0.5mL。选穴由上而下依次轮换。隔日 1 次。本法用于慢性咳嗽。

五、辨病思路

（1）咳嗽既是独立性的病证，又是肺系多种病证的一个症状。本节是讨论以咳嗽为主要临床表现的一类病证。西医学的上呼吸道感染、支气管炎、支气管扩张、肺炎等以咳嗽为主症者可参考本病证进行辨证论治，其他疾病兼见咳嗽者，可与本病证联系互参。

（2）咳嗽是许多肺系疾患所共有的症状，但作为中医病证之一的咳嗽，应着重与肺痨、肺胀、喘证、哮证、肺癌等病证相鉴别。

（3）外感咳嗽与内伤咳嗽可相互影响为病，病久则邪实转为正虚。外感咳嗽如迁延失治，邪伤肺气，更易反复感邪，而致咳嗽屡作，转为内伤咳嗽；肺脏有病，卫外不固，易受外邪引发或加重，特别在气候变化时尤为明显。久则从实转虚，肺脏虚弱，明伤气耗。由此可知，咳嗽虽有外感、内伤之分，但有时两者又可互为因果。

第七章

风湿病证

第一节　行痹

一、概述

行痹又称风痹，是指卫阳不固，风邪入侵，以致经络闭阻，气血运行不畅，出现以肌肉、筋骨、关节游走性酸胀疼为主要特征的一种病证。本病多发于春季，初次发病以青少年多见。迁延日久，可出现心、肾病症，严重者危及生命。西医学中风湿热（风湿性关节炎）、风湿性多肌痛症、过敏性紫癜及类风湿关节炎初期、纤维织炎、坐骨神经痛、系统性红斑狼疮、骨关节炎等其他风湿类疾病，出现类似行痹的临床表现时，可参照本节辨证论治。

行痹首见于《素问·痹论》。该篇曰："风寒湿三气杂至，合而为痹也，其风气胜者为行痹……"，认为"粗理而肉不坚"、"风寒湿三气杂至"为行痹基本病因病机，介绍了针刺治疗的方法，并指出"风气胜者""其人易已"，阐明了其预后转归。

近现代医家对行痹病因病机及治则治法的观点大致相同，认为行痹为卫阳不固，风邪入侵所致，以肌肉，筋骨、关节游走性疼痛为特征，治当以祛风通络、养血和营为主。

二、病因病机

行痹的主要病因是风邪，以风寒、风湿致病为多见。但有遇疾风暴雨而不病者，提示行痹的发病除外邪侵袭之外，尚与人体卫外能力的强弱有关。如营卫不和，卫阳不固，腠理空虚，则风邪夹寒、夹湿侵入人体经络、筋骨、关节、阻滞气血，发为本病。

（一）卫阳不固

营卫不和，则卫阳不固，腠理空虚，风邪乘虚而入，闭阻经络、血脉，则成行痹。

（二）风邪入侵

摄生不慎而遇气候骤变，风邪入侵，经络气血痹阻发为行痹。风为阳邪，其性向上，故致病多发于肩背上肢等处；风善行而数变，故疼痛游走不定。风邪夹寒或湿入侵分别形成行痹之风寒证、风湿证。痹病日久，邪滞经络，蕴郁化热，而成行痹之热证或寒热错杂证。

（三）精血亏虚

或先天不足，或素体虚弱，或失治误治，致外邪深入，肝肾受损，则成虚实夹杂之行痹。日久，邪郁留滞，耗伤正气，精血亏虚愈甚，筋骨、关节失养，致病情加重。同时，精血内虚，使营卫不和尤甚，卫外失固，外邪反复入侵，导致病程缠绵。

（四）风痰阻络

或素体肥胖，痰浊内盛；或风寒湿邪痹阻经络气血，气机不利，津液输布障碍，津凝为痰；复感风邪，风浊流注经络，阻滞气血，发为痹病。

总之，行痹发病多因营卫不和，卫阳不固，卫外失用，腠理空疏，或精血亏虚，风邪夹寒、夹湿、夹热、夹痰流注经络关节，气血运行不畅所致。其病位在经络、关节、肌肉。因致病以风邪为主，风性升发，故常以上肢、肩背部受累多见；风善行数变，故起病急，流窜游走，痛无定处，患无定所。气候骤变之时，邪得外援而行痹复发或加剧。本病日久不愈，可病及血脉、筋骨，或复感于邪，可累及心、肾等脏，出现相应的心、肾病证。

本病初起以邪实为主，风寒、风湿、风痰为患，寒、湿、痰可兼夹为病；邪蕴日久可化热，出现类似热痹的表现；病程迁延，正气日耗，肝肾不足，精血亏损，病性虚实夹杂，疾病后期可见以虚为主的证候。行痹因风邪致病，风性来之较急，去之较易，故患病之初，应及时诊断，确立证候，合理用药，邪去正安，其病常可迅速向愈。若失治、误治而致病邪深入，或痹久不愈，复感外邪，内舍其合，患者于脏，虚实夹杂，致病情缠绵，严重者可并发他病而危及生命。

三、诊断与鉴别诊断

（一）诊断要点

（1）有感受风邪病史，初起常有恶风、发热等症。

（2）肢体肌肉关节酸痛，尤以痛处游走不定更具特征性。

（3）疼痛部位以上肢及肩背部为主，

（4）可出现关节肿大，屈伸不利。

（5）舌苔薄白，脉浮缓或弦细。

（二）鉴别诊断

行痹应与痛痹、着痹、热痹、肌痹、历节等相鉴别。

1. 痛痹　行痹与痛痹均有关节疼痛，但痛痹以寒邪为主，疼痛较剧，痛处同定，遇寒尤甚，得热痛减，全身症状呈寒象或阳气虚损表现；行痹以风邪为主，痛无定处，常见上肢及肩背受累。

2. 着痹　行痹与着痹均有关节肿胀疼痛，但着痹以湿邪为主，病程较长，肢体关节重蓄，常见腰以下关节重着疼痛；行痹以风邪为主，病程较短，痛处不定，常见腰以上各关节肿胀疼痛。

3. 热痹　行痹中邪化热可出现类似热痹的临床表现，但热痹起病退即见明显热象，痛处相对固定，关节触及发热，常涉及单关节或小关节；行痹在病程中可见热证，而痛无定处，常见多关节受累。

4. 肌痹　行痹与肌痹均可出现肌肉酸胀疼痛，但肌痹肌肉酸痛常呈对称性，以上臂及大腿肌肉受累为主，可见肌肉痿弱不用；行痹肌肉酸痛呈游走性，痛处不定，肌肉萎缩较少见。

5. 历节　行痹与历节均可出现关节疼痛，游走不定，但历节发病遍历关节，疼痛剧烈，日轻夜重，可出现关节僵硬变形；行痹主要表现为肌肉关节游走性疼痛，痛势较轻，不出现关节变形。

四、辨证论治

（一）辨证要点

1. 辨虚实　行痹初起，肌肉关节游走性疼痛，关节屈伸不利，甚至红肿灼热，苔薄或腻，脉浮或弦，以邪气偏盛为主，属实证；行痹日久，乏力气短，面色少华，腰膝酸软，关节隐痛，舌淡苔少，脉细或伏，以正气虚弱为主，属虚证。

2. 辨兼夹　夹寒者，疼痛较重，疼痛部位更换较慢，其痛遇寒而剧，得热痛减，苔薄白，脉浮紧；夹湿者，肌肉及肢体关节肿胀沉重，苔薄腻，脉濡缓；夹热者，身热口渴，关节红肿，局部灼热，舌质红，苔薄黄，脉濡数或滑数；夹痰者，神倦多睡，饮食无味，肢体关节走窜疼痛，肢体麻木，苔腻，脉浮滑；夹瘀者，病程较久，局部刺痛，痛处渐趋固定，可见皮肤瘀斑，关节僵硬畸形，舌有瘀斑，脉细涩或结代。

3. 辨气血　气虚者，神疲乏力，少气懒言，饮食少进，较易感冒；血虚者，面色萎黄，或见面白，唇甲不荣，舌淡脉细。

4. 辨脏腑　脾肾阳虚者，关节冷痛，肢体不温，面浮肢肿，舌淡嫩或白腻，脉沉细；肝肾阴虚者，形体消瘦，头晕耳鸣，筋脉拘急，舌红苔少，脉细数。

（二）分证论治

1. 风寒痹阻证　调摄不慎，冒风感寒，风寒入侵，痹阻经络气血，肌肉关节受累，发为本病。证候：肌肉关节疼痛，游走不定，遇寒痛剧，得热痛减，关节屈伸不利，局部皮色不红，扪之不热，舌淡红，苔薄白，脉浮缓或弦紧。

治法：祛风散寒，温经通络。

方药：防风汤加减。防风 10g、茯苓 12g、秦艽 15g、葛根 12g、麻黄 10g、桂枝 10g、当归 10g、羌活 15g、甘草 4g、生姜 3 片、大枣 4 枚

加减：痛在上肢关节者，加白芷 12g、威灵仙 15g、川芎 10g；痛在下肢关节者，加独活 15g、牛膝 15g；以腰背关节为主者，加杜仲 15g、桑寄生 12g、续断 12g。

中成药：木瓜丸，祛风止痛片，寒湿痹颗粒。

分析：祛风散寒应与养血和血结合，切忌祛风过燥、散寒过峻，以免耗伤精血，致筋骨关节失养而病情缠绵。

2. 风湿痹阻证　居处潮湿，或涉水劳作，或汗后冲凉，风湿痹阻经络，气血不畅，发为行痹。

证候：肌肉关节游走性疼痛，局部肿胀重着，阴雨天尤甚，肌肤麻木不仁，或身微肿，小便不利，苔薄白或薄腻，脉濡缓。

治法：祛风除湿，通络止痛。

方药：蠲痹汤加减。羌活 15g、独活 10g、防风 10g、防己 10g、伸筋草 15g、川芎 10g、海桐皮 12g、桂枝 10g、海风藤 15g、白芷 10g、木香 10g、甘草 5g

加减：风甚加白花蛇 10g、山甲珠 10g；湿甚加薏苡仁 30g、苍术 6g；痛剧加川乌 12g，全蝎 4g；肢体麻木加路路通 10g、苏木 15g；上肢痛加威灵仙 15g、姜黄 10g；下肢痛加牛膝 12g、续断 10g；身肿者加泽泻 12g、茯苓 12g。

中成药：盘龙七片。

分析：祛湿与健脾结合，可明显提高疗效；燥湿不宜太过，以免伤阴。

3. 营卫不和证　起居失当，卫阳不固，腠理空疏，营卫不和，风邪入侵，正邪相争，气血失和，即发本病。

证候：肌肉关节疼痛，痛处不定，周身酸楚，肌肤不仁，恶风汗出，头项强痛，或发热微恶寒，舌淡红白，脉浮缓。

治法：调和营卫，祛邪通络。

方药：桂枝汤合玉屏风散加减。桂枝 10g、白芍 15g. 甘草 5g、生姜 3 片、大枣 4 枚、黄芪 12g. 防风 12g、白术 12g、秦艽 12g、海风藤 15g、独活 12g

加减：头项强痛加葛根 15g、羌活 15g；痛甚加全蝎 4g、细辛 3g。

中成药：天麻丸。

分析：营卫不和最易感受风邪，故药宜温服，药后覆被，调摄起居，其病向愈。

4. 血虚风痹证　产后血虚，或禀赋不足，或痹久伤脾化源不足，风邪乘虚而入，痹阻肌肉关节，发为本病。

证候：肌肉关节酸痛乏力，时轻时重，劳累后加重，肢体麻木或肌肉萎软，面黄少华，心悸气短，筋脉拘急，舌淡苔薄白或苔少，脉细弱。

治法：益气养血，舒筋通络。

方药：三痹汤或独活寄生汤加减。独活 15g、党参 12g、黄芪 15g、白术 10g、当归 10g、川芎 10g、白芍 12g、鸡血藤 15g、桂枝 10g、牛膝 12g、茯苓 12g、甘草 4g

加减：气血虚较甚加西洋参 10g、阿胶 10g、枸杞 10g；肝肾不足加女贞子 12g、墨旱莲 12、五加皮 10g；邪甚痛剧者加制川乌 10g、蜈蚣 4g、延胡索 12g。

中成药：痹祺胶囊，人参再造丸。

分析：此证宜扶正祛邪并用，扶正重于祛邪，忌动辄改方，应坚持守方治疗，根据病情适当加减。

5. 风痰阻络证　或素体痰盛，或脾虚痰浊内生，猝感风邪，风夹痰走窜，流注经络关节，痹阻气血，即成行痹。

证候：肌肉关节胀痛走窜，肢体麻木或有蚁行感，神倦多睡，或纳少恶心，舌淡红，苔薄腻，脉浮滑或弦。

治法：祛风逐痰，和络舒筋。

方药：指迷茯苓丸加减。姜半夏12g、茯苓12g、枳壳10g、风化硝6g、白芥子10g、木瓜15g、威灵仙12g、穿山龙15g、鸡血藤15g、制南星10g、地龙10g、甘草4g

加减：肢体麻木加伸筋草15g、路路通10g、乌梢蛇10g；疼痛较甚加制草乌12g、蜈蚣4g；神倦多睡加藿香10g、石菖蒲10g；胃脘不适加怀山药12g、白术10g。

中成药：瘀血痹颗粒，小活络丸。

分析：行痹实证经治不愈，可从痰论治，常有奇效。

以上各型，若出现身热、口渴、局部红肿灼热、舌红、苔黄、脉数等类似于热痹的证候表现，可在辨证基础上合用宣痹汤或四妙散，或参照热痹论治；如出现皮肤青紫、皮下结节、痛如针刺、舌有瘀斑、脉结等表现，加桃仁、红花、土鳖虫、穿山甲；当病程迁延，复感外邪，内舍其合，出现心、肾等病证时，可按相应病证进行辨证论治。

五、其他治疗

（一）单方验方

1. 养血祛风汤　当归10g、酒白芍10g、川芎10g、防风6g、秦艽10g.陈皮10g、桂枝5g、羌活5g、独活5g、松节10g。水煎服，日1剂，分2煎。适用于风寒、风湿痹阻证。行痹呈游走性疼痛，多由风邪所致。“治风先治血，血行风自灭”这是古代医家的临床经验，所以治风除用祛风药外，不定期要加养血药。根据“气为血帅”“血随气行”的道理，在应用血分药时，须加一二味气分药，才能使血分药发挥更大的作用。

2. 通痹汤　钻地风30g，防风、当归各12g，熟地黄、薏苡仁、鸡血藤各15g，桂枝、全蝎各9g，制乳香、制没药、生甘草各5g，每日早晚各1剂，水煎服。适用于风寒、风湿痹阻证。

3. 行痹验方　汉防己30g，麻黄6g，黄芪9g，每日1剂，用清水5碗煎成2碗，盛在暖水壶中作为饮料，随时进饮。适用于风寒痹阻证。

（二）针灸治疗

1. 毫针　上肢取曲池、合谷、大杼、列缺，下肢取阳陵泉、足三里、环跳、昆仑，浅束泻法，日1次，10次为1个疗程，适用于风寒痹阻证；先泻合谷、风池，次补复溜、然谷，配曲池、少商、涌泉等，日1次，5次为1个疗程，适用于营卫不和证；取大杼、曲池、肾俞、足三里、三阴交、昆仑等穴，深刺透穴，留针10～15分钟，酌情温针，日1次，10次为1个疗程，适用于脾肾两虚及气血两虚证。

2. 耳针　取肾、脾及患部相应压痛点，每次选1～2个穴，埋针3～5日，间日1次，3～5次为1个疗程，适用于风寒或风湿痹阻证。

3. 拔罐　取穴同毫针穴位，或取疼痛部位，用梅花针重手法叩击，少量出血，然后用闭火法拔罐，隔日1次，5～7次为1个疗程，适用于风寒、风湿痹阻证。

（三）外治法

1. 离子导入　将祛风、散寒、除湿中药如制川草乌、制乳香、制没药、威灵仙、羌活、独活、鸡血藤、海桐皮等，煎液浓缩萃取，制成含有中药有效成分的药物垫，运用中频脉冲治疗仪进行中药离子导入治疗，治疗部位可选关节局部或相关穴位。

2. 中药熏蒸　利用熏蒸治疗仪进行全身或局部中药熏蒸治疗。熏蒸方法：将中药放入熏蒸机煮药锅内，加水适量，以埋住药物而又不至于煮干为度，接通电源煮药，待汽箱内温度达40℃时，让患者裸体进入熏蒸机内. 头伸出机外，汽箱内温度控制在37～42℃，每次20～30分钟。每日1次，10日为1个疗程。局部熏蒸则将中药蒸汽作用于患处即可。熏蒸处方：五加皮30g，乳香25g，没药25g，松节30g，威灵仙30g，马钱子20g，苏木30g，生草乌30g，鸡血藤20g。有严重心肺疾病者忌用。

3. 中药外敷与洗浴

用药：川乌、草乌各20g，血竭15g，乳香、没药各25g，细辛10g，白芷25g，川芎15g，樟脑20g，山柰20g，透骨草20g。外敷：将上述药物制成粉末，用陈醋调和，每部位外敷50g，用白胶布固定，保留8小时，每日1次，5日1个疗程。洗浴：将上述药物加水2 500mL，煮沸后倒入盆中，将患处先熏后浸浴，每日1次，5日1个疗程。

另外，红外线、紫外线、激光、超声、磁疗、冰疗、泥疗、沙疗、温泉浴等治疗措施，均可酌情选用。

（四）饮食疗法

1. 苡米煲粥　用薏苡仁30～60g，加大米适量煮粥，调味服食，成、甜均可。适用于风湿痹阻证。（《世医得效方》）

2. 五加皮酒　以纱布2层包五加皮适量放入阔口瓶内，用米酒浸泡过药面，加盖密封3～4周后去渣，每天饮1～2次，每次15～30mL，或视各人酒量酌饮。适用于风寒、风湿痹阻证。（《本草纲目》）

3. 大枣人参汤　白参或西洋参10g，大枣5枚，放炖盅内隔水炖服，间日1次或每周2次，视病情而定。适用于精血亏虚证或气血两虚证。（《十药神书》）

4. 葱白粥　煮米成粥，临熟加入葱白，不拘时服，食后覆被微汗。适用于风寒痹阻证。（《饮食辨录》）

5. 姜葱羊肉汤　羊肉100g，大葱30g，生姜15g，大枣5枚，白醋30g，加水适量，做汤1碗，日食1次。适用于营卫不和证。（《痹病论治学》）

六、调摄护理

（一）调摄

（1）克服恐惧心理，了解疾病发生发展的规律，树立信心，积极治疗，保持良好心态，做到有病早治、正规治疗、按疗程服药。

（2）注意防寒保暖，避免涉水冒雨，防止感冒，保持居处环境及衣被干燥，勿下冷水，阴雨天及气候变化时应注意局部保暖。

（3）饮食宜清淡易于消化，忌肥甘厚味，有热象者忌酒及辛辣煎炸之品。

（4）急性发作期，关节肿胀、疼痛剧烈，应注意休息，不宜剧烈活动；疼痛缓解，病情稳定后，宜适当锻炼，增强体质，提高机体对气候、环境因素变化的适应能力，同时维护关节功能。

（二）护理

（1）向患者讲解行痹的发病规律、临床特点及防治知识，鼓励患者树立战胜疾病的信心，使其保持心情舒畅，积极面对疾病，及时治疗，并在不断沟通中使患者增强对医护人员的信任感。

（2）注意保持患者居处或病房通风、干燥、空气新鲜，衣被常晒太阳而保持干燥。对肢体功能障碍者，应多加照顾，防止跌仆外伤。对邪郁化热者应密切观察体温变化，以便做对症处理。

（3）营卫不和或外感风寒者，饮食可酌配温热性食物，如姜茶、生姜红糖汤等；有热者，可配冬瓜汤、绿豆汤、西红柿汤等；体质虚弱者可给予高蛋白、高热量饮食。注意饮食的调摄禁忌。

（4）交代药物的特殊煎服法，如先煎、后下、久煎等，注意密切观察药物疗效及毒副反应。

七、转归预后

营卫不和及风寒风湿痹阻证多见于行痹初期，证情较轻，较易治愈。因失治、误治或调摄不当，常可转成慢性。或风寒湿邪胶结，缠绵不已；或邪郁化热成风湿热痹。但若坚持治疗，调摄得当，仍可治愈。若素体虚弱，加之患病日久，或反复感邪，则易耗伤正气，而成气血亏虚或肝肾阴虚或脾肾阳虚证。

素体强壮，感邪轻者，易于治愈，预后较好；素体虚弱，感邪重者，不易治愈，预后较差。行痹的转归与预后除取决于患者正气的强弱与感邪的轻重之外，尚与治疗是否及时有关。治疗及时者，容易治愈；治疗不及时或误治者，则易转成慢性而缠绵难愈。

第二节　痛痹

一、概述

痛痹是因正气不足，风、寒、湿邪以寒邪为主侵袭人体，闭阻经络，气血运行不畅，而引起肌肉、筋骨、关节发生疼痛，痛有定处，疼痛较剧，得热痛减，遇寒痛重，肢体拘挛、屈伸不利等为主的病证。本病四季气候骤降时均可发生，多发于冬季，发病年龄以中年居多，女性多于男性。西医学的风湿性关节炎、类风湿关节炎、系统性红斑狼疮、硬皮病、多发性肌炎、坐骨神经痛、臂丛神经痛、增生性脊柱炎、颈椎病、跟痛症、骨性关节炎等多种风湿病病程中均可出现痛痹的临床特点，可参考本节辨证论治。

《内经》对痛痹已有精辟的论述。《素问·痹论》曰："风寒湿三气杂至，合而为痹也。……其寒气胜者为痛痹"。《素问·举痛论》曰："寒气客于经脉之中，与炅气相薄则脉满，满则痛而不可按"，又说"寒气客于脉外则脉寒，脉寒则缩蜷，缩蜷则脉绌急，绌急则外引小络，故猝然而痛"，进一步阐明寒主收引凝滞，致经脉缩蜷绌急拘挛而发急性疼痛。

二、病因病机

痛痹病因有内外正邪两类因素。外因多与气温骤降、寒凉涉水、触风冒雨、步履冰雪、久居寒湿环境等，致使风寒湿邪以寒邪为主侵人机体有关。内因则主要与脏腑阴阳失调、正气不足为决定性因素。其病机是正气亏虚，风寒湿邪以寒邪为主侵袭肌肉、关节、经络，气血痹阻而发生痛痹。

（一）正气虚衰

正气不足是痛痹发生的内在根据，是其本；而风寒湿邪杂至以寒为主是痛痹发生的外在条件，是其标。

1. 营卫不和　卫循脉外，营荣脉中，人体防御功能与营卫关系密切。营卫不和则腠理疏松，卫外防御功能失常，风寒湿邪乘虚侵袭，邪阻经络，凝滞气血而引发痛痹。

2. 气血不足　此病发病女性多于男性，与女子经、孕、产、乳的生理有关。女子以血为本，经、孕、产、乳等以血为用，皆易耗血，气血互存互生，不足则卫外不固，腠理疏松。若起居不慎，调摄失宜，风寒湿邪乘虚侵袭，留滞肌肤、筋脉、经络、关节，闭阻血脉而成痛痹。

3. 阴阳失调　各种原因导致的阴盛阳衰，必然引起脏腑功能低下或失调，进而影响营卫气血津液的生成，使正气虚衰，抗邪能力下降，外邪乘虚内侵而发为痛痹。另一方面，阳气虚衰，阴气偏盛，寒自内生，感受风寒湿邪，多从阴化寒而为寒湿痹。

4. 肝脾肾亏虚　肾为先天之本，藏精而主骨。肝为罢极之本，藏血而主筋。脾为后天之本，气血生化之源，主肌肉四肢。若先天不足或后天失养或久病大病之后，元气未复，或起居不节，房劳过度，或负重劳损，或妇人、产妇失血过多等，皆可损伤肝脾肾三脏，使肾精、肝血、脾气不足，肌肉筋骨失养，外邪乘虚而入，而生痛痹。

（二）外邪痹阻

《素问·痹论》曰："风寒湿三气杂至，合而为痹也……其寒气胜者为痛痹"，说明了外感风寒湿邪以寒气胜者为痛痹发病的外因。寒邪凝滞，湿性黏腻，同为阴邪最易相合，临床上寒湿痹阻亦是常见的病机与证候。

（三）痰浊瘀血

痰浊和瘀血既是病理产物，又是致病因素。饮食不节致脾失健运，聚湿生痰；或跌仆闪挫、外伤术后等，可致气血凝滞。痰瘀互结滞留局部，阻遏气血，肌肉筋脉失养，机体御邪功能低下，风寒湿邪乘虚侵袭而发痛痹。《医门法律·中风门》曰："风寒湿三痹之邪，每借人胸中之痰为相授，故治痹方中，多兼用治痰之药"。《儒门事亲》认为，痹症乃"胸膈间有寒痰之故也"，并指出："必先涌去其寒痰，然后诸法皆效"。临证所见痹与痰瘀相夹比单纯风寒湿痹更为复杂严重。另外，风寒湿痹病程日久导致脏腑经络功能失调，遂生痰瘀，痰瘀与风寒湿交阻相夹成为新的致病因素，进一步阻闭脉络、蓄滞于骨骱，出现骨节肿大、僵硬变形或剧痛难忍等症。《医学传心录》所说：“风寒湿气传入肌肤，流注经络，则津液为之不清，或变痰饮，或瘀血，闭塞隧道，故作痛走注”。《类证治裁·痹证》在论述痹病日久不愈时更明确地指出“必有湿痰败血瘀滞经络”。

三、诊断与鉴别诊断

（一）诊断要点

（1）本病多以肢体关节（颈、脊、腰、髋、肩、膝、肘、腕、踝、跖）疼痛、酸楚、麻木为主。

（2）腰脊、四肢关节及肌肉冷痛，以疼痛剧烈，痛处不移为特点。

（3）其痛遇寒痛重、得温痛减，局部皮色不红，肢体关节屈伸不利，形寒肢冷，昼轻夜重。

（4）舌质淡胖，苔薄白，脉弦紧。

（二）鉴别诊断

本病应与行痹、着痹、热痹、肌痹、脉痹等相鉴别。

四、辨证论治

（一）寒凝痹阻证

证候：肢体关节肌肉痛剧，遇寒痛增，得热痛减，痛处固定，昼轻夜重，甚则关节不能屈伸，痛处不红不热，形寒肢冷，舌淡苔白，脉弦紧。痛剧不移、得温痛减、遇寒痛重为本证辨证要点。

治法：温经散寒，通络止痛。

方药：乌附麻辛桂姜汤加减。制川乌 15g、熟附子 10g、干姜 10g、麻黄 10g、细辛 3g、桂枝 10g、甘草 6g。

加减：寒甚加制草乌 15g；痛偏上肢加羌活 15g、威灵仙 24g、千年健 15g；痛偏下肢加独活 15g、牛膝 18g、防己 24g；痛偏于腰加桑寄生 15g、杜仲 10g、续断 15g. 淫羊藿 15g。

中成药：寒湿痹颗粒，尪痹颗粒，坎离砂，附桂风湿膏。

分析：此证是因人体阳气不足，寒邪侵袭为患。寒为阴邪，性凝滞，主收引，寒邪阻遏气血，经脉拘挛则疼痛。遇寒冷则凝滞收引，疼痛加剧，肢节屈伸不利；遇热则寒凝暂散，气血又复流通温煦，故痛减症缓。寒邪伤阳，阳气不足则形寒肢冷，脉弦紧、舌淡苔白，也属寒凝。方用制川乌、熟附子、干姜温经散寒止痛，麻黄、细辛、桂枝疏风散寒，甘草调和诸药，共奏温经散寒、通络止痛之功。

（二）风寒痹阻证

证候：肢体关节冷痛，游走不定，遇寒痛增，得热痛减，局部皮色不红，触之不热，四肢拘急、关节屈伸不利，恶风畏寒，舌质淡黯，苔薄白，脉浮紧或弦缓。疼痛游走不定、遇寒痛增、得热痛减为本证辨证要点。

治法：祛风散寒，温经通络。

方药：乌头汤加减。制川乌 12g、麻黄 10g、黄芪 18g、白芍 15g、甘草 10g、蜂蜜 30g 加减：风胜加羌活 15g；痛以上肢为主加威灵仙 18g、川芎 10g；痛以腰背为主加杜仲 10g；痛以膝踝为主加独活 15g、牛膝 18g。

中成药：疏风定痛丸，伤湿止痛膏。

分析：风寒之邪侵袭肌体，闭阻经络、关节气血。风性善行，疼痛呈游走性。寒为阴邪，性凝滞主收引，使气血凝滞，阻遏更甚，故关节冷痛，屈伸不利，遇寒痛增。寒既属阴，故局部皮色不红，触之不热，恶风畏寒。舌质淡黯，苔薄白，脉弦紧或弦缓，为筋脉拘急风寒之征。方用川乌头、麻黄温经散寒，两药配合可搜剔入骨之风寒，为方中主药，辅以黄芪益气固卫，白芍养血，甘草、蜂蜜缓痛解毒。诸药相合，共奏祛风散寒，温经通络之效。本证亦可选用麻黄附子细辛汤加减；轻症可用《济生方》防风汤加减。

（三）寒湿痹阻证

证候：肢体关节冷痛重着，痛有定处，屈伸不利，昼轻夜重，遇寒湿痛增，得温热痛减，关节肿胀，舌质淡胖，苔白滑腻，脉弦滑或沉紧。关节冷痛重着，痛有定处为本证辨证要点。

治法：温经散寒，祛湿通络。

方药：附子汤加减。制附子 15g、白术 15g、白芍 15g、茯苓 15g、人参 10g、肉桂 10g、细辛 3g、川椒

10g、独活 15g、秦艽 15g。

加减：寒甚加制川乌 10g；湿重加薏苡仁 15g、苍术 15g。

中成药：寒湿痹颗粒，尪痹颗粒，强筋健骨丸，盘龙七片。

分析：风寒湿外邪致痹，寒湿邪偏重形成寒湿痹阻证。寒为阴邪，性凝滞主收引，主疼痛，气血经脉为寒邪阻遏，不通则痛，故关节冷痛；遇寒冷则凝滞加重，故遇寒痛甚屈伸不利，遇热则寒凝渐散，气血运行，故得热则痛减；湿为阴邪，重浊黏滞，阻碍气机，故肢体重着，痛处不移；寒湿日盛，留于关节，故关节肿胀；舌质淡黯、舌体胖嫩、苔白腻、脉弦紧或弦缓等皆为寒湿之象。方中重用附子温经扶阳，祛寒湿止疼痛；白术、附子相伍能温散寒湿；参、附同用温补元阳；芍药、附子同用能温经和营止痛；茯苓利水渗湿；以大辛大热之肉桂、细辛、川椒配附子温散重症寒湿；独活、秦艽以祛风除湿，和血通络。诸药合用，共奏温经散寒、祛湿通络之功。本证亦可选用桂附姜术汤加减。

（四）风寒湿痹阻证

证候：肢体关节冷痛沉重，痛处游走不定，局部肿胀，关节屈伸不利，遇寒痛增，得温痛减，恶风畏寒，舌质黯淡，苔薄白或白腻，脉浮紧或弦缓。肢体关节冷痛沉重，痛无定处，遇风寒加剧，得温则减，为本证辨证要点。

治法：疏风散寒，祛湿通络。

方药：蠲痹汤加减。羌活 15g、独活 15g、肉桂 10g、秦艽 15g、海风藤 15g、桑枝 15g、当归 10g、川芎 15g、乳香 6g、广木香 6g、甘草 3g、细辛 3g、苍术 15g

加减：痛甚加威灵仙 20g、防己 15g；风偏胜加防风 15g，秦艽增至 20g；寒胜加制附子 10g；湿胜加防己 15g、薏苡仁 20g、萆薢 15g。

中成药：祛风止痛片，蕲蛇药酒，木瓜酒，五加皮酒。

分析：风性善行，则疼痛游走不定。寒为阴邪，易伤阳气，阻遏气血，经络不通，故冷痛。湿性重浊，阻遏气机，则肢体困重。肢体冷痛、重着，痛处游走不定，舌淡黯、苔薄白、脉浮紧，为风寒湿痹阻证主要特点。方用羌活、独活、桑枝、秦艽、海风藤祛风宣痹；肉桂、细辛温经通阳；苍术健脾燥湿；乳香、木香、川芎、当归理气活血；甘草调和诸药。全方共奏祛风散寒、除湿通络之功。本证亦可选用羌活胜湿汤加减，或用《圣济总录》海桐皮汤（海桐皮、防己、炮附子、肉桂、麻黄、天冬、丹参、生姜、甘草）。

（五）痰瘀痹阻证

证候：痹病日久肌肉关节肿胀刺痛，痛处不移，关节变形，屈伸不利，肌肤紫黯，肿处按之稍硬、有硬结或有瘀斑，肢体顽麻，面色黯黧，眼睑浮肿，胸闷痰多，舌质紫黯有瘀斑瘀点，苔白腻，脉弦涩。关节刺痛、痛处不移、局部色黯肿胀有硬结瘀斑为本证辨证要点。

治法：活血行瘀，化痰通络。

方药：身痛逐瘀汤合二陈汤加减。桃仁 10g、红花 10g、川芎 6g、当归 10g、陈皮 15g、半夏 10g、茯苓 15g、没药 6g、五灵脂 10g、地龙 15g、秦艽 15g、羌活 15g、怀牛膝 18g、甘草 6g。

加减：痰留关节，皮下结节，加制南星 10g、白芥子 10g 以豁痰利气；如痰瘀不散，疼痛不已，加炮山甲 10g、白花蛇 1 条、蜈蚣 2 条、土鳖虫 10g，以搜风散结，通络止痛；痰瘀痹阻多损伤正气，若神疲乏力，面色不华，可加党参 18g、黄芪 24g；肢凉畏风冷者，加桂枝 10g、制附子 10g、细辛 3g、防风 10g 以温经通痹。

中成药：瘀血痹颗粒，大活络丸，小活络丹。

分析：痰瘀即瘀血与痰湿互结而成，二者交结留阻经络、关节、肌肉，故肌肉关节肿胀刺痛。痰瘀留于肌肤，则见痰核结节或瘀斑；深入筋骨，致骨变筋缩，久则关节僵硬畸形。痰瘀阻滞，经脉肌肤失荣. 故顽麻不仁，面色黧黑。舌质紫黯或瘀斑瘀点、脉弦涩为血瘀之象；目睑浮肿、胸闷痰多、困倦乏力、苔白腻，为痰湿为患。方用桃仁、红花、川芎、当归活血化瘀兼养血；二陈汤燥湿化痰；没药、五灵脂、地龙、香附活血祛瘀、理气通络；秦艽羌活祛风除湿通关节；羌活善祛上肢风寒湿，怀牛膝活血通络，引血下行，补肝肾强筋骨；甘草调和诸药。诸药合用，可治痹久不愈，痰瘀互结，疼痛不已。

（六）肝肾阴虚证

证候：腰膝酸软而痛，关节冷痛，关节肿胀甚至变形，屈伸不利，骨节烦痛，入夜愈甚，肌肤麻木，步履艰难，筋脉拘急，形体消瘦，口燥咽干，眩晕耳鸣，失眠，健忘，潮热盗汗，五心烦热，两颧潮红，男子遗精，女子经少或经闭，舌红少苔，脉细数或弦细数。腰膝酸软、五心烦热、关节肿痛、肌肤麻木是本证辨证要点。

治法：补肝益肾，强筋健骨。

方药：独活寄生汤加减。独活 15g、桑寄生 15g、杜仲 10g、怀牛膝 18g、秦艽 15g、防风 10g、细辛 3g、当归 10g、生地黄 15g、白芍 15g、人参 10g、茯苓 15g、川芎 6g、肉桂 10g、生姜 3 片、甘草 6g。

加减：疼痛甚加制川乌 10g、地龙 15g、红花 10g，以祛寒通络，活血止痛；寒邪偏重加制附子 10g、干姜 10g；湿邪偏重加防己 15g、苍术 15g、薏苡仁 15g。

中成药：尪痹颗粒，大补阴丸，龟鹿补肾丸，益肾壮骨胶囊。

分析：肾主骨藏真阴而寓元阳，为先天之本。肝主筋，司全身筋骨关节之屈伸。痹久伤阴，导致肾水亏虚，水不涵木，肝木风火消灼阴精，筋骨关节脉络失养，则见关节疼痛，肢体麻木，抽掣拘急，屈伸不利，行动困难。腰为肾府，肾阴不足，则腰酸无力。肝肾阴虚，脉络不荣，血脉不通，气血凝滞，则关节肿胀变形。昼阳夜阴，邪入于阴，正邪相争，故疼痛夜重昼轻。肝肾阴虚则生内热，故五心烦热，潮热盗汗，两颧潮红，失眠健忘，口燥咽干。肾水亏损，水不涵木而头晕目眩。舌红少苔或无苔，脉细数或弦细数，均为阴虚有热。方用独活辛温发散，祛风除湿，为治痛痹主药；桑寄生、杜仲、牛膝益肝肾，强腰膝，为辅药；秦艽、防风祛风湿止痹痛，细辛发散阴经风寒，搜剔筋骨风湿而止痛，当归、生地黄、白芍养血和血，人参、茯苓、甘草补气健脾扶助正气，共为佐药；更以川芎、肉桂温通血脉，生姜发散祛寒，为使药。诸药协同，使寒邪得祛，气血得充，肝肾得补。

（七）肝肾阳虚证

证候：腰膝酸软，关节冷痛，肿胀，屈伸不利，昼轻夜重，下肢无力，足跟疼痛，畏寒肢冷，面色㿠白，自汗，口淡不渴，毛发脱落或早白，齿松或脱落，面浮肢肿，夜尿频数，性欲减退，月经愆期量少，淡胖，苔白滑，脉沉弦无力。腰膝酸软而痛、畏寒、关节冷痛肿胀为本证辨证要点。

治法：温补肝肾，祛寒除湿，散风通络。

方药：消阴来复汤加减。鹿茸 6g、制附子 10g、补骨脂 15g、菟丝子 15g、枸杞子 15g、益智仁 15g、小茴香 10g、木香 10g、当归 10g、牛膝 18g、狗脊 10g、独活 15g、生姜 3 片、大枣 10 枚。

加减：寒重加制川乌 10g、制草乌 10g、麻黄 10g；湿胜加薏苡仁 15g、茯苓 15g、苍术 24g。

中成药：尪痹颗粒，滋补大力丸，参茸酒。

分析：肾藏精主骨生髓，肝藏血主筋，肝肾阳虚，髓不能满，筋骨失养，气血不行，痹阻经络，渐致关节疼痛、僵硬、屈伸不利。肾阳不足，温煦失司，致畏寒喜暖，手足不温。腰为肾府，肾阳不足，故腰膝酸软，下肢无力。足少阴肾经循足跟，肾虚经脉失养，致足跟酸痛。肝肾阳虚，精血失于温养，故性欲减退，月经愆期量少。舌体胖苔白滑，脉沉弦，为阳虚之象。方中以鹿茸温补肝肾、强筋骨为主药；制附子大辛大热，壮阳散寒通痹，通行十二经，补骨脂、菟丝子暖肝肾，牛膝、狗脊补肝肾固腰膝，独活祛风除湿而止痛’，共为辅药；枸杞子补血养精，益智仁散寒暖肾，小茴香暖下元，木香、当归行气养血活络，使气行血畅，共为佐药；生姜、大枣调和诸药为使药。诸药合用，共奏益肾养肝、强筋壮骨、散寒通痹之效。

五、其他治疗

（一）单方验方

1. 风痛散　马钱子、麻黄等量，同煮 4 ~ 6 小时，弃麻黄，取马钱子去皮、心，麻油炸至黄而不焦表面起泡时立即取出，擦去表面油，研末，装胶囊，每晚临睡前服 1 次，每次 0.3g，黄酒 1 匙或温开水送服，每 3 天加 1 次量，每次递增 0.3g，以出现轻微头晕和偶然抽搐为度，每次最多 0.9 ~ 1.2g。如抽搐较多，可多饮开水，如抽搐严重则用镇静药拮抗。适于风寒湿痹阻证。（上海市中医院方）

2. 金雀根汤　金雀根 30g，桑树根 30g，大枣 10 枚。治疗漏肩风、颈肩风、腿股风、鸡爪风等证属风寒湿痹阻证者。（上海民间单方）

3. 海风藤 24g，地龙 12g，炮山甲 9g，木瓜 15g，乌梢蛇 9g，威灵仙 15g，制南星 9g，橘红 9g，独活

12g，水煎服。适用于痰瘀痹阻证。

（二）针灸治疗

1. 毫针

主穴：关元、肾俞、大椎、足三里、阳陵泉、丰隆、三阴交、夹脊穴，每次选用3 ~ 4个。配穴：肩关节取肩髎；肘、腕、掌指关节取曲池、尺泽、内关、外关、合谷；膝关节取梁丘、犊鼻、内膝眼；跖趾关节取昆仑、太溪、丘墟、解溪、承山。疼痛部位可配阿是穴。宜温针、艾灸。

2. 耳针　取心、肺、脾、肝、肾穴，配病变相应部位针刺，间日1次，3 ~ 15次为1个疗程。

3. 灸法　上述毫针处皆可加艾灸，亦可取阿是穴，艾条灸15 ~ 20分钟（预防烫伤），10次为1个疗程。

4. 拔罐　根据患病部位，选用大小相宜的火罐，在疼痛部位进行操作，可用3 ~ 5个火罐，每次留罐5分钟。

5. 刺血　取委中、委阳、足临泣或患肢静脉血管较明显处的有关穴位1 ~ 3个，用三棱针刺入穴位部小静脉使其自然出血，每1 ~ 2周治疗1次，3 ~ 5次为1个疗程。

6. 穴位注射

（1）野木瓜注射液，每次用2 ~ 4mL，按针灸穴位或阿是穴分别注射。

（2）复方当归注射，每次用5 ~ 10mL，每穴可注入2 ~ 4mL，每日或隔日1次。

（三）推拿疗法

1. 点穴　背部可点大椎、肝俞、脾俞、肾俞、关元、八髎、秩边；下肢可点环跳、承扶、殷门、委中、承山、昆仑、髀关、伏兔、鹤顶、膝眼、足三里、三阴交、绝谷、太溪、内庭；上肢可点肩井、肩贞、曲池、外关、合谷。均用强刺激手法，然后停留镇定手法。

2. 推拿　背部用捏脊舒筋法，自八髎开始，沿夹脊两线上至大椎，推捏3遍，再沿膀胱经各推捏3遍，四肢可采用按、揉、推、攘、提、旋转、扇打、臂叩、归挤、捋等手法，刚柔并用，以深透为主。以上二法可相结合。此外，用特定的电磁波治疗器（又名TDP治疗器、神灯）照射患病部位，每次30 ~ 40分钟，每日1次，10次为1个疗程。

（四）外治法

1. 熏洗法

（1）海桐皮、桂枝、海风藤、路路通、宽筋藤、两面针各30g，水煎，趁热熏洗关节，每日1 ~ 2次，每次20 ~ 30分钟。（《实用中医内科学》）

（2）花椒、透骨草各9g，艾叶30g，水煎，利用其热气先熏后洗患处，每日1次。

（3）川、草乌各20g，白芷50g，伸筋草60g，羌、独活各50g，透骨草60g，细辛10g，川芎30g，桂枝30g，威灵仙60g，水煎，熏洗，每日2 ~ 3次，每次15分钟，5 ~ 10天为1个疗程。（贵阳中医学院附院方）

2. 外搽法

（1）蜂生擦剂，蜂房（洗净，扯碎，晾干）180g，生川乌、生草乌、生南星、生半夏各60g，以60%乙醇溶液1 500mL浸泡2周，去渣，用200mL之瓶分装。以药棉蘸药液搽关节肿痛处，每天3 ~ 4次，有消肿止痛之效。

（2）用红灵酒揉搽患肢，每日20分钟，日2次。

3. 贴敷法

（1）附子、干姜、吴茱萸等分研粉，蜜调敷足底涌泉穴，每日1次。用于寒凝证。

（2）伤湿止痛膏、痛贴灵、附桂风湿膏贴患处。

（3）寒痛乐外敷局部。

4. 离子导入　干姜、桂枝、赤芍、当归各2g，羌活、葛根、川芎、海桐皮、姜黄、乳香各6g，分袋装约25cm×15cm，每袋9 ~ 12g，封口置蒸锅内加热至气透出布袋，取出降温至40 ~ 42℃，热敷患处加直流电导入。

（五）饮食疗法

1. 世胜酒　黑芝麻炒20g，薏苡仁炒10g，生姜15g，绢袋装，酒500mL，浸3 ~ 7日，每次服

25mL，空腹临卧温服。

2. 薏米粥　生薏苡仁多于白米 2 ~ 3 倍，先将薏苡仁煮烂后入白米粥。（《饮食辨录》）

3. 鹿茸酒　鹿茸 3 ~ 6g，山药 30 ~ 60g，白酒 500g。将鹿茸、山药浸泡在酒中，封固 7 天后饮用，每次 1 小盅。（《本草纲目》）

六、调摄护理

（一）调摄

（1）本病多病程长，病情缠绵，要劝患者坚持治疗，保持身心愉快，勿神躁情急。

（2）坚持锻炼，可打太极拳、舞太极剑、做广播操及散步等，原则是循序渐进。

（3）注意保暖，避免过劳，防风寒，避潮湿。

（4）加强营养，不过食肥腻食品。

（二）护理

（1）急性期及病情较重时，以休养为主，尽量减少活动。

（2）居处干燥、向阳、空气新鲜，被褥干燥，暖温。勿在风口阴凉处睡卧。

（3）洗脸洗手宜用温水：洗脚时热水应没至踝上，促进下肢血流畅通。

（4）汗出者干毛巾擦拭，及时换衣。

（5）髋、膝、踝关节变形者，要注意防止跌仆。

七、转归预后

痛痹的转归与预后取决于患者正气的强弱和感邪的轻重。素体强壮，正气不虚，感邪轻者，易于治愈，预后好。素体虚弱，正气不足，感邪重者，则不易治愈，预后较差。转归、预后与发展缓急与是否及时诊断治疗关系密切。起病急者，易早发现，治疗及时，常可痊愈；起病缓者，正虚为主，诊断困难，治疗常不及时，病情缠绵，预后较差。

风寒痹阻证、寒凝痹阻证、寒湿痹阻证及风寒湿痹阻证等多见于痛痹初中期，证多属实，治护得法，可寒祛病除，失治误治则病缠绵难愈，或转为痰瘀痹阻证或肝肾亏虚证。痰瘀痹阻证多为痛痹中晚期，常由痛痹之初、中期迁延不愈而成，病情顽重，需较长时间治疗方能治愈，否则累及肝肾，成为肝肾阴虚证或肝肾阳虚证。

肝肾阴虚或肝肾阳虚证多由素体虚弱或其他痛痹后期转变而成，为久病及脏，已值痛痹中晚期，治宜滋补肝肾为主或温补肝肾为主兼通痹止痛。此类病证日久根深，预后较差，精心治疗后病情可好转。

若日趋严重，则可成阴阳俱虚危候。

病程中，痛痹诸证可交叉出现。寒凝与血瘀，寒湿与痰浊，肝肾阴虚与痰瘀，肝肾阳虚寒凝与痰瘀均可交叉或相兼出现。证虽相兼或交叉，临证仍须明辨主次。

第三节　尪痹

尪痹其起病缓慢，反复迁延不愈，多因感受风寒湿邪而反复发作。初起多以小关节呈对称性疼痛肿胀，好发于指关节或背省、晨僵，活动不利；病久受累关节呈梭形肿胀、压痛拒按. 活动时疼痛；后期关节变形僵直，周围肌肉萎缩。舌淡胖，苔白消、脉沉纫。血查类风湿因子阳性，发作期血沉增快。X 线摄片可见骨质疏松改变等。本病属西医的类风湿性关节炎，中医辨证旦有风寒湿阻、风湿热郁、痰淤互结、肾虚寒凝、肝肾阴虚、气血专虚等证型，但常相万兼杂。临床所见，以肾虚、风、寒、湿、痰、淤兼杂致病者居多。故治宜祛风散寒除湿，益肾化痰祛淤。

（一）病因病机

中医对类风湿关节炎病因的认识最早见于《素问·痹论》，指出：“风、寒、湿三气杂至，合而为痹，其风气胜者为行痹，寒气胜者为痛痹，湿气胜者为著痹也。”外邪为痹证发病的主要外因。正气不足是痹证发病的内在因素，如《灵枢·百病始生》中曰：“风雨寒热，不得虚，邪不能独伤人。”

1. 外感邪气，经络痹阻　或因饮酒当风，或汗出入水，或坐卧湿地，或行立寒水，或病后体虚，或饥饿劳役，风邪乘之，或冲寒冒雨，露卧当风，寒邪袭之，或身处湿处，湿气袭人等，均可使风寒湿热之邪乘虚入侵，气血痹阻而发病。风为阳邪，善行数变，游行全身，遂致游走性关节痛。寒为阴邪，其性凝滞收引，使营卫气血阻滞不行，经络拘急，筋骨不利，疼痛难忍。湿为阴邪，其性黏滞重着，留滞经络关节，阻遏气血，涩滞难愈。正如《素问·痹论》云：“所谓痹者，各以其时复感于风寒湿之气也。”热邪致病，每因感于阳热之邪，或素体阳盛，又感风寒湿之邪，郁而化热，湿热搏结，阻滞经络关节，不通则痛，正如清代尤怡《金匮翼·热痹》曰：“热痹者，闭热于内也……脏腑经络先有蓄热，而复遇风寒湿气客之，热为寒郁，气不得通，久之寒亦化热，则㿏痹熻热而闷也。”

2. 痰瘀痹阻，骨节侵蚀　风寒湿热之邪内犯人体，气血经脉运行不畅，而成瘀血，加之痹证日久，五脏气机紊乱，升降无序，则气血逆乱，亦成瘀血。痰浊与瘀血，相互影响，相互作用，相互加重，而成恶性循环，使痰瘀互结。痰瘀流注关节日久，形成顽痰败血，聚而成毒，腐蚀关节，造成关节肿大变形，顽固难愈。正如《医级·杂病》云：“痹非三气，患在痰瘀。”

3.正气不足，筋骨失养　禀赋不足，肝肾素虚或房劳过度，肾精耗竭；或饮食不节，起居失调，脾气受损，化源不足，气血亏虚，均可导致“气主煦之”“血主濡之”的功能不足，经脉关节失于气血濡养，导致不荣则痛。正如《伤寒论》曰：“寸口脉微而涩，微者卫气不行，涩者荣气不逮。营卫不相将，三焦无所仰，身体痹不仁。”此外，正气不足更易使外邪乘虚而入，导致邪盛正虚的难治型痹证。正如《诸病源候论·风痹候》曰：“痹者……由人体虚，腠理开，故受风邪也，病在阳曰风，在阴曰痹。”

察赋不足，素体气虚，或饮食不节，起居失调，引起气血不足，肌肤失养，腠理空虚，卫外不固，外邪易于入侵，阻塞气血经络，留注于经络、关节、肌肉，而致本病。也可以因房劳过度内伤肾气，精气日衰，则邪易妄入，又因过逸之人，缺少锻炼，正气渐虚，筋骨脆弱，久致肝肾虚损，气虚血亏，后天失于濡养，稍有外感，邪易乘虚而入，与血相搏，经络不畅，痰瘀内生，流注关节而成痹证。一总之，正虚是致痹的内在原因，邪侵是致痹的重要条件，不通是发病的病理关键，不荣是本病的必然结果。在疾病发展过程中，邪随虚转，证分寒热。病位在关节、筋脉、肌肉，迁延不愈，内舍五脏六腑，其中又以肝、脾、肾受损为主。

（二）鉴别诊断

痹证与痿证相鉴别：痹证是由风、寒、湿、热等病邪引起，以肢体关节肌肉疼痛或屈伸不利等为主症的一类病证。痿证是指肢体筋脉弛缓、软弱废用的病证。两者都有肢体关节活动不利等症状。它们的鉴别要点主要是痛与不痛，痹证是以肢体关节肌肉疼痛为主，痿证则是肢体筋脉废萎不用，无疼痛症状。其次痹证是由疼痛而导致的肢体关节屈伸不利，痿证是由于肌肉萎缩而导致的肢体活动无力。痹证后期也可有肌肉萎缩，是因疼痛而致活动不利，长期不用而成萎，痿证是病起之初即有肌肉萎软无力的症状。

（三）辨证要点

本病的辨证要点，一是辨明病邪的性质，二是辨明病性的虚实。临床上疼痛游走不定者为行痹，属风邪偏胜；疼痛剧烈，痛有定处，遇寒加重者为痛痹，属寒邪偏胜；肢体关节酸楚、重着、疼痛者为着痹，属湿邪偏胜；关节红、肿、热、痛甚者为热痹，属热邪偏胜；关节肿胀明显，或肿胀反复发作，或有皮下结节者为痰；痹证迁延不愈，关节肿胀、僵硬变形，肌肤紫暗或有瘀斑者属瘀。一般来说，痹证属风、寒、湿、热之邪者为实证；痹证日久，耗气伤血，筋骨失养，致肝肾不足者属虚。病至后期可出现痰瘀互结或肝肾亏虚，甚则阴损及阳等虚实夹杂之证。

（四）治疗原则

痹证以风、寒、湿、热、痰、瘀、虚为基本病机，治疗时应以祛邪通络为基本大法，分别采取祛风、散寒、除湿、清热、化痰、逐瘀、补虚等方法。治疗过程中还要注重养血活血，正所谓“治风先治血，血行风自灭”；散寒兼以温阳，除湿加以健脾；痹证后期还要重视扶正，补肝肾、益气血。

（五）辨证论治

1. 风湿痹阻证

（1）症状：关节肌肉疼痛、重着，痛处游走不定，恶风，发热，或头痛，或汗出，肌肤麻木不仁。

舌质淡红，苔薄白或薄腻，脉浮缓或濡缓。

（2）证候分析：由于禀赋不足，素体虚弱，或汗出当风，或冒雨涉水，风湿之邪侵袭肌表，闭阻经络关节而发本病。风性善行而数变，湿邪重着而黏滞，故风湿邪气致病，关节肌肉疼痛重着，痛处游走不定；风胜则卫气不固，营卫失和，则恶风，汗出，头痛；风湿相搏，气血失和则肌肤麻木不仁。舌淡红，苔薄白，脉浮缓为风邪之征；苔薄腻，脉濡缓为湿胜之象。

（3）治法：祛风除湿，通络止痛。

（4）方药：羌活胜湿汤加减（《内外伤辨惑论》）。羌活 10g，独活 10g，防风 12g，姜黄 10g，威灵仙 15g，鸡血藤 30g，当归 10g，川芎 10g，木瓜 15g，甘草 6g，秦艽 20g。

（5）方解：方中以羌活、独活、防风祛风除湿通络；秦艽祛风湿，止痹痛；姜黄、威灵仙、鸡血藤通经络；辅以当归、川芎活血化瘀；木瓜舒筋止痛，并以甘草调和诸药。

（6）加减：若发热明显者，加生石膏 30g、知母 10g、青蒿 30g；大便溏薄者，加炒苡米 30g、白术 15g；关节疼痛明显者，加乳香 6g、没药 10g。

（7）中成药：祖师麻片，每次 3 片，每日 3 次。盘龙七片，每次 4 片，每日 3 次。

2. 寒湿阻络证

（1）症状：关节冷痛而肿，遇寒痛增，得热痛减，关节屈伸不利，口淡不渴，恶风寒，阴雨天加重，肢体沉重。舌质暗淡，苔白，脉弦紧。

（2）证候分析：由于素体阳虚，卫阳不固，寒湿邪气入侵，阻滞经络，凝滞关节而发病。寒为阴邪，其性凝滞，主收引，受寒则血气凝而留滞，经脉不通，故关节疼痛，遇寒痛增，遇热则减；湿性重着黏滞，流注关节经络，故肢体沉重，屈伸不利。舌暗淡，苔白，脉弦紧等为寒湿之象。

（3）治法：温经散寒，除湿通络。

（4）方药：乌头汤加减（《金匮要略》）。炙川乌 10g，附子 10g，细辛 3g，秦艽 20g，白芍 15g，防风 12g，当归 15g，甘草 6g，羌活 10g，黄芪 15g，姜黄 10g，杜仲 10g，忍冬藤 30g。

（5）方解：川乌、附子、细辛温阳散寒，以解表里之寒凝；羌活、防风祛风散寒，胜湿止痛；秦艽、姜黄、忍冬藤通络止痛；杜仲补肝肾，强筋骨；黄芪益气健脾，升阳固表；当归、白芍活血养血，敛阴止痛，甘草缓痛解毒。

（6）加减：恶寒无汗者，加麻黄 6g、桂枝 110g；关节肿胀明显者，加汉防己 15g、海桐皮 20g；疼痛夜甚，屈伸不利者，加丹参 30g、海风藤 30g、伸筋草 15g。

（7）中成药：风湿骨痛胶囊，每次 4 粒，每日 2 次。

3. 湿热瘀阻证

（1）症状：关节红肿热痛，发热，晨僵，口渴或渴不欲饮，汗出，小便黄，大便干。舌质红，苔黄厚、腻，脉滑数或弦滑。

（2）证候分析：多因素体阳盛，内有郁热，或外感湿热之邪，或感受风寒湿邪，郁久化热，湿热搏结，壅滞经络关节，不通则痛，发为本病。热为阳邪，阳盛则热，熏蒸津液，故见关节肿痛而热，发热，汗出，小便黄，大便干；湿为阴邪，重着黏滞，湿胜则肿；湿热交阻于内，故口渴而不欲饮。舌质红，苔黄厚腻，脉滑数或弦滑均为湿热之象。

（3）治法：清热祛湿、活血通络。

（4）方药：宣痹汤合玉女煎加减（《温病条辨》、《景岳全书》）。防己 10g，蚕沙 10g，薏苡仁 20g，赤小豆 10g，连翘 15g，滑石 15g，秦艽 20g，地龙 15g，鸡血藤 30g，石膏 30g，知母 10g，生地 10g，牛膝 15g，麦冬 20g。

（5）方解：方中用防己以清热利湿，通络止痛；蚕沙、薏苡仁、赤小豆利水渗湿；连翘、滑石以清热除湿；石膏、知母、生地、麦冬清热养阴；秦艽、地龙、鸡血藤、牛膝祛风湿通经络。诸药合用，有清热利湿、通络止痛之功。

（6）加减：热象明显者，加羚羊角 15g、丹皮 15g、赤芍 20g；口渴者，加石斛 20g、芦根 30g；大便秘结者，加生大黄 10g、虎杖 20g。

（7）中成药：新癀片，每次3片，每日3次。

4. 痰瘀痹阻证

（1）症状：关节肿胀刺痛，或疼痛夜甚，关节屈伸不利，皮下硬结，关节局部肤色晦暗，肌肤干燥无光泽，或肌肤甲错。舌质紫暗，有瘀点或瘀斑，苔腻，脉沉细涩。

（2）证候分析：外邪侵犯或脏腑功能失调，致水湿内停，聚而成痰；血流不畅，凝滞成瘀。痰瘀互结，留滞经络、关节而发病。痰瘀为有形之邪，滞于关节经络，则关节肿胀刺痛，夜间痛甚。流注皮肤，则见肤色晦暗，皮下硬结。阻滞经络，气血运行不畅，皮肤失养，则肌肤干燥，或肌肤甲错。舌质紫暗，有瘀点或瘀斑苔腻，脉沉细涩为痰瘀之象。

（3）治法：涤痰祛瘀，搜剔经络。

（4）方药：涤痰蠲痹汤加减（《实用中医风湿病学》）。皂角刺12g，白芥子15g，胆南星10g，半夏10g，茯苓110g，当归15g，川芎10g，穿山甲8g，地龙20g，鸡血藤30g，白花蛇舌草30g，三棱10g，莪术10g。

（5）方解：方中皂角刺活血逐瘀，白芥子涤痰散结并为君药；胆南星、半夏、茯苓、白花蛇舌草化痰散结，燥湿解毒；川芎、当归、穿山甲、地龙、鸡血藤、三棱、莪术活血逐瘀，通络止痛。诸药合用共奏化痰散结、活血祛瘀之功。

（6）加减：皮下结节者，加夏枯草15g、牡蛎20g、大贝10g；肌肤甲错者，加土鳖虫10g、丹参30g、没药10g。

（7）中成药：独一味胶囊，每次3粒，每日3次。

5. 气虚血瘀证

（1）症状：关节疼痛，倦怠乏力，汗出，畏风，关节局部有硬节、瘀斑，或关节畸形，屈伸不利。舌质黯淡，有瘀斑或瘀点，苔少，脉沉涩或沉细无力。

（2）证候分析：疾病迁延日久或年迈体弱，正气不足，气虚不能运血，血停为瘀而发病。倦怠乏力，汗出，畏风为气虚之象；气虚血瘀，瘀阻经络，不通则痛，故关节疼痛；瘀血停滞关节局部，痹阻筋骨，则关节出现硬结、瘀斑，甚则关节畸形，屈伸不利。舌质黯淡，有瘀斑或瘀点，苔少，脉沉涩或沉细无力则为气虚血瘀之象。

（3）治法：益气养血，活血通络。

（4）方药：圣愈汤加减（《兰室秘藏》）。黄芪15g，当归10g，桂枝10g，白芍15g，生地20g，川芎10g，桃仁10g，红花10g，牛膝15g，羌活10g，防风10g。

（5）方解：方中用黄芪补气固表；当归活血，与黄芪合而为当归补血汤，具有良好的气血双补的作用；桂枝通阳活络，配芍药以调和营卫；改熟地为生地与川芎、桃仁、红花合用，加强活血作用；牛膝、羌活、防风祛风湿通经络，共凑益气养血、活血通络之功。

（6）加减：倦怠乏力明显者，加太子参15g、白术20g；腰痛耳鸣者，加山萸肉20g，枸杞子15g；纳呆食少者，加焦三仙30g、甘松15g。

（7）中成药：痹祺胶囊，每次4粒，每日3次。

6. 肝肾亏虚证

（1）症状：关节疼痛或酸痛，屈伸不利，晨僵，关节畸形，腰膝酸软，头晕目眩，五心烦热，咽干，潮热。舌质红，苔少，脉沉细涩。

（2）证候分析：或因素体肝肾不足，或因痹久伤阴，在痹病发病之初和痹病后期皆可见肝肾阴虚之象。肾主骨，肝主筋，肝肾之阴不足，筋骨失养，而见关节肿胀畸形，屈伸不利；虚火内旺，而见关节灼热疼痛；肝肾阴虚，可见腰膝酸软；肝体阴而用阳，肝阴不足，肝阳上亢可见头晕目眩；入夜阳人于阴，蒸腾阴液，可见盗汗；虚火扰心而失眠。舌红，少苔，脉细数为肝肾阴虚之象。

（3）治法：补益肝肾，通络止痛。

（4）方药：独活寄生汤加减（《备急千金要方》）

独活10g，防风10g，秦艽15g，寄生20g，杜仲15g，牛膝10g，当归12g，川芎10g，白芍20g，生地

10g，党参 15g，茯苓 10g，桂枝 6g，甘草 6g。

（5）方解：独活、秦艽、防风、细辛，祛风除湿，散寒止痛；杜仲、牛膝、寄生补肝肾，强筋骨，祛风湿；当归、熟地、白芍、川芎养血和血；人参、茯苓、甘草补气健脾；桂枝温通血脉。诸药合用共奏祛风湿、止痹痛、补肝肾、益气血之功。

（6）加减：五心烦热者，加鳖甲 15g、青蒿 20g、知母 12g；关节疼痛者，加乌蛇 20g、青风藤 30g、没药 10g。

（7）中成药：金天格胶囊，每次 4 粒，每日 3 次。益肾蠲痹丸，每次 8g，每日 3 次。

（六）调摄护理

1. 生活起居　患者应该避免潮湿与受寒，随气温变化增减衣物，预防感冒。炎热季节，切不可长时间置于空调环境中，还要避免汗出当风。在疾病活动期，适当卧床休息。

2. 饮食调摄　该病患者常有营养不良，饮食应保证足够的热量、蛋白质及维生素，补充钙质。避免过食生冷，伤及脾胃。若患者有发热、皮疹、咽喉肿痛等，忌食肥甘厚味、辛辣刺激之品。

3. 精神调护　该病属慢性疾病，迁延难愈，易反复发作。因此要帮助患者减轻精神负担，正确对待疾病，保持乐观的情绪，既不要意志消沉，也不要焦虑急躁。

4. 姿态护理（体位护理）　姿势动态异常往往会影响患者今后的活动功能及生活与工作。姿态护理的目的是纠正患者不良的姿态、体位，有利于恢复健康。患者由于肢体麻木、疼痛、屈伸不利、僵硬等情况，常常采取种种不正确的姿态和体位，以图减轻疼痛。因此在护理时，患者的坐、立、站、行走、睡眠等姿态均须注意，及时纠正。如在睡眠时为减轻疼痛，在膝下垫枕头，日久则关节屈曲畸形；如手关节由于疼痛、晨僵等原因，在无明显肿胀的情况下不注意功能锻炼，关节活动受限，最终丧失功能。

5. 功能锻炼　患者应该进行功能锻炼，从而避免关节强直、功能障碍及肌肉萎缩，并能增强体质，提高机体抵抗力。锻炼形式多种多样，如做操、慢跑、打拳、气功等，也可借助器械进行锻炼。初期从小运动量开始，循序渐进，并持之以恒。

（七）医家经验

1. 焦树德　焦树德将痹证常规分为风痹、寒痹、湿痹、热痹、

尪痹五大临床类型，认为风寒湿三气杂至合而为痹，自拟"治痹汤"为基本方治疗三种痹证，方药组成：制附片、桂枝、羌活、独活、寻骨风、海桐皮、千年健、威灵仙、当归、白术、甘草、粉防己。但要谨守病机，随证加减，风邪胜可加重祛风之品，湿邪胜可加重利湿燥湿之品。

尪痹除有关节疼痛、肿胀、沉重及游走性疼痛等风寒湿痹共有的症状外，还具有病程较长，疼痛多表现为昼轻夜重，痛发骨内的特点，古人称之为"其痛彻骨，如虎之啮"。他将尪痹分为以下五种类型：肾虚寒盛证、肾虚标热轻证、肾虚标热重证、肾虚督寒证、湿热伤肾证。尪痹的治疗大法以补肾祛寒为主，辅以化湿散风，养肝荣筋，祛瘀通络。

根据治病法则的要求，拟定以下五方，随症加减治疗。

（1）补肾祛寒治尪汤：川续断 12 ~ 20g，补骨脂 9 ~ 12g，熟地黄 12 ~ 24g，淫羊藿 9 ~ 12g，制附片 6 ~ 12g（15g 以上时，需先煎 20min），骨碎补 10 ~ 20g，桂枝 9 ~ 15g，赤白芍各 9 ~ 12g，知母 9 ~ 12g，独活 10 ~ 12g，防风 10g，麻黄 3 ~ 6g，苍术 6 ~ 10g，威灵仙 12 ~ 15g，伸筋草 30g，牛膝 9 ~ 15g，松节 15g，炙山甲 6 ~ 9g，地鳖虫 6 ~ 10g，炙虎骨 9 ~ 12g（另煎兑入）。

（2）加减补肾治尪汤：生地 15 ~ 20g，川续断 15 ~ 19g，骨碎补 15g，桑寄生 30g，补骨脂 6g，桂枝 6 ~ 9g，白芍 15g，知母 12g（酒炒），黄柏 12g，威灵仙 12 ~ 15g，炙山甲 9g，羌独活各 9g，红花 9g，制附片 3 ~ 5g，忍冬藤 30g，络石藤 20 ~ 30g，地鳖虫 9g，伸筋草 30g，生薏米 30g。

（3）补肾清热治尪汤：生地 15 ~ 20g，川续断 15g，地骨皮 10g，骨碎补 15g，桑枝 30g，赤芍 12g，秦艽 20 ~ 30g，知母 12g，炒黄柏 12g，威灵仙 15g，羌独活各 6 ~ 9g，制乳没各 6g，地鳖虫 9g，白僵蚕 9g，蚕沙 10g，红花 10g，忍冬藤 30g，透骨草 20g，络石藤 30g。

（4）补肾强督治尪汤：熟地 15 ~ 20g，制附片 10 ~ 20g，金狗脊 20 ~ 40g，鹿角胶 9g，骨碎补 15 ~ 20g，羌活 12g，独活 10g，川断 15 ~ 18g，杜仲 15g，桂枝 15g，赤白芍各 12g，知母 15g，地鳖虫 6 ~ 9g，

白僵蚕 9 ~ 12g，防风 12g，麻黄 3 ~ 6g，炙山甲 9g，怀牛膝 12 ~ 15g，伸筋草 20 ~ 30g。

（5）补肾清化治尪汤：骨碎补 15 ~ 20g，川断 10 ~ 20g，怀牛膝 9 ~ 12g，黄柏 9 ~ 12g，苍术 12g，地龙 9g，秦艽 12 ~ 18g，青蒿 10 ~ 15g，稀莶草 30g，络石藤 30g，青风藤 15 ~ 25g，防已 10g，威灵仙 10 ~ 15g，银柴胡 10g，茯苓 15 ~ 30g，羌独活各 9g，炙山甲 6 ~ 9g，生薏米 30g。

2. 朱良春

（1）朱良春的虫类药经验：朱良春认为，痹证日久，绝非一般祛风、除湿、散寒、通络等草木之品所能奏效，必须借血肉有情之虫类药，如土鳖虫、僵蚕、露蜂房、乌梢蛇、全蝎、蜈蚣同用，起协同加强之功，这是朱良春治疗顽痹的一大特点。虫类药不仅具有搜剔之性，而且均含有动物异体蛋白，对机体的补益调整有其特殊作用，特别是蛇类药，具祛风镇静之功，能缓解因痹证病变引起的拘挛、抽搐、麻木等症。

（2）朱良春的临床经验

①朱良春治疗顽痹首重益肾壮督，而益肾壮督首重温阳，常谓“阳衰一分，则病进一分，阳复一分，则邪却一分”。朱良春在温阳为主时常用的药对是桂枝、附子；川乌、桂枝；附子、北细辛；附子、苍术；附子、薏苡仁。桂枝配附子乃取《伤寒论》“桂枝附子汤”之意，有温经、散寒、祛风、除湿之功，桂枝散表寒以通阳化湿，附子温经络以逐寒祛湿。乌头配桂枝，取《金匮要略》“乌头桂枝汤”之意，桂枝温里温外，其力虽弱，得乌头则力大，乌头得桂枝，不但温里之功强，且除寒、开痹、散表之功宏。附子配细辛，一为温肾助阳，一为温经散寒，且解表宣通力大，乃有扶阳之中促助解表，解表之中顾护阳气之妙。湿盛则阳衰，水盛则火衰，故祛湿温阳并举，乃用附子、苍术为对，附子、薏苡仁配对。朱良春治湿痹常用大剂量薏苡仁配对，温阳利湿以除痹。朱良春指出，“益肾壮督”包含两个含义，一是补益肝肾精血，二是温化肾督阳气，阴充阳旺，自可驱邪外出，也可御敌不致再侵。

②朱良春治痹注重分期论治，初宜峻猛，中则宽猛相济，末宜宽缓取胜。分型论治以益肾壮督贯穿始终，尤其注重治风先理血，每在益肾壮督的同时配合养血祛风，宣痹定痛。药对常用黄芪、当归；丹参、鸡血藤；生白芍、甘草；穿山龙、徐长卿；寻骨风、骨碎补。偏风加独活、海风藤。偏寒加制草乌、川乌，乃因二乌虽皆温散定痛之药，但川乌力缓而效持久，草乌效速而不耐久，两者并用则速效而，久。偏湿者选加羌活、独活为对或乌梢蛇、蚕沙为对或威灵仙、生白术为对，意在风能胜湿，亦即祛风健脾除湿。

③朱良春治热痹（关节红肿热痛，伴见发热），除曾用生石膏、知母以及木瓜、防已为对外，尤喜用寒水石、知母配对，指出寒水石、生石膏两药清热泻火，除烦止渴之功相似，然寒水石其味咸，入肾走血，不但解肌肤之热，又可清络中之热，肌肤血络内外皆清，较石膏功效更胜一筹。更有新意的是拟用葎草、虎杖为对，忍冬藤、蒲公英为对，对热痹治疗中宣通痹着，速降血沉、抗“O”奏效殊捷。朱良春治热痹还喜热药反佐，其自拟“乌桂知母汤”即以制川乌、川桂枝为对，反佐知母、寒水石，长期实践证明颇能提高疗效，久用无弊。僵蚕、地龙为对，取一升一降，升降协和，舒展经络，以助通络止痛之功。治热痹常规用药收效不著时加羚羊角粉（日 0.6g）或代用水牛角，甚至用“西黄丸”，均为“药对”使用经验的积累和升华。顽痹偏瘀者（即久痛，缠绵不愈，功能障碍）常用桃仁、红花为对，南星、半夏为对，全蝎、蜈蚣为对，或蠊虫、蜣螂为对，白芥子、南星为对，以化瘀通络，祛瘀定痛，搜剔经隧骨骱中之痰瘀胶结，南星专走经络，善止骨痛，对各种关节久痛均有佳效。

3. 陈湘君

（1）治病求本，益气温阳以持重：陈湘君本着治病求本的原则，抓主要矛盾，创立以益气温阳为主，辅以养血通络、补益肝肾等扶正之法治疗类风湿关节炎，临床上每多持重守法，常重用黄芪、白术、薏苡仁、制川乌、制草乌、肉苁蓉、巴戟天、制黄精、鹿角片、杜仲、川断肉、补骨脂、骨碎补等药物。

（2）标本兼顾，祛邪化瘀以应机陈湘君认为类风湿关节炎早期多为寒湿，晚期多为痰瘀，此外极少数病例可表现有寒湿郁久化热或湿热为患的症状，如关节红肿热痛。陈湘君认为，这是整个病理过程中的暂时现象，可在益气温阳为主的治法中补以散寒除湿、豁痰化瘀、清热利湿药物以祛除病邪，待病邪祛除后仍以益气温阳为主治疗。充分体现了陈湘君临床上治疗本病持重守方，但守而不死，应机变化，变而不滥。早期寒凝者习用制川乌、制草乌、川桂枝、细辛；湿阻明显者习用防已、生薏苡仁、猪苓、茯苓；晚期痰浊者习用制胆星、僵蚕、白芥子、露蜂房；血瘀明显者习用莪术、生磨虫、桃仁、红花；湿热明显者习用山慈菇、西河柳、生地、忍冬藤；病在上肢者习用羌活、桂枝、桑枝、鸡血藤；病在下肢者习用独活、牛膝、宣木瓜、桑寄生。

（3）相得益彰，内外合治以增效类风湿关节炎以周围关节病变为主，特别是以手足关节多见，适于熏洗等外治法。用蘸洗法治疗，可减少内服药物的用量，甚至不用内服药物，顾护胃气，保得一分胃气，便增加一分生机。

4. 张鸣鹤　张鸣鹤根据小儿的生理病理特点，参考现代医学将本病分为三型证治，取得满意疗效。

（1）邪痹少阳，枢机不利：此型多见于幼年类风湿关节炎全身型，张鸣鹤抓住弛张高热、热前寒战、兼关节病变的特点，辨证为湿热痹阻少阳，枢机不利。认为小儿肌肤娇嫩，腠理不固，易感湿热毒邪；纯阳之体，感受风寒湿邪，易从阳化热。故用柴胡、黄芩和解少阳；双花、板蓝根清热解毒；薏苡仁、海风藤、土茯苓利湿通络。

（2）热毒炽盛，邪痹关节：此型多见于幼年类风湿关节炎多关节起病型。张鸣鹤抓住关节红肿热痛、淋巴结肿大，舌红苔黄腻的特点，认为本病是湿热日久不去，郁而化毒，或热毒直接浸淫四肢经络关节所致。用双花、玄参、板蓝根、丹皮清热解毒凉血；黄柏、牛膝、薏苡仁清热利湿；羌活、独活、海风藤祛风通络。

（3）余毒未尽，气虚血瘀：此型多见于幼年类风湿关节炎的后期患者。本型患儿全身状况差，关节症状轻，热势不甚，病程较长。张鸣鹤认为湿热稽留，必耗气伤正；邪气不去，日久入络，致气血凝滞。用双花、土茯苓清解余毒；黄芪、牛膝、鹿含草扶正；威灵仙、远志、独活、猫爪草通利关节；苏木、红花活血通络。

（4）体会：张鸣鹤认为治疗幼年类风湿关节炎，辨用药应注意：①重用清热解毒药，常用药：双花、蒲公英、虎杖、板蓝根、连翘、地丁、红藤、山豆根等。②药量宜重。痹证是病邪留滞经络关节，量大力宏方能直达病所，祛除病邪。否则，日久化痰成瘀恐成顽痹。③疗程宜长。疗程不能以肿痛消失为准，为防止余毒未尽，症状完全消失，仍需服药1个月左右，隔日1剂，或3日1剂，或配成丸剂口服。④减激素要慢。对使用激素者，须缓慢递减，不可早停，以防反跳，增加治疗难度。

5. 娄多峰

（1）寒湿阻络，湿热阻络，寒热错杂，肝肾亏损兼痰瘀互结是类风湿关节炎的四大常见证候类型。上述辨证，娄多峰在临证中也有使用，然而，他认为临床最常见的还是虚热型。他曾提出痹病的病因病机为“虚、邪、瘀”的观点。虚即正气虚，包括气血精液等物质不足及人体调节功能低下，涉及的脏腑主要是肝、脾、肾三脏。邪即外邪，具体指风、寒、湿、热之邪。瘀即瘀血、痰浊。虚热型类风湿关节炎，以“热”“虚”为主，瘀血较轻。这里的“热”指热邪，“虚”指气血（阴）虚为主兼脾胃、肝肾虚。娄多峰认为，虚热型类风湿关节炎之所以顽固难愈，是因为本病热邪较明显，又因“虚”而使机体无力鼓邪外出，则热难却。治疗此症，应在大量清热之品直折热势的同时，用芪、参、苓、杞之味以扶正。当热邪约衰其半之时，机体就可因正气恢复、抗病能力增强而鼓余邪外出，热邪自消。而且此时由于机体“正气存内”，不易再复感外邪，防止病情复发，巩固疗效。

（2）关于扶正，娄多峰早就提出滋补肝肾、益气健脾、育阴养血是治疗类风湿关节炎正虚的基本法则，虚热型类风湿关节炎尽管是以气血虚为主，但决不能只补气血，要以补气血为主，兼补肝肾、脾胃。

（3）娄多峰在处方选药中特别强调“扶正勿碍祛邪，祛邪勿伤正气”。

6. 岳美中

岳美中认为，宋代朱丹溪所制上中下通用痛风丸是治疗类风湿关节炎的良方。根据《丹溪心法》的记载，本方的组成、用量和制法为：南星（姜制）、苍术（酒制）、黄柏（酒炒）各60g，神曲（炒）、川芎各30g，白芷、防己、桃仁各15g，桂枝、威灵仙（酒拌）、羌活各9g，红花（酒洗）4.5g，龙胆草1.5g。上为末，曲糊丸梧子大，每服丸，空腹米汤送服。岳美中通过临床验证，此方若无黄柏、苍术、川芎三药，疗效会显著降低，使用时应予注意。岳美中常用三痹汤兼治三种痹证，根据风、寒、湿偏胜情况，灵活加减。

7. 胡荫奇

（1）胡荫奇在临床上运用清热解毒、活血通络法治疗类风湿关节炎取得了良好疗效。根据活动性类风湿关节炎起病原因及常见证候，总结出其主要病因病机为素体阳盛或阴虚有热，风寒湿侵入机体，留滞经络，郁久化热为毒，或直接感受热毒之邪，热毒交织，导致气血壅滞不通，痹阻脉络而出现关节红肿热痛、屈伸不利等症。胡荫奇指出，在热毒瘀血痹阻时，最主要的表现为手足关节肿胀疼痛，触之发热及舌脉变化。临床上有的活动性类风湿关节炎患者在热毒瘀血之象中还表现关节怕冷等症，此为阳气内郁所致。此时不要误认为是寒证。只要热毒得祛，气血流通，则关节怕冷之症可除。

（2）胡荫奇在临床上清热解毒药常选用金银花、蒲公英、土茯苓、土贝母、连翘、白花蛇舌草、黄柏、紫花地丁、苦参、漏芦、栀子、天花粉、忍冬藤等。活血化瘀药常选用赤芍、川芎、鸡血藤、当归、蜈蚣、全蝎、三七、炮穿山甲、莪术、土鳖虫、乌梢蛇、蜂房、姜黄、乳香、没药、苏木等药。胡荫奇认为，临床用药要在符合中医辨证论治原则的前提下，选用一些经现代药理研究证实对风湿病具有针对性的药物，能提高疗效。如现代药理证实白花蛇舌草、黄柏、金银花、蒲公英、土茯苓等对细菌、病毒等有明显的抑制作用，还能刺激网状内皮系统增生，促进白细胞和网状内皮细胞吞噬抗原的能力。白花蛇舌草、黄柏、金银花，蒲公英具有抑制细胞产生抗体的作用，土茯苓可选择性地抑制细胞免疫反应。

8. 金实　金实对类风湿关节炎的治疗具有独到之处，总结出先表后里、先清后温、先攻后补的治疗原则，根据临床表现，金实认为湿邪在发病中起重要作用，治疗类风湿关节炎应重视祛湿法的应用。

常用治湿九法，临证贵在变通。

（1）祛风除湿法：表实无汗用麻黄加术汤加味；表虚有汗用桂枝汤合防己黄芪汤加减。

（2）散寒祛湿法：方用乌头汤加味。

（3）清热化湿法：方用白虎加桂枝汤加味或宣痹汤加减。

（4）利水化湿法：方用五苓散合防己黄芪汤加减。

（5）化痰除湿法：常用陈皮、半夏、白芥子、制天南星、僵蚕、地龙、山慈姑、浙贝母等。

（6）化瘀除湿法：常用当归、川芎、桃仁、泽兰、益母草等。

（7）温阳化湿法：常用阳和汤合真武汤加减。

（8）健脾化湿法：常用六君子汤加味。

（9）化湿生津法：常用天花粉、瞿麦、茯苓、山药、附子、滑石、沙参、麦冬、紫苑等。

9. 赵绍琴　赵绍琴认为本病之初关节尚未肿大，可按一般痹证辨治。若关节肿大疼痛一旦形成，则应从痰论治。此等痰饮生于经络之中，留于骨节之内，徒以健脾燥湿化痰亦不能速去。当治以涤痰通络之法，选用性滑利善走窜之品，组成开窍通关之猛剂. 以涤除骨节间之留痰浊饮。方用五子涤痰汤（自拟），即三子养亲汤加冬瓜子、皂角子而成。赵绍琴根据多年临床经验把本病分为以下三期。

（1）早期：病在早期，表现为四肢关节游走性疼痛，关节并无肿胀，或略显微肿，或其痛忽作忽止，倏忽往来者，皆是痰饮流注、欲作窠穴之象，治宜祛风胜湿通络剂中加入三子养亲汤，以祛除经络中流痰。

（2）中期：若其病已成，四肢关节肿胀明显，疼痛较剧，触之痛甚。此为痰饮留蓄于骨节间，已成窠穴之势。舌苔白腻水滑，脉象沉细滑或濡滑皆是痰饮深伏之象。此时痰饮聚于骨节，聚成窠穴，难于速去，三子养亲汤已力所不及，可用五子涤痰汤加味。若证见关节肿胀迅速增加，疼痛剧烈，手不可近，是痰饮之势猖獗，非峻剂无以遏其势，宜用五子涤痰汤合控涎丹，装胶囊吞服 0.3g，服后泻下水样便，即收肿消痛止之效。

（3）晚期：其证属阳气衰微，寒痰凝滞者宜五子涤痰汤合三淡汤，即淡干姜、淡附片、淡吴萸各 6g，重者用 10g，以温阳逐饮。若症见关节肿大变形，周围肌肉萎缩，屈伸不利，运动受限，此属痰瘀互结，治疗较为棘手。治宜涤痰化瘀并举，五子涤痰汤合补阳还五汤加减。

10. 谢海洲

（1）祛邪尤重除湿，治痹勿忘外感：谢海洲认为湿邪不仅在痹证的发生发展转归中起重要作用，而且也是痹证所以迁延不愈的原因之一。他对此注重调节水液的代谢，气机的畅通；采用宣肺、理脾、温肾之法，而把理脾放在首位，健脾则湿无内生之源。根据病位不同，湿在上当发汗，在下则利小便，使邪有去路。在病性上，谢海洲认为湿邪为病常兼寒邪，治疗当偏于温化。此外病情的反复发作与迁延还与外感有关，不少痹证患者还有咽部红肿之症，治疗时可加入射干、玄参、山豆根、板蓝根之类。

（2）散寒每兼温阳，清热酌增养阴：谢海洲认为，阳虚则寒，而寒邪袭入又每致阳虚。因此可以说寒痹的发生与阳气（卫阳、肾阳）的盛衰有着内在的联系，其根本在于肾阳不足。治宜温阳，方用乌头汤或麻黄附子细辛汤加减。此外类风湿关节炎初期或急性期也可表现为热痹之证，治宜宣痹清热，方用白虎加桂枝汤、白虎加苍术汤。但必须看到，热盛则津伤，且久痹热症临床上常兼有阴虚之表现。在清热的同时常加养阴之品如生地、白芍、玄参、白薇等。

（3）寒热错杂宜通，气血亏虚从补：谢海洲认为痹证迁延较长，寒热之间相互转化而成错杂之证。因此他认为，寒热痹当寒温并调，寓通于中，方用桂枝芍药知母汤加减。谢海洲还发现产后妇女在痹证的发病中占有一定比例，因妇女产后气血多亏，易遭风寒湿邪侵袭。这种痹证往往虚实夹杂，治疗当攻补兼施，扶正祛邪，方用玉屏风散加养血药或八珍汤加祛风胜湿之品。

11. 莫成荣

（1）莫成荣认为，类风湿关节炎以肝肾亏虚为本，基本病机为素体本虚，气血不足，肝肾亏损，风、寒、湿邪痹阻脉络，流注关节。

（2）莫成荣将本病大致分为活动期和缓解期，活动期又有寒湿痹阻、湿热痹阻两种证型，缓解期还分痰瘀痹阻、肝肾亏损两种证型。①寒湿痹阻型：方用自拟关节炎 2 号方加减，药用：威灵仙、桑枝、土茯苓、路路通、露蜂房、红花、赤芍、羌活、桂枝、甘草；②湿热痹阻型：方用自拟关节炎 1 号方加减，药用：忍冬藤、金银花、连翘、蒲公英、牛膝、黄柏、苍术、土茯苓、防己、红花、桑枝、赤芍、甘草；③痰瘀痹阻型：方用身痛逐瘀汤加减；④肝肾亏虚型：方用独活寄生汤加减。

（3）莫成荣认为长时间服用止痛药物应顾护脾胃；同时他认为在应用汗法时，不主张大温大热的药物发汗，应用通畅经络，调畅气机的方法，使气机宣发。

12. 冯兴华　冯兴华认为类风湿关节炎的病因不外二因。内因主要有禀赋不足，或正气损伤，外因主要有风、湿、热等邪侵袭机体。

冯兴华把本病分为四型：①湿热痹阻型，他认为类风湿关节炎本型占大多数，热重于湿者用白虎加术汤加减；湿重于热者用四妙散加减；②寒湿痹阻型，常用乌头汤、当归四逆汤、附子白术汤及桂枝芍药知母汤等方，如久用炙附片还应配伍生地，以防其燥热之性；③瘀血痹阻型，常用身痛逐瘀汤加减；④肝肾亏虚型，常用独活寄生汤，偏于肾阳虚者加附子、巴戟天、淫羊藿；偏于肾阴虚者加枸杞子、肉苁蓉、山萸肉、黄精；病久气血亏耗者加黄芪、白术、防风等。

（八）经典论述

《素问·痹论》："风、寒、湿三气杂至，合而为痹也。其风气胜者为行痹，寒气胜者为痛痹，湿气胜者为著痹也。…其有五者何也？以冬遇此者为骨痹，以春遇此者为筋痹，以夏遇此者为脉痹，以至阴遇此者为肌痹，以秋遇此者为皮痹。""痹在于骨则重，在于脉则血凝而不流，在于筋则屈不伸，在于肉则不仁，在于皮则寒，故具此五者则不痛也。凡痹之类，逢寒则虫，逢热则纵。"

《伤寒论·辨太阳病脉证并治下第七》："伤寒八九日，风湿相抟，身体疼烦，不能自转侧，不呕、不渴、脉浮虚而涩者，桂枝附子汤主之。"

《金匮要略·中风历节病脉证并治第五》："诸肢节疼痛，身体魁羸，脚肿如脱，头眩短气，温温欲吐，桂枝芍药知母汤主之。"

《金匮要略·痉湿暍病脉证治第二》："太阳病，关节疼痛而烦，脉沉而细者，此名湿痹。湿痹之候，小便不利，大便反快，但当利其小便。""风湿相搏，一身尽痛，法当汗出而解，值天阴雨不止，医云此可发汗。汗之病不愈者，何也？盖发其汗，汗大出者，但风气去，湿气在，是故不愈也。若治风湿者，发其汗，但微微似欲出汗者，风湿俱去也。"

《丹溪心法·痛风》："四肢百节走痛是也，他方谓之白虎历节风证。大率有痰、风热、风湿、血虚。因于风者，小续命汤；因于湿者，苍术、白术之类，佐以竹沥；因于痰者，二陈汤加酒炒黄芩、羌活、苍术；因子血虚者，用归芎之类，佐以红花、桃仁。"

《医宗必读·痹》："治外者，散邪为亟，治脏者，养正为先。治行痹者，散风为主，御寒利湿仍不可废，大抵参以补血之剂，盖治风先治血，血行风自灭也。治痛痹者，散寒为主，疏风燥湿仍不可缺，大抵参以补火之剂，非大辛大温，不能释其凝寒之害也。治着痹者，利湿为主，祛风解寒，亦不可缺，大抵参以补脾补气之剂，盖土强可以胜湿，而气足自无顽麻也。"

《类证治裁·痹证》：“诸痹……良由营卫先虚，腠理不密，风寒湿乘虚内袭。正气为邪所阻，不能宣行，因而留滞，气血凝涩，久而成痹。”

《张氏医通·臂痛》：“臂痛者有六道经络，各加引经药乃验……臂臑之前廉痛者属阳明，升麻、白芷、干葛为引药；后廉属太阳，藁本、羌活；外廉属少阳，柴胡、连翘；内廉属厥阴，柴胡、当归；内前廉属太阴，升麻、白芷、葱白；内后廉属少阴，细辛、当归。”

《张氏医通·腿痛》：“腿痛亦属六经，前廉为阳明，白芷、升麻，干葛为引药；后廉太阳，羌活、防风；外廉少阳，柴胡、羌活；内廉厥阴，青皮、吴茱萸；内前廉太阴，苍术、白芍；内后廉少阴，独活、泽泻。”

《医门法律》：“凡治痹症. 不明其理，以风门诸通套药施之者，医之罪也。痹症非不有风，然风人在阴分，与寒湿互结，扰乱其血脉，致身中之阳，不通于阴，故致痹也。”“鹤膝风者，即风、寒、湿之痹于膝者也。如膝骨日大，上下肌肉枯细者，且未可治其膝，先养血气，俾肌肉渐荣，后治其膝可也……故治鹤膝风而亟攻其痹，必并其足痿而不用矣。”

《金匮翼·热痹》：“热痹者，闭热于内也……脏腑经络先有蓄热，而复遇风寒湿气客之，热为寒郁，气不得通，久之寒亦化热，则痛痹熻热而闷也。”

第八章

哮病

第一节 概述

一、定义

哮病是一种突然发作，以呼吸喘促、喉间哮鸣有声为临床特征的疾病。痰浊内伏，是哮病的宿根，常因感受外邪、饮食不当或情志失调而诱发。由于哮必兼喘，所以哮病又称作哮喘；亦有称之为哮吼或喘者。

一、历史沿革

《内经》虽无哮病之名，但在许多篇章里都有与哮病相关的症状、病因病机的记载。如《素问·阴阳别论篇》说："阴争于内，阳扰于外，魄汗未藏，四逆而起，起则熏肺，使人喘鸣。"《素问·通评虚实论篇》亦有"乳子中风热，喘鸣肩息……"的记载。喘，指气喘鸣，即指喉间作声。《素问·太阴阳明论篇》又把这一症状称作"喘呼"："犯贼风虚邪者阳受之……阳受之则入六腑……入六腑则身热不时卧，上为喘呼。""喘呼"也就是气喘而呼鸣有声的意思。可见，《内经》不但对哮病的临床特征有所掌握，而且还认识到本病主要是肺的病变，且与其他脏腑有关；外邪入侵，影响脏腑（特别是肺）的生理功能，是哮病的主要病因病机。

汉代张仲景《伤寒论》中虽然亦无"哮病"这一病名，但"喘家作，桂枝加厚朴杏子佳"之"喘家"，可能就是指素有哮喘史的患者，"作"，则指本病之发作。《金匮要略·肺痿肺痈咳嗽上气病脉证并治》的"咳而上气，喉中水鸡声"、"其人喘，目如脱状"、"咳逆上气，时时唾浊，但坐不得眠"；《金匮要略·痰饮咳嗽病脉证并治》的"膈上病痰，满喘咳吐，发则寒热，背痛、腰疼，目泣自出，其人振振身瞤剧，必有伏饮"，即是对哮病发作时的喉间哮鸣有声、不能平卧的临床特点的描述，同时也指出伏饮、痰浊与本病的发病直接有关。仲景对本病的治疗有丰富的经验，他的许多处方，如桂枝加厚朴杏子汤、越婢加半夏汤、小青龙汤、射干麻黄汤、皂荚丸、葶苈大枣泻肺汤等，至今仍为治疗哮病常用之方。

隋代巢元方《诸病源候论》称本病为"上气鸣息"、"呷嗽"，对其病机有精辟的阐发："肺主于气，邪乘于肺，则肺胀，胀则肺管不利，不利则气道涩，故气上喘逆，鸣息不通。"该书还指出本病之发与痰有关："其胸膈痰饮多者，嗽则气动于痰，上搏咽喉之间，痰气相击，随嗽动息，呼呷有声。"其书虽不载方药，但对本病有"应加消痰破饮之药"的原则性的提示。

唐代孙思邈《备急千金要方》、王焘《外台秘要》等著作，以广搜博采为特点，保留了古代医家许多宝贵的经验。如《外台秘要·卷九·久咳坐卧不得方》所载"久患气嗽，发时奔喘，坐卧不得，并喉里呀声，气欲绝"的证候和以麻黄、杏仁为主药的处方，就很明确地认识到本病的发作性和证候特点。

宋代赵佶《圣济总录》等方书虽然没有专门论及哮癎．伯所论之"伤襄喘"、"肺实"、"肺气喘急"等证，无疑也包括哮病在内。在"伤寒喘"一证里，就指出"其证不一"，有邪气在表、邪实在里以及水气、郁热之异；并强调治法虽多，"各求其本"；已经初具辨证论治的规模。陈无择《三因极一病证方论·喘脉证治》认为上气喘咳一类疾患，主要是肺的病变，应明确定位，庶免迷乱多歧。他说："夫五脏皆有上气喘咳，但肺为五脏华盖，百脉取气于肺，喘既动气，故以肺为主。”杨士瀛《仁斋直指附遗方论》亦谓：“肺主气，一呼一吸，上升下降，营卫息数，往来流通，安有所谓喘；惟夫邪气伏藏，痰涎浮涌，呼不得呼，吸不得吸，于是上气促急，填塞肺脘，激动争鸣，如鼎之沸，而喘之形状具矣。”从他所描述的喘的症状与病因病机看，很明显的是指哮喘，即哮病。许叔微《普济本事方·卷一》称哮病为“齁喘”，并谓“凡遇天阴欲作雨，便发……甚至坐卧不得，饮食不进，此乃肺窍中积有冷痰，乘天阴寒气从背、口鼻而入，则肺胀作声。此病有苦至终身者，亦有母子相传者”。对哮病的病因病机、临床特点、预后都有了比较明确的认识。书中还载有治哮专方“紫金丹”，以砒剂治哮，至今还为临床所用。在王执中的《针灸资生经》中，已经有了哮喘之名，如他说：“因与人治哮喘，只缪（刺）肺俞，不缪（刺）他穴”、“凡有喘与哮者，为按肺俞无不酸疼，皆为缪刺肺俞，令灸而愈”。又，此期医方中治疗哮病的处方多不胜计，如《圣济总录》一书，单肺气喘急一门就有35方；《普济本事方》还载有治哮专方“紫金丹”，以砒剂治哮。

金元时期，朱丹溪在《丹溪心法》一书中始以“哮喘”作为独立的病名成篇。他认为“哮喘必用薄滋味，专注于痰”；并把哮喘的治法，精辟地概括为“未发以扶正气为主，既发以攻邪气为急”。此论一直为后世医家所宗，影响颇大。

明代，朱丹溪弟子戴思恭在《秘传证治要诀·卷六·哮喘》中，明确地提出本病有“宿根”之说：“喘气之病，哮吼如水鸡之声，牵引胸背，气不得息，坐卧不安，此谓嗽而气喘，或宿有此根……遇寒暄则发……”虞抟《医学正传》明确地对哮与喘做出了区别：“喘以气息言，哮以声响言”、“喘促喉中如水鸡响者，谓之哮；气促而连续不能以息者，谓之喘。”王肯堂《证治准绳》更详细地叙述了两者见症之异：“喘者，促促气急，喝喝息数，张口抬肩，摇身撷肚”，“哮与喘相类，但不似喘开口出气之多……以胸中多痰，结于喉间，与气相搏，随其呼吸呀呷于喉间作声……待哮出喉间之痰去，则声稍息；若味不节，其胸中未尽之痰复与新味相结，哮必更作。”秦景明《病因脉证》认为，哮与喘的主要区别，在于哮是发作性疾患：“每发六、七日，轻则三、四日。或一月，或半月，起居失慎，则旧病复发。”在哮喘的治疗方面，王肯堂《证治准绳》比较系统地对前人经验进行了总结，对哮之属冷而发者，属中外皆寒，用东垣参苏温肺汤合紫金丹劫寒痰；属寒包热，宗仲景、丹溪用越婢加半夏；遇厚味而发者，用清金丹。李士材《医宗必读》则认为哮病其因甚多，或因坐卧寒湿，或因酸咸过食，或因积火熏蒸，总不外乎痰火郁于内，风寒束于外，所以用药不可过于寒凉，恐风邪难解；亦不可过热，恐痰火易升，主张用苏子、枳壳、桔梗、防风、半夏、瓜蒌、茯苓、甘草一方统之，冬加麻黄，夏加石膏，寒加生姜。张景岳《景岳全书》认为哮病之治，应宗丹溪未发扶正、已发攻邪之说，但“扶正气须辨阴阳，阴虚者补其阴，阳虚者补其阳；攻邪气须分微甚，或温其寒，或清其痰火；发久者，气无不虚，故于消散中宜酌加温补，或于温补中宜量加消散”。明人论哮病的治疗，要推张氏最为全面精当。他还指出：“倦倦以元气为念，必使元气渐充，庶可望其渐愈，若攻之太甚未有不致日甚而危者。”亦很有见地。

清代医家在哮病的认识上较之前人又有所进展。李用粹《证治汇补·卷五》精辟地把哮病病因总结为“内有壅塞之气，外有非时之感，膈有胶固之痰”三句话；吴谦《医宗金鉴》把喘吼分作寒热虚实四类，按外寒伤肺、停饮、火郁、痰盛、气虚、肾气虚寒立方。沈金鳌《沈氏尊生书》更进一步认识到本病“大都感于童稚之时，客犯盐醋，渗透气脘，一遇风寒，便窒塞道路，气息喘促”。又谓本病有食哮、水哮、风痰哮、远年久哮种种之异。此外，张璐《张氏医通》、林珮琴《类证治裁》、俞根初《通俗伤寒论》、陈修园《医学三字经》等书中有关哮喘的部分，都结合自己临床实践，对前人经验进行总结和整理。

三、范围

西医学的支气管哮喘、哮喘型支气管炎以及嗜酸性粒细胞增多症或其他急性肺部过敏性疾患引起的哮喘，均可参考本篇进行辨证论治。

第二节　病因病机

宿痰内伏于肺，每因外感、饮食、情志、劳倦等因素，以致痰阻气道、肺失宣降，是哮病的基本病因病机。

1. 痰伏于内　痰为体内的病理产物，哮病的形成与发作，均以痰为基本病因。产生痰的原因很多，由于痰为津液败浊所成，而脾主饮食水谷的精华与水湿的运化，所以一般常说“脾为生痰之源”，但除脾运失健之外，其他脏腑的功能失调也能产生痰，同时与外界各种致病因素对人体的影响也分不开。如外感风寒而失于表散，或燥热之邪袭肺，病邪由浅入深，留于肺系，影响人体气机和津液的流通，日久而变生痰浊；或因饮食不节，恣食厚味肥甘，嗜饮茶水、酒浆，损伤脾胃；或因长期吸烟，熏灼气道，亦能生痰。此外，如愤怒忧思不断，气机郁滞；或病后体弱，失于调摄，也能造成脏腑功能失调，从而产生痰浊。痰伏于内，胶结不去，遂成为哮病的宿根，一经新邪引动，则痰随气动，聚于肺系，发为哮喘。

2. 肺失宣降　肺主气，司呼吸，外合皮毛，主宣发和肃降。痰浊既为哮病的宿根，又因其久留人体不去，而使正气逐渐虚弱。脾土虚弱，运化功能低下，则新痰日生；肺气耗散，卫外不固，又易致外邪入侵。如因外受风寒，或淋雨践露，或气候突然变化，或正值节气递换，宿痰为新邪引动；或积食化热，火升气逆；或情志违和，或疲劳困乏；以至痰动气阻，壅于肺系，使肺气既不得宣发于外，又不能肃降于下，上逆而为喘息急促，而哮鸣作声。

总之，哮病的病理因素以痰为主，痰伏藏于肺，成为发病的“宿根”。此后如遇气候突变、饮食不当、情志失调、劳累等多种诱因，均可引起发作。发作期的基本病机变化为“伏痰”遇感引触，痰阻气闭，以邪实为主。若反复久发，肺脾肾渐虚，则在平时也有正虚表现，当大发作时，可见正虚与邪实相互错杂，甚则发生喘脱。

第三节　诊断与鉴别诊断

（一）诊断

1. 发病特点　哮病大多起病于童稚之时，与禀赋有关，以后可因感冒、气候变化、疲劳、饮食不当、起居失宜等诱因引动而发作，常数年、数十年发作不愈。且发作常有明显的季节性。一般发于秋初或冬令者居多，其次是春季，至夏季则缓解。但也有常年反复发作者。发作时以呼吸迫促、喉间痰鸣有声以及咳嗽、咯痰、胸闷为特点。

2. 临床表现　哮喘发作时的表现：常突然发作，或先有寒热、喷嚏、鼻痒、咽痒、咳嗽或胸闷、恶心呕吐、腹胀、情绪不宁等症状而后出现哮喘并逐渐加重。患者呼吸困难，呼气延长，往往不能平卧，伴有哮鸣、咳嗽，痰多呈黏液样或稀水样，咯吐不利，如能咯出黏痰则痰鸣气喘可得暂时平息，而移时复作。哮喘严重时，甚至张口出气，两肩高耸，心跳心慌，额部冷汗淋漓，面唇紫黑，睛突，烦躁不安，痛苦异常。每次发作可持续数分钟、数小时或数日不等。

哮喘缓解期的表现：哮病在缓解期，可有轻度咳嗽、咯痰、呼吸紧迫感等表现，但也有毫无症状者；病程日久，反复发作者，平时亦可见气喘、咳嗽、咯痰，呼吸时喉间有声，以及自汗畏风、神疲形瘦、腰酸、浮肿等症状。

（二）鉴别诊断

喘证喘证以气息喘急迫促为主要表现，多并发于多种急、慢性疾病病程中。而哮病是一个独立的疾病，除了气息喘促外，以在发作时喉中哮鸣如水鸡声为其特点。“喘以气息言，哮以声响言”，两者以此为辨。实喘中的痰喘，也可能出现气息喘促、哮鸣有声，有类似于哮病、但不若哮病有反复发作的特点，不难鉴别。

第四节　辨证论治

（一）辨证

1. 辨证要点

（1）辨冷哮、热哮：哮病在发作期主要表现为实证，但有寒热之别。寒证内外皆寒，谓之冷哮；其证喉中哮鸣如水鸡声，咳痰清稀，或色白而如泡沫，口不渴，舌质淡，苔白滑，脉象浮紧。热证痰火壅盛，谓之热哮；其证喉中痰声如曳锯，胸高气粗，咳痰黄稠胶黏，咯吐不利，口渴喜饮，舌质红，舌苔黄腻，脉象滑数。

（2）辨肺、脾、肾之虚：哮病在缓解期可表现为虚证，但有肺虚、脾虚、肾虚之异。肺气虚者，证见自汗畏风、少气乏力；脾气虚者，证见食少、便溏、痰多；肾气虚者，证见腰酸耳鸣、动则喘乏。俱当加以辨别，分清主次。

2. 证候

（1）发作期

①冷哮

症状：初起恶寒，发热，头痛，无汗，咳嗽，呼吸紧迫感，喉痒、鼻痒或身痒，鼻流清涕如水样；继则喘促加剧，喉中痰鸣如水鸡声，咳吐稀痰，不得平卧，胸膈满闷如窒，面色苍白或青灰，背冷，口不渴，或渴喜热饮。舌质淡，苔白滑，脉浮紧。也有一开始就突然发作，咳喘哮鸣皆呈，而兼见恶寒发热头痛等表证者。

病机分析：感受风寒，或坐卧寒湿，或进食生冷或气候突变，新邪引动在里之伏痰，壅于气道，痰气相搏，故呼吸迫促，哮鸣有声。恶寒、发热、头痛、无汗、鼻痒、喉痒，皆风寒束表之征；咳吐稀痰，背部冰冷，面色苍白或青灰，为寒痰在里之象。痰气阻于气道，肺失清肃宣发，气机不得流通，故胸闷如窒、不能平卧；中外皆寒，故不渴；渴者，亦非津液之虚，而是痰气交阻、津液不升，故虽渴而不思饮，即使饮亦喜饮热汤。苔白滑、脉浮紧，亦为外有风寒、里有寒痰之象。

②热哮

症状：发热，头痛，有汗，气促胸高，喉中哮鸣，声若曳锯，张口抬肩，不能平卧，痰色黄而胶黏浓稠，呛咳不利，胸闷，烦躁不安，面赤，口渴喜饮，大便秘结。舌质红，苔黄腻或滑，脉滑数。病机分析：肥甘厚味，酿痰积热，熏灼肺胃，引动宿痰，窒塞关隘，使肺失清肃下行之常，故胸高气粗、痰喘哮鸣；痰火壅盛，故胸闷烦躁、痰黄黏稠难出、咳呛不已；痰火内蒸，则汗出、身热、头痛、口渴饮冷、大便秘结；舌红、苔黄、脉滑数，亦皆痰热内盛之象。

（2）缓解期

①肺脾气虚

症状：咳嗽短气，痰液清稀，面色㿠白，自汗畏风，食少，纳呆，便溏，头面四肢浮肿。舌淡有齿痕，苔白，脉濡弱。

病机分析：哮病反复发作，正气日伤，脾虚则运化失职，其证食少、便溏、多痰、浮肿；咳喘既耗肺气，脾虚母气亏虚，土不生金，而肺气更虚，皮毛不同，则自汗畏风，藩篱空疏，外邪易侵；舌薄脉濡弱皆脾肺气虚之征。

②肺肾两虚

症状：咳嗽短气，自汗畏风，动则气促，腰膝酸软，脑转耳鸣，盗汗遗精。舌淡脉弱。

病机分析：肺为气之主，肾为气之根；久病不已，穷必及肾。咳嗽、短气、自汗、畏风，为肺气不足；动则气喘、腰酸耳鸣等症状，为肾气不纳、肾精亏乏的表现。

（3）哮病危证：阳气暴脱。

症状：哮病发作过程中，陡见吐泻，肉眴筋惕，神气怯倦，面色青紫，汗出如油，四肢厥冷。舌色青黯，苔白滑，脉微欲绝。

病机分析：哮病屡发，正气日虚，或因内外皆寒，格阳外越，或凉下太过，克伐真阳，而致阳气暴脱的危症。阳气浮于外，阴邪盛于内，故吐泻不止、汗出如油、神倦气怯、肢厥脉微，种种败象悉呈。

（二）治疗

1. 治疗原则　以发时治标、平时治本为原则。由于痰浊是本病之宿根，故发时以宣肺豁痰为重点，并根据证候寒热之属性，或宣肺散寒，或宣肺清热。治本主要从肺、脾、肾着手，区别不同的证候，或补益脾肺，或肺肾双补。

2. 治法方药

（1）发作期

①冷哮

治法：宣肺散寒，豁痰平喘。

方药：初起用九宝汤加半夏、赤茯苓以散邪豁痰。方中麻黄、杏仁、甘草即三拗汤，有宣肺平喘之效；更配合薄荷、姜、葱，透邪于外；肉桂、紫苏、陈皮、大腹皮行气于里，加半夏、茯苓等以化痰。俾表解气顺，肺气得宣降之常，而哮喘自已。

哮喘大作，可选用厚朴麻黄汤、射干麻黄汤、小青龙汤。三方立方相同之处在于都用麻黄、细辛、半夏、五味子；麻黄宣肺平喘，半夏化痰降逆，细辛、五味子一开一阖，以利肺气的升降；不同之处在厚朴麻黄汤兼用干姜、厚朴温化行气；小麦宁神除烦；杏仁、石膏清热平喘，故适用于外受寒邪、里有水饮、饮邪化热而见烦躁里热症状者。射干麻黄汤兼用射干下逆气，生姜散寒，大枣和中，紫菀、款冬花温肺止咳，故适用于内外皆寒、呛咳不已者。小青龙汤兼用干姜、桂枝等以温化水饮，故适用于外寒内饮之证。三方各有侧重，应视具体情况，斟酌选用，或加减化裁。冷哮久发可合冷哮丸温肺化痰，或紫金丹开关劫痰。

如经过治疗后，哮喘未完全平复，可用神秘汤或苏子降气汤消痰理气；继用六君子汤作丸常服，或服参苏温肺汤即六君子汤加肉桂、紫苏、五味子、木香、桑白皮、生姜，温肺畅气、健脾化痰，以善其后。

②热哮

治法：宣肺清热，涤痰利气。

方药：越婢加半夏汤。方用麻黄、石膏开肺泄热；半夏、生姜化痰降逆；大枣、甘草甘缓和中。痰稠而黏者，去甘草、大枣，合苇茎汤（苇茎、冬瓜子均需用大量），竹沥、川贝母、全瓜蒌、鱼腥草、海浮石、桑白皮等清化热痰药物，亦可酌加。哮喘较剧者，加杏仁、地龙。热痰壅盛，阻塞气道，气急欲死者，加吞猴枣粉，每日 2 次，每次 0.3 克。

厚味积热，痰热化火，或热哮当盛夏而发，面赤、身热、汗出、口渴饮冷、脉洪大者，用白虎汤泻火清金为主，加黛蛤散、黄芩、全瓜蒌、川贝母、枳壳、滑石、桑白皮、苇茎。痰火熏灼，津液销烁，舌苔黄燥、大便秘结者，用礞石滚痰丸坠下痰热；或三化汤，或大承气汤合小陷胸汤以通腑泻热，腑气得通，痰垢得下，其喘自平。

如服药后哮喘渐平，而痰热留恋于肺，气急、咳嗽、痰黄者，用定喘汤，或费氏鹅梨汤以清化之。如肺阴伤者，去麻黄，酌加沙参、麦门冬、玉竹、百合之类以润肺保金。

（2）缓解期

①肺脾气虚

治法：健脾益气，补土生金。

方药：四君子汤，常加山药、薏苡仁甘淡益肺；五味子摄纳肺气。表虚自汗加炙黄芪、浮小麦、大枣，不效加制附片、龙骨、牡蛎以敛汗固卫。食少、腹胀、痰多者，加半夏、陈皮、前胡。面色㿠白、形寒、心悸者，四君子汤合保元汤或黄芪建中汤温阳益气。平时可常服六君子丸或资生丸。

②肺肾两虚

治法：肺肾双补。

方药：四君子汤合金水六君煎。方用熟地补肾纳气；人参补肺益气；白术、茯苓、炙甘草健脾；陈皮理气；当归养血；半夏化痰。以肺气虚为主者，加黄芪、山药之类；以肾虚为主者，加杜仲、怀牛膝、菟丝子、淫羊藿之类；或用大补元煎。咳嗽气喘者，兼以川贝母、杏仁、车前子、前胡、苏子、旋覆花之类出入。平时可常服《金匮》肾气丸、六君子丸或嵩崖脾肾丸以培其根本。

（3）哮病危证：阳气暴脱。

①治法：回阳救逆。

②方药：四逆汤加人参。方用附子、干姜迅化浊阴以回阳；人参、炙甘草益气固脱。面色青紫、舌紫者，加桃仁、红花活血化瘀。阳气津液两脱者，宜回阳固阴、益气生脉，用陶氏回阳救急汤。方用人参、附子、肉桂、干姜、炙甘草以回阳，麦门冬、五味子以固阴，并借麝香之香窜以醒脑通窍。

3. 其他治法

（1）古方：古代文献中治疗哮喘的复方很多，兹选录出一部分，以供临床组方用药参考。

①橘皮汤（《备急千金要方》）：橘皮、麻黄、柴胡、紫苏、杏仁、生姜、石膏。用于寒包热之哮喘。

②厚朴汤（《备急千金要方》）：厚朴、麻黄、桂心、黄芩、石膏、大戟、橘皮、枳实、甘草、秦艽、杏仁、茯苓、细辛、半夏、生姜、大枣，水煎服。用于哮喘实证，寒热并见，胸满喘促。

③紫菀汤（《圣济总录》）：紫菀、甘草、葶苈子、槟榔、茯苓等。用于痰气交阻之哮喘。

④紫菀饮（《圣济总录》）：紫菀、川贝母、五味子、木通、大黄、杏仁、白前、竹茹。用于肺热哮喘。

⑤控涎丹（《三因极一病证方沦》）：甘遂、大戟、白芥子。用于顽痰致哮。

⑥泻肺丸（《圣济总录》）：马兜铃、茯苓、桑白皮、杏仁、款冬花、甘草、葶苈子、防已、陈皮、皂荚。用于痰壅气滞，哮喘咳嗽。

⑦四神汤（《圣济总录》）：麻黄、五味子、杏仁（去皮尖）、炙甘草，嚼咀，如麻豆，水煎15克，空腹温服。用治肺气喘嗽。

⑧清金丹（《类证治裁》）：莱菔子、牙皂、姜汁。

⑨五虎二陈汤（《古今医鉴》）：麻黄、杏仁、石膏、陈皮、半夏、茯苓、甘草、人参、木香、沉香、细茶、生姜，水煎服。用于哮吼喘急、痰盛。

⑩新增加味散邪定喘汤（《诸证提纲》）：陈皮、茯苓、半夏、贝母、瓜蒌、天南星、枳壳、黄芩、白术、桔梗、葶苈子、杏仁、麦门冬、羚羊角（可不用）、甘草、款冬花、苏子、桑白皮、生姜。用于气喘痰热。

⑪沉香降气散（《顾氏医镜》）：沉香、砂仁、苏子、橘红、郁金、蜜炙枇杷叶、茯苓、麦门冬，肺壅喘甚者加葶苈子，夹热者加茅根。用于肺郁致喘。

⑫皂荚丸（《沈氏尊生书》）：皂荚（去皮子弦）、明矾、杏仁、白丑头末、紫菀、甘草、桑皮、石菖蒲、半夏、胆星、百部。用于久哮。

⑬小萝皂丸（《诸证提纲》）：萝卜子（蒸）、皂角（烧灰）、南星（白矾水浸，晒）、瓜蒌仁、海蛤粉，上为极细末，姜汁和蜜捣匀为丸，噙化。用于痰喘。

（2）针灸

①实证，宜针。常用穴位有大椎、身柱、风门、肺俞、丰隆、膻中、曲池、合谷、外关、商阳、鱼际等。

②虚证，宜灸。常用穴位有肺俞、璇玑、膻中、天突、气海、关元、膏肓、神阙、三阴交、肾俞、复溜、命门等。

③穴位埋线选取定喘、大椎、肺俞、厥阴俞、中府、尺泽等穴，埋植羊肠线，20 ~ 30日1次，连续数次。

（4）贴敷法

①三健膏：天雄、川乌、川附子、桂心、官桂、桂枝、细辛、川椒目、干姜各等份，麻油熬，加黄丹收膏，摊贴肺俞穴，三日一换。

②白芥子涂法：白芥子（研末）、延胡索各30克，甘遂、细辛各15克，入麝香1.5克，研末杵匀，姜汁调涂肺俞、膏肓、百劳等穴，10日一换，最好在夏月三伏天涂治。此外，割治、拔罐、梅花针、药物小剂量穴位注射等疗法，均可酌情采用。

第五节 预后与预防

一、转归及预后

哮病虽有冷哮、热哮之分，但冷哮日久或治疗中长期过用温燥，在里之寒痰、湿痰亦有化燥化火的可能，而为寒热夹杂或外寒里热之证；热哮日久，如屡用凉下，损伤中阳，也可能转化为冷哮。无论冷哮、热哮，由于病邪久留不去，哮喘屡愈屡发，都会使人体正气日耗，由实证渐次向虚证方向转化，而为正虚邪恋或正虚邪实之证。

哮病是一种顽固难愈的疾病，病程颇长，反复发作，根深蒂固，难以速除。如能控制其发作，平时注意将护，调养正气，并坚持服用以扶正固本为主的方药，部分患者可望获得根治，即使未得根治，亦可望减少或减轻发作。

哮病如长期不愈，反复发作，见周身悉肿、饮食减少、胸凸背驮；发作时冷汗如油、面色苍白或青紫、四肢厥冷、下利清谷、脉来短数或按之如游丝者，预后不良。

二、预防与护理

哮喘每因气候突然变化、特别是寒冷空气的刺激而诱发，故患者应注意避免感冒，并可以根据具体情况，做适当的体育锻炼，如打太极拳、跑步等，以逐步增强体质。青壮年患者，可逐渐试作冷水浴，以适应寒冷刺激，减少发病。饮食宜清淡，忌肥甘厚味，如酒、鱼、虾、肥肉、浓茶等。勿过饮过饱。居住环境的空气宜新鲜，避免异味和烟尘刺激。有吸烟嗜好者，应坚决戒烟。哮喘发作时应及时治疗；平时可长期服用切合具体情况的扶正固本中药，以增强机体抗病能力，减少发作，但严忌杂药乱投、损伤正气。

第六节　小结

一、现代研究

（一）病因病机

近年来，许多学者认识到风、痰、瘀等为哮喘的重要病理因素，同时某些脏腑功能失调与哮喘的发生也有一定的关系。晁氏等针对哮病发病迅速、时发时止、反复发作、发时痰鸣气喘的特征，认为此与风邪善行数变的性质相符，以“风哮”命名，提出“风盛痰阻，气道挛急”是本病急性发作主要病机的观点。柯氏认为，无论发作期和缓解期，肾虚（尤其是肾阳虚）始终是哮病最根本的病理机制。吴氏认为，“痰、瘀”是哮喘发病的主要病理因素，而（肾）阳虚是哮喘反复发作的根本原因。周氏认为哮喘反复发作，因痰气交阻，肺气郁滞，久则肺络不通，瘀血停积，阻滞气道，妨碍气机升降，而致气逆喘息加重，此即“先由气病，后累血病”，“久病入络”。又提出痰气瘀阻、肺失宣降为哮喘的基本病机。武氏认为，哮喘发作是正邪交争、脏腑功能失调的结果，病性总属本虚标实，强调风、痰、气、瘀、虚为哮喘发作的基本病机特点。

（二）辨证分型

随着近代医家对哮病病因病机研究的不断深入，对哮病的辨证分型也出现了许多新的观点。曾氏将哮喘分寒邪伏肺型、热痰阻肺型、气郁痰阻型、痰瘀气壅型、肺肾两虚型。姜氏将哮病分为寒邪凝滞、热邪壅肺、贼风袭肺、肝乘肺金、痰毒互结、脾肺气虚、肺肾两虚 7 种证型。杨氏将哮喘分为寒痰型、热痰型、痰浊型、脾肾阳虚型。李氏根据哮病的发生发展规律，分为早、中、后期，同时以脏腑辨证为纲，把哮病归纳为鼻哮、肺哮、肝哮、脾哮、肾哮 5 个证型。窦氏等将哮病发作期分为寒痰伏肺、痰热蕴肺、风痰阻肺、痰浊壅肺 4 个证型；缓解期分为肺卫虚弱、脾失健运、肾气不足、肺络瘀阻 4 个证型。武氏则将哮病分为风哮、痰哮、气郁哮、血瘀哮、虚哮 5 个证型。

（三）辨证论治

1. 发作期　发作时治标，以攻邪为主。针对寒热，治分温清。近代学者多将发作期分为寒哮和热哮分别治之。邱氏等将支气管哮喘的患者 136 例，随机分为喘平胶囊（麻黄、杏仁、地龙、黄芩、椒目、党参等）治疗组 106 例，桂龙咳喘宁胶囊对照组 30 例，连续观察 2 星期，结果临床控制率分别为 45.28% 和 36.67%，总有效率分别为 92.45% 和 86.67%。余氏等以平喘定哮方（射干、炙麻黄、紫菀、款冬花、竹沥、半夏、柴胡、前胡、枳壳、桔梗、生甘草、丹参、郁金）为基础方治疗哮喘 232 例，临床控制 27 例，显效 88 例，有效 99 例，总有效率为 92.25%；1 星期内见效 211 例，占 90.25%。陈氏等将支气管哮喘中医证属热哮者 90 例随机分为治疗组 50 例、对照组 40 例，前者用止咳定喘片、后者用蠲哮片治疗。结果治疗组总有效率为 80%，对 FEV_1 和 PEFR 均有升高作用，对 IgE 有降低作用，对喘息、哮鸣音、咳嗽、咯痰等有显著改善作用，与对照组相比差异有显著性（$P<0.05$）。王氏等将支气管哮喘急性发作期 60 例轻、中度患者，随机分为调肝理肺汤（香附、桑白皮、全瓜蒌、黄芩、清半夏、丹参、钩藤、白芍、桔梗、地龙、防风、炙麻黄）治疗组 30 例，对照组 30 例，予氨茶碱片；治疗 2 星期后，总有效率分别为 90% 和 86.67%，控显率分别为 63.33% 和 66.67%。倪氏等将支气管哮喘发作期的患者随机分为治疗组（23 例）和对照组（20 例），分别给予常规药合复方丹参注射液和常规药物治疗，疗程均 14 日。结果：治疗组总有效率为 95.7%，与对

照组比较有显著差异（P<0.05）。提示加用活血化瘀药物复方丹参注射液治疗支气管哮喘发作期有较好的疗效。干氏将65例支气管哮喘患者随机分为2组，治疗组34例，采用自拟补虚止哮汤（黄芪、半夏、白果、皂荚、淫羊藿、补骨脂、五味子、射干、杏仁、白术、茯苓、炙麻黄、桃仁、甘草）内服治疗；对照组31例，采用泼尼松、酮替芬等治疗。均4星期为一个疗程，结果：治疗组总有效率为97.06%，对照组总有效率为80.65%，两组差异有显著性（P<0.05）。

2. 缓解期　缓解期治本为主，或扶正祛邪并用。邓氏等将221例支气管哮喘非急性发作期患者随机分成2组，治疗组116例，口服温阳平喘胶囊（川附片、小白附子、麻黄、黄芩等）治疗，对照组105例，口服桂龙咳喘宁胶囊，30日为一个疗程。结果：治疗组总有效率为93.1%，与对照组比较有显著性差异（P<0.05）；且能明显降低血清IgE、外周血嗜酸粒细胞的水平，改善FEV的指标。李氏等选择55例非急性发作期哮喘患者，随机分2组，治疗组29例，口服宣肺定喘胶囊；对照组26例，口服桂龙咳喘宁胶囊；治疗4星期后2组症状、体征均有明显改善（P<0.01），治疗组改善喘息、哮鸣音更明显（P<0.05）。两组肺功能均有明显提高（P<0.01），治疗组疗效高于对照组（P<0.01）。

郑氏等将80例支气管哮喘缓解期患者随机分为2组，每组40例，分别治以喘舒颗粒（党参、补骨脂、白芥子、细辛等）和氨茶碱片口服，连用8星期，治疗组总有效率为87. 5%，对照组总有效率为65%。

胡氏自拟喘舒汤治疗缓解期难治性支气管哮喘，治疗组60例，对照组60例，2组均常规给予解痉平喘、抗感染和祛痰等治疗。治疗组在此基础上予自拟喘舒汤（蛤蚧粉、紫河车粉、熟地、红参、核桃仁、山药、桃仁），每日1剂，1月为一个疗程，结果治疗组总有效率为90%，对照组总有效率为55%，两组比较有显著性差异。

（四）外治疗法

外治法是中医传统治疗方法。包括穴位敷贴、针灸、穴位埋藏法等，在临床治疗哮喘有广泛的应用和广阔的前景。陶氏等根据中医阴病取阳理论，自制贴敷药饼（白芥子、细辛、生甘遂、莪术、延胡索、硫黄、麝香、姜汁、冰片）贴敷于大椎、定喘（双）、肺俞（双）、膏肓（双）、心俞（双）穴，夏日三伏为治疗时机，对70例哮喘患者连续3年治疗，总有效率为91.4%。陈氏等采用白芥子散（白芥子、细辛、甘遂、延胡索）穴位敷贴治疗支气管哮喘130例，分别敷贴在百劳、肺俞、膏肓穴上；并设对照组35例，采用西药抗生素配合口服氨茶碱常规治疗，均以6日为一个疗程。治疗组总有效率为88%，对照组总有效率为53%。李氏等比较化脓灸与针刺治疗的疗效，将支气管哮喘患者随机分成2组，灸治组30例，用麻黄、桂枝、麝香等药物研粉与陈年艾绒拌匀装瓶，施灸于肺俞、大杼、定喘等穴位，灸后贴自制化脓灸药膏，30日为一个疗程。针刺组30例，取穴、疗程与灸治组相同。灸治组总有效率为100%，针刺组总有效率为66.7%。陆氏以定喘方（制附子、党参、白术、茯苓、制半夏、款冬花、白芥子、细辛、甘草）浸泡羊肠线，埋于肺俞、定喘、肾俞等穴中，共治疗哮喘68例，总有效率为93%，对虚喘型患者疗效优于实喘型。

二、小结

哮病以呼吸喘促、喉间哮鸣有声为特征。多系痰浊内伏、遇新邪引动而触发。往往反复发作，短期很难治愈。

哮病在发作期以治标为急，缓解期以治本为主。冷哮治以宣肺散寒、豁痰平喘；热哮治以宣肺清热、涤痰利气。治本当区别肺脾气虚和肺肾两虚，分别予以补益脾肺和肺肾双补。至于哮病屡发，正气亏虚，出现阳气暴脱，又当急予回阳固脱之剂。此外，治疗此病要注意寒热虚实之间的转化，明辨证候寒热、虚实之兼夹，方能切中病机。

第七节　名家医案

案例1

李某，女，37岁。

患者有支气管哮喘病史，感冒即发，2018年5月因为感冒后咳嗽不止，伴有气促喘闷、心悸，张口抬肩，日夜不得安眠，西医诊断为支气管哮喘，经多种治疗，病情反复加重。

2018年7月1日初诊，症如上诉，痰色发白，质地稀薄。量多而爽。舌苔白而水润，脉滑而数，拟以小青龙加石膏汤治之。

麻黄9g 桂枝10g 细辛6g 半夏10g 五味子10g

干姜6g 白芍12g 生石膏30g（先下） 甘草10g

7月8日二诊。服药7剂，咳喘轻，痰量减少。原方加炒苏子10g，炒白芥子6g，以温化痰湿。

7月21日再诊，咳喘渐平，仅晨起有10多分钟轻微的气逆发喘。肺为娇脏，易因过敏而反复，于原方加蝉衣、僵蚕化痰开腠，以去络中之风，更用地龙通经活络，搜剔风邪，意欲消除其“宿痰”。上方加减，共服药30剂，诸症悉退、食欲信增，睡眠安稳，身体康复，至今未复发。

案例2

苏某，女，37岁。于2016年10月11日初诊。自诉，

患咳喘病9年，西医诊断为支气管哮喘，平时咳喘肩耸，痰浊上涌，气喘吁吁，胸闷痰鸣，昼夜不安，晨起痰多，痰色时黄时白或黄白相间。平时怕热，热则咳喘加剧。脉弦数有力，舌尖红，舌苔黄腻。痰黄白相间。外为风寒所诱，内有痰热互结，肺气壅滞不宣，可用定喘汤宣肺定喘：白果10g（打） 麻黄6g 冬花10g 半夏6g 桑皮15g 炒苏子10g 杏仁10g 黄芩12g 生薏米30g 冬瓜子30g

鱼腥草30g 紫苑10g

10月18日再诊，咳喘稍好，痰粘不易略出，咽仍干燥。原方加竹茹12g，生石膏30g（先下）。

11月29日复诊。上方服用10天，咳喘日趋平和，仅早晨有十几分钟的咳喘，痰呈米黄色，有时是白黏痰。原方加白芥子6g，橘红10g，制南星6g。12月28日，咳喘已稳定，仅早晨吐一两口痰，量极少，饮食增加，睡眠正常，气色转好。患者连续服药70余剂，诸证悉愈，已正常上班。半年后，曾感冒发热一次，亦未诱发咳喘，至今仍安然无恙。

总结：咳喘病，十有八九吐黄白相间痰。考虑外为风寒所诱，内有痰热互结，肺气壅滞不宣，使用定喘汤宣肺定喘多能见效。

案例3

郭某，男，30岁，农民。

1963年2月16日初诊。患者自幼有哮喘宿疾，昨日偶感风寒，突发气喘，胸部憋闷，喉间钝辖痰，声如曳锯，不能平卧，头目眩晕，两脉沉弦，舌淡苔白，拟射干麻黄汤合泽泻汤治之：射干10g 法半夏10g 炙紫菀10g 炙冬花10g 麻黄6g 细辛6g 五味子6g 泽泻24g 白术15g 姜3片 枣3枚

2月17日二诊：服药后有短时能平卧，但六脉仍沉弦不起，诸症依旧。哮喘宿疾，饮邪深伏，疾饮留伏，非轻剂所能除，《金贯要略·痰饮病篇》“咳家其脉弦，为有水，十枣汤主之”和“夫有支饮家，咳烦胸中痛者，不猝死，至一百日或一岁，宜十枣汤”的记载，运用十枣汤峻逐之。十枣汤一般用治悬饮，用治痰饮喘主要是在饮邪留伏，予十枣汤：甘遂、大载、芫花各1g为末，大枣10枚煎汤送下，平旦服，隔日1剂。2剂。

2月21日三诊：每剂服后下水三四次，胸膈顿开，脉转弦滑，口吐粘诞，此饮去而痰留，拟射干麻黄汤加干姜、远志。2剂。2月23日四诊：服药后吐诞甚多，邪去十之八九，投人参真武汤2剂善后收功。

从本案可知，十枣汤用治痰饮喘因饮邪留伏所致者效果甚佳。然峻逐之法只可用于邪正俱实，病情较急者，且可一不可再。

第九章

肛肠疾病

第一节　肛肠疾病的病因病机

中医古籍文献中对肛肠疾病的描述由来已久，《灵枢·邪气藏府病形》云："大肠病者，肠中切痛，而鸣濯濯。冬日重感于寒即泄，当脐而痛，不能久立，与胃同候，取巨虚上廉。"《难经·五十七难》曰："大肠泄者，食已窘迫。大便色白，肠鸣切痛。""大瘕泄者，里急后重，数至圊而不能便，茎中痛，此五泄之要法也。"《伤寒论》云："阳明病，自汗出，若发汗，小便自利者，此为津液内竭，虽硬不可攻之，当须自欲大便，宜蜜煎导而通之。若土瓜根及大猪胆汁，皆可为导。"《备急千金要方·卷二十四·脱肛》记载："肛门主肺，肺热应肛门，热则闭塞，大行不通，肿缩生疮。"《太平圣惠方·痔瘘》述："夫痔瘘者，由诸痔毒气，结聚肛边，有疮或作鼠乳，或生结核，穿穴之后，疮口不合，时有脓血，肠头肿疼，经久不差，故名痔瘘也。"《疮疡经验全书》（公元 1569 年）对痔的病因、病机有了较科学的论述，指出"多由饮食不节，醉饱无时，恣食肥腻，胡椒辛辣……任情醉饱，耽色，不避严寒酷暑，或久坐湿地，恣意耽看，久忍大便，遂致阴阳不和，关格壅塞，风热下冲，乃生五痔"。对肛痈破溃后形成肛瘘阐述了其病理机转，"坐马痈，此毒痈受在肾经，虚毒气热，毒伤于内大肠之经，并聚成毒，而为瘘疮"。《证治要诀·肛门别名》对肛门直肠进行了准确的描述："肛门者大肠之下截也，一曰广肠，言其广阔于大小肠也。又曰魄门，言大肠为肺之腑，肺藏魄，故曰魄门也。肛者，言其处似车缸形也。"

宋代《太平圣惠方》最早提出将痔与瘘作明确区分，并分别论述痔瘘的形成与症状。在《太平圣惠方·卷第六十·治五痔诸方》中，对痔下血不止有艾叶散方、龟甲散方、槐黄散方、熨药方等内服外用，另单设一篇《治痔肛边生鼠乳诸方》，对肛瘘的病因病机及内服外用进行了阐述。此后肛肠疾病由"痔"的笼统名称，发展成具有不同特点的各种肛门疾病的名称。清代的祁坤所著《外科大成》对肛门脓肿、痔、肛裂、直肠癌等的论述尤其精辟，如将脏痈痔描述为"肛门肿如馒头，两边合紧，外坚而内溃，脓水常流，此终身之疾，治之无益"，此即肛旁脓肿及形成肛瘘的描述：钩肠痔则描述为"肛门内外有痔，摺缝破烂，便如羊粪，粪后出血秽臭大痛者，服养生丹，外用熏洗，每夜塞龙麝丸一丸于谷道内，一月收功"，这与现代医学的肛裂完全相似；锁肛痔则描述为"肛门内外如竹节锁紧，形如海蜇，里急后重，便粪细而带扁，时流臭水，此无治法"，此处锁肛痔指肛门直肠部的恶性肿瘤。而"沿肛痔，周围皆有，痛痒出水，搽二仙丹一两次……"所用之二仙丹，为矾与砒，古代早就应用砒制剂来治疗梅毒，故沿肛痔似为梅毒性皮肤病。

不同肛肠疾病，因致病因素、病因不同，发病机制也不一样，既有共性，又有所区别。中医学历来主张"审因论治"，要针对不同的病因病机，提出不同的治疗原则与方法，因此了解病因病机，对于诊疗肛肠疾病有着重要指导意义。

一、病因

肛肠疾病常见的发病因素有风、燥、湿、热、气虚、血虚（阴虚）、气血两虚、血瘀等。《外科大成》指出："肿者湿也，痛者火也，痒者风也，闭结者燥也。"《丹溪心法》曰："痔者，皆因脏腑本虚……"现将各种致病因素的致病特点和发病机制扼要地分述如下。

1. 风　《证治要诀》："血清而色鲜者为肠风，浊而黯者为脏毒。"《见闻录》："纯下清血者，风也。"由此可见，由风引起的便血，其色泽较鲜明，且风有善行而数变的特点，故其便血均为暴急，或下血如箭状，内痔实证的便血，常见这种情况。临床上风邪常常夹杂热象，出现热伤肠络，血不循经，便血色泽鲜明，下血暴急，来势急骤，一线如箭呈喷射状，多属风热或肠风便血，除便血之外，尚有口渴、舌红、脉数等症。施治时祛风之中必兼清热。

2. 燥　《医宗金鉴》："肛门围绕折纹破裂便结者，火燥也。"燥有内燥、外燥之分，秋风起燥属外燥；饮食辛辣，血虚生燥属内燥。肛肠疾病多由内燥引起，常因饮食不节，恣饮醇酒，过食辛辣等物，以致燥热内结。燥邪易耗伤津液，无以下润大肠，则大便干结；或素有血虚，血虚津乏，肠道失于濡润，而致大便干燥，排便努挣，常使肛门裂伤或擦伤痔核而易致便血等。施治方法，前者宜清热通便为主，后者以养血润燥为宜。

3. 湿　湿有内外之分，外湿多因坐卧湿地，久居雾露潮湿之处而发病；内湿多因饮食不节，恣食生冷肥甘；损伤脾胃，湿自内生。湿性重着，湿之为病，常有先伤于下的特点，故肛肠疾病中因湿而发病较多，湿与热结，可为下痢，或为泄泻，湿热久蕴，肛肠部气血纵横，经络交错，易于发生内痔便血。湿性秽浊，热伤于络脉，下血色如烟尘。《见闻录》说："色如烟尘者，湿也。"湿热蕴阻肛门，经络阻隔，气血凝滞，热胜则肉腐成脓，易形成肛周脓肿。湿热下注大肠，肠道气机不利，经络阻滞，血浊气凝聚，发为直肠息肉。并可伴有食欲不振、胸闷腹胀、身重体酸、苔腻、脉濡等全身症状。施治以清化为主。

4. 热　热为火之轻，火系热之甚，故火热同性，只是程度不同而已。肛肠疾病中因热致病者，亦较多见，"痔者皆因脏腑本虚，外伤风湿，内蕴热毒……"热积肠道，易耗伤津液而致热结肠燥，则大便秘结不通，长久便秘，可致肛门直肠部的血液循环受阻，气血瘀阻，凝滞不散，结而为痔。热盛则迫血妄行，热伤肠络，血不循经，下溢而成便血，其色泽较为鲜红。"鲜红者，热也"，邪热蕴阻足太阳膀胱经，易致肛痈发生，表现为皮色掀红，肿块高突，疼痛剧烈，热胜肉腐，内脓已成，脓水黄厚带臭，并可伴有发热、口苦、喜饮、面色红赤、苔黄脉数等全身症状。施治以清热为主。

5. 气虚　《疮疡经验全书·痔漏图说》："又有妇人产育过多、力尽血枯，气虚下陷及小儿久痢，皆能使肛门脱出。"这说明了肛门直肠疾病的发生，气虚也是其因素之一。而以脾胃功能失常，致"中气不足"为主，也有妇人因生育过多，小儿久泻、久痢，老年气血不足，功能衰退，以及某些慢性疾病等，皆能导致中气不足。由于中气不足，气虚下陷，无以摄纳而引起直肠脱垂不收，内痔脱出不纳。由于气虚，在肛门直肠周围脓肿时，不能反映出明显的症状，故其肿痛轻微，发热不高。肛瘘术后，腐肉不易脱落，新肌生长缓慢。此外，并可伴有疲倦、呼吸短促、语音低微、胃纳不佳、大便不调、脉无力等全身症状。施治以补中益气为主。

6. 血虚　血虚成因有二，一为失血过多，二为脾胃生化之源不足。《灵枢·决气》："中焦受气取汁，变化而赤，是谓血。"说明脾胃功能不足，生血乏源而致。在肛肠疾病中，常因长期便血而致血虚。血虚则气无所附，气虚则不能摄血，更易下血，则更导致血虚，如此往复，形成恶性循环。血虚生燥，无以润滑肠道，则大便燥结，易于擦伤痔核而便血。阴血不足，则生风、生燥、生热，朱丹溪治痔，主张以滋阴凉血、清热润燥为大法。

7. 气血两虚　气血相依，气虚则血行减弱，血虚则气弱，气血两虚，则五脏六腑、四肢百骸失于濡养，抵抗病邪能力降低，从而肛周易于感染，肛痈溃后脓水稀薄，肛瘘术后，不易敛口。

8. 血瘀　气滞则血瘀。热结肠燥，气机阻滞而运行不畅，气滞则血瘀阻于肛门，使肛门紧缩。如久坐久立，或负重远行，或生育过多，或久泻久痢，或排便努挣，或气虚失摄，均可导致血液瘀阻肛门不散；或血络损伤，血离经脉，聚于皮下，凝结成块，而为血栓性外痔。

总之，除单因素外，也可多因素合并为病，如风与热合、湿与热结等，时为虚证，时为实证或虚实夹杂，因此在辨证求因时也应全面分析。

二、病机

肛肠病的发病机制，主要以气血、阴阳等学说来阐明发病机制。局部的气血凝滞，营气不从，经络阻塞，以及脏腑功能失调等，虽是总的发病机制，但概括而言，总离不了"阴阳的失调或偏胜"，因为阴阳失调是疾病发生、发展的根本原因。人之气血，相辅而行，循环全身，周流不息。当人体为外感六淫邪毒、外来伤害、情志内伤等致病因素破坏了气血的正常运行，气血凝滞，阻于局部，即可发生肛肠疾病。

在辨证过程中，尽管临床表现千变万化，总是能以阴阳来分析疾病的基本性质，属阴证，或阳证，为阴虚或阳虚。在施治过程中，既要注意局部的病变，又要重视整体的情况。考虑患者机体正气的强弱与邪正斗争的关系，采取不同的治疗原则，损其有余补其不足，方能达到治愈的目的。

第二节　肛肠疾病的四诊

中医的望、闻、问、切四诊，也是诊断肛肠疾病的重要手段。四诊的内容虽有不同，但彼此之间又是互相联系而不可分割，必须互相参合，综合分析。

一、望诊

望诊是通过医者之视觉来观察患者的局部和全身情况，主要有望精神、望形态、望舌苔、望局部病变等几个方面。

1. 望精神　主要望患者的精神状态，对判断疾病的预后有一定关系，如《洞天奥旨》说："疮疡形容憔悴，精神昏短……者死。"又说："疮疡奇痛奇痒而有神气，此生之机也。"凡患者精神振作，形容如常，目光有神，呼吸均匀，这是正气未衰，无论新久疾病，均属佳兆。若精神委顿，形容憔悴，目陷精暗，呼吸急促或不均匀，这是正气已衰，不论急慢性疾病，均属凶险。

2. 望形态　观察患者的形态，如肥胖者多湿痰，瘦者多火。如肛痈、血栓性外痔及混合痔嵌顿患者强迫体位等。

3. 望舌苔　包括观察舌质、舌苔和舌的形态等三个方面的变化。舌为心之苗，苔为胃气之反映，因此，脏腑气血之虚实，病邪深浅，津液盈亏，均在舌质和舌苔上表现出来。如舌质红，急性病见之多属热证；舌质淡而白，一般为气血两虚；如果淡白而胖，多属阳虚，多见于脓出过多之患者，或为慢性消耗性疾病。舌胖嫩而舌边伴有齿痕，多属气虚、阳虚。舌光如镜，舌质红绛，伴有口糜，为病久阴伤胃虚，或应用大量抗生素之后，亦能见到此种舌质。白苔，见于兼有表证，或属寒证，或属脾胃有湿。黄苔多为邪热蕴结，肛痈在化脓阶段多见此苔。腻苔，多为湿重的征象，白腻为寒湿，黄腻为湿热。在望舌苔时，需注意因服药或由饮食而染色的假苔，尤其是舌苔与病症不相符合的情况下，更要注意询问。如原为薄白苔，食橘子后，每染成黄苔；食橄榄后，能染成黑苔，但刮之即去；灯光弱下看黄苔，每成白色等，这些均应加以辨别。

4. 望局部　肛肠病局部望诊主要观察肛门有无移位、变形，肛周有无污染物及污染物性质、红肿、溃裂口、皮损、皮下血栓或异常增生物，肛门镜下有无黏膜充血、出血点、息肉、黏液等。

二、闻诊

闻诊包括听与嗅两个方面的内容，一是以听觉来听辨患者的声音，如语言、呼吸、呕吐、呃逆等；二是以嗅觉来嗅辨患者分泌物的气味，如脓液、肠液等。若急性病患者，由气粗喘息转为气息低促，为正气已伤，病情更为危重。脓液如溃疡，脓无异样气味者，容易痊愈；倘脓液腥臭难闻，病在深里，则较难愈，常见于肛漏等病。

三、问诊

问诊的顺序，包括现在病情（即现病史），如主要明显的痛苦感觉，发病日期，发病时的初起症状和病情演变情况，发病的可能原因和诱因，发病后的治疗经过等。还应追询与现病有关的旧病情况（既往史）、家庭中成员（家族史）有无遗传性或传染性疾病，以及其他的个人史如月经、胎产、职业、饮食习惯等。因为肛肠科疾病虽然有形可见，但对痛痒等症状，就必须通过问诊从患者自己的诉述中得知。《景岳全书》即总结出十项重点内容："一问寒热二问汗，三问头身四问便，五问饮食六问胸，七聋八渴俱当辨，九因脉色察阴阳，十从气味章神见……"仔细询问病史是正确检查的基础。

1. 问寒热　恶寒发热是人体与疾病抗争的反应，肛肠科疾病一有寒热，标志着病邪鸱盛。如疮疡阳证，初起体温逐渐上升，常在37.5～38℃，多因火毒内发，外感风邪所致。如寒多热少，为风寒表证；热多寒少，为风温表证。中期发热持续不退，常为38～39℃，兼之疮疡肿势渐渐增大，这是酿脓的现象。后期，脓毒已泄，发热逐渐下降，是属一般正常规律。若脓泄而发热依然不退，是为毒邪未去，正不胜邪。

2. 问汗　了解是否出汗、汗出多少、时间及其兼证。若肛周红肿热痛，身热盛而汗出者，多为热邪迫津外出。肛瘘溃脓日久，耗伤阴血，患者常有盗汗，并伴有潮热、乏力等症，此乃阴虚内热、津液外泄所致。若肛肠手术后，忽见大汗淋漓、伴面色㿠白、心慌、头晕、肢软等症，多为大出血迹象，须高度重视。

3. 问饮食　渴喜引饮，多为热重；渴不多饮，多为湿重。纳食有味，为脾胃无恙，病情较轻；纳食不思，为脾胃已衰，病情较重或疮疡病势进展。肛肠病与饮食关系密切，饮食不节是痔形成的重要因素。关于饮食不节包括以下几个方面：①饮食过多，损伤脾胃。如《医学正传》云："若夫饱食太过，则脾气倦甚，不能运化精微，朝伤暮损，清浊混淆，故食积下流于大肠之间，而为病也。"②嗜食炙煿，湿热内生。如《杂病广要》云："凡痔者，因酒面炙煿，蓄热伤血，恶血积聚于下焦，不得疏通，于是下坠而为痔。"《外科正宗·痔疮论》言："夫痔者，乃素积湿热，过食炙煿……"③过度饮酒，瘀浊下注。如《太平圣惠方·治酒痔诸方》云："夫酒痔者，由人饮酒过度，伤于脾胃之所成也，夫酒性酷热而有大毒，酒毒渍于脏腑，使血脉充溢，积热不散，攻壅大肠，故令下血。"《医学入门·痔》云："痔瘘及五痔，皆由酒食过度，即成此疾。"

4. 问二便　大便秘结，小便短赤黄浊，为火毒湿热内盛的现象；如大便溏薄，小便清长，为寒湿内蕴的表现。如肠痈出现大便次数增多，似痢不爽，小便频数似淋，是为酿脓内溃的征兆。腹痛便秘而无矢气，伴有呕吐，常为肠梗阻；腹痛而伴暗红色果酱样大便，可能为肠套叠。大便长期秘结，带血色鲜，便时疼痛，多为肛裂之症；大便形状变细，久泻久痢，出现习惯改变，可能为锁肛痔之证候，或为肛门病手术后之肛门狭窄。

四、切诊

切诊包括切脉（脉诊）和触诊两大类，切脉能了解病变的深浅、毒邪的盛衰、正气的强弱，以观察疾病之变化，从而做出治法的取舍和判断预后的顺逆。触诊，是通过手的感觉，按触病变，以测知病变的性质，有脓无脓等，尤其对急腹症的诊断，应用触诊检查，更为重要。

（一）脉诊

肛肠科疾病归纳分述于下。

1. 浮脉　肿疡脉浮有力，为风寒、风热在表，或为风热邪毒客于上部；脉浮无力，为气血不足；溃疡脉浮，若非外感之邪未净，则有续发可能；若外感之邪已散，疡无续发则气从外泄，是正虚而邪未去。

2. 沉脉　肿疡脉沉，是邪气深闭，为寒凝络道，气血壅塞；溃疡脉沉，是遗毒在内，气血凝滞未解。

3. 迟脉　肿疡脉迟多是寒邪内蕴，气血衰少；溃疡脉迟，多是脓毒已泄，邪去正衰。

4. 数脉　肿疡脉数，为热邪蕴结，其势正盛，或为酿脓；溃疡脉数，为热邪未净，毒邪未化，正气已衰。

5. 滑脉　肿疡脉滑而数，为热盛，为有痰，或为酿脓；溃疡脉滑而大，为热邪未退，或痰多气虚。

6. 涩脉　肿疡脉涩，为实邪壅塞，气血凝滞；溃疡脉涩，为阴血不足之象。

7. 大脉　肿疡脉大，为邪盛正实；溃疡脉大，为邪盛病进，其毒难化。

8. 小脉　肿疡脉见细小，为正不胜邪；溃疡脉细而小，大多属气血两虚。八脉之中可以单见，也可兼见，例如浮数互见属表病，沉迟互见属里病。浮数滑大为阳脉，多为属热、属实、属阳，沉迟涩小为阴脉，多为属寒、属虚、属阴。一般热实阳易愈，寒虚阴难治。

总之，脉诊必须结合望、闻、问三诊同时进行，才能全面深入地分析疾病的病因，确定病症的性质，从而得到正确的诊断，来指导具体的治疗。此外，如遇脉症不符的情况，有时要舍症从脉，有时要舍脉从症。肛肠疾病虽是局部变化，而与全身息息相关，故必须从整体出发，才不致谬误。

（二）触诊

触诊检查可以确定疾病的性质，如触及有明显肿块，界限分明，高肿，灼热，轻按即痛，重按剧痛拒按者，多为阳证、实证；如触之无明显肿块，或肿块界限不清，平塌漫肿，不热或微热，重按隐痛或不痛，或喜按者，多为阴证、虚证。重视肛肠疾病的治疗史，特别是在注射治疗后，肛门指诊可以在直肠下端触及不规则质硬肿物，如果不清楚注射治疗病史易将其诊断为直肠肿瘤，后果严重。

第三节　肛肠疾病的辨证

一、辨症状

肛肠疾病常见的症状有便血、肿痛、脱垂、坠胀、流脓、便秘、便频、分泌物等，由于病因不同，表现的症状及轻重程度也不一致：

1. 便血　便血是内痔、肛裂、直肠息肉、直肠癌的共有症状。血不与大便相混，附于大便表面，或便时点滴而下，或一线如箭，血多而无疼痛者，多为内痔；便血少而有肛门周期性疼痛者，多为肛裂；儿童便血，大便次数和性质无明显改变者，多为直肠息肉；血与黏液相混，其色晦暗，肛门坠胀者，应考虑有直肠癌的可能。便血鲜红，血出如箭，伴口渴、便秘、溲赤、舌红、脉数等症状，多属风热肠燥；便血色淡，伴面色无华、心悸、神疲、乏力、便秘、舌淡、脉沉细等症状，多属血虚肠燥。

2. 肿痛　肿胀高突，疼痛剧烈，伴有胸闷腹胀、体倦身重、食欲不振、发热、苔黄腻、脉濡数等症状，多为湿热阻滞，常见于肛旁脓肿、内痔嵌顿、外痔水肿、血栓外痔等。微肿微痛，伴发热不高、神疲乏力、头晕心悸、盗汗便溏或干结、舌淡或红、苔黄或腻、脉濡细等症状，多为气阴不足兼湿热下注之虚中挟实证，多见于肛旁脓肿而症状不明显者或结核性肛周感染。

3. 脱垂　脱垂是Ⅱ、Ⅲ期内痔，直肠息肉，直肠脱垂的共有症状。脱垂而不易自行回纳，伴有面色无华、头晕眼花、心悸气短、自汗盗汗、舌淡、脉沉细弱等症状，多为气血虚弱，中气下陷，无以摄纳。内痔脱出，嵌于肛外，红肿疼痛，不易复位者，多为湿热下迫；若复因染毒，热毒熏灼则局部糜烂坏死，可伴有寒热烦渴、便秘、溲赤、舌红、苔黄或腻、脉弦数等症状。

4. 坠胀　坠胀是便秘、肛隐窝炎、直肠炎患者常有的症状。坠胀伴有排便不畅、无脓血黏液者，多见于出口梗阻型便秘；伴有脓血或黏液者，多见于锁肛痔、肛隐窝炎、直肠炎等。坠胀伴有乏力、气短、舌淡、脉沉细弱等症状，多为中气不足，升提无力；坠胀伴身重体倦、食欲不振、溲赤、苔黄或腻、脉弦或数者，多为湿热下注大肠，蕴阻肛门。

5. 流脓　脓出黄稠带粪臭，伴有发热、口苦、身重体倦、食欲不振、溲赤、苔黄或腻、脉弦或数等，多为湿热蕴阻肛门，热盛肉腐而成脓。常见于肛旁脓肿或肛漏。脓出稀薄不臭，或微带粪臭，淋漓不尽，疮口潜行，周围有空腔，不易敛合，伴低热盗汗、面色萎黄、神疲纳呆、舌淡红、脉濡细等，多为气阴两亏兼湿热下注之症，多见于肛旁脓肿而症状不明显者或结核性肛漏。

6. 便秘　便秘是痔、肛裂、肛旁脓肿、肛管直肠癌的常见伴随症状。腹满胀痛，拒按，大便秘结，伴口臭、心烦、身热溲赤、舌红、苔黄燥、脉数等，多属肠胃实热。腹满作胀，喜按而便不润，伴面色㿠白、头晕心悸、神疲乏力、舌淡、脉细无力等，多属血虚肠燥或脾虚不运。

7. 便频　突然便次增多，伴有腹痛、呕吐，多为急性肠炎。便意频繁，但排出困难，无脓血黏液者，多为出口梗阻型便秘。便次增多，伴有脓血黏液、里急后重，应考虑溃疡性结直肠炎、直肠癌等。舌淡，苔薄白，脉沉细无力，多属脾胃虚弱，脾失健运。舌红，苔黄或腻，脉弦滑有力，多为湿热下注所致。

8. 分泌物　局部肿痛，灼热，分泌物稠、臭，口干，纳呆，胸闷不舒，便溏或干结，溲赤，舌红，苔黄腻，脉弦数，多为湿热下注或热毒蕴结所致，常见于内痔嵌顿、直肠脱垂嵌顿及肛漏等实证。分泌物清稀不臭，多为气血不足之象，常见于脱肛、内痔脱垂或肛漏等虚证。

二、辨部位

了解肛门直肠疾病常有其好发部位，有助于诊断治疗。以膀胱截石位表示，内痔好发于肛门齿线以上3、7、11点处（亦称母痔区）；赘皮外痔多发生于6、12点处；环形的结缔组织外痔多见于经产妇；血栓外痔好发于肛缘3、9点处；肛裂好发于6、12点处。肛漏瘘管外口发生于3、9点前面的，其管道多为直行；发生于3、9点后面的，其管道往往弯曲，且内口多在6点附近。凡瘘管外口距肛缘近的（≤4cm），其管道也短（指通向肛内），凡瘘管外口距肛缘较远的（＞4cm），则其管道也长。环肛而生的马蹄形肛漏，其内口往往在6点附近。

截石位标记法：以时钟面的十二等分标记，将肛门分为12个部位，前面会阴部位为12点，后面尾骶部为6点，右面中央为3点，左面中央为9点，依此类推。检查时发现某一部位有病变，则在相应的截石位图上做一标记。

第四节　溃疡性结肠炎

溃疡性结肠炎（ulcerative colitis，UC），又称特发性结肠直肠炎、慢性非特异性溃疡性大肠炎，病变主要侵犯黏膜层和黏膜下层，常形成糜烂、溃疡，是一种病因不明的特发于直肠和结肠的炎症性肠病，中医学称“休息痢”。目前已被WHO确定为国际难治性疾病。中医学将本病归于“泄泻…‘痢疾”“便血”“肠澼…‘脏毒”等范畴。任何年龄均可发病，但多见于20～40岁的成人，男女发病率无明显差别。临床以腹泻、黏液脓血便、腹痛等肠道症状为主要表现，兼见各种全身症状。本病病情轻重悬殊，呈反复发作的慢性病程。病变时间较长，且在病变涉及全部大肠时有恶变倾向。

本病在《素问·通评虚实论篇》中，称为肠澼。在《金匮要略·呕吐哕下利病脉证治》篇中有“热利下重者，白头翁汤主之…”“下利便脓血者，桃花汤主之”之说，故以“下利”称之。《诸病源候论·痢病诸候》中又称谓“赤白痢”“血痢”“脓血痢”“热痢”等病名。并以病程较长者称之为“久痢”，时愈时止的称为“休息痢”。宋以前方书还有称为“带下”的。金元时代已知本病能相互传染，因而有时称“疫痢”之名。如《丹溪心法·痢篇》指出：“时疫时利，一方一家之内，上下传染相似。”《医宗必读·痢疾》提出的治法：“须求何邪所伤，何脏受病，如因于温热者，去其温热；因于积滞者，去其积滞。因于气者调气，因于血者和之。新感而实者可以通因通用，久病而虚者可以塞因塞用。”此论述既包括现代医学细菌性痢疾，又包括非特异性溃疡性结肠炎的辨证施治。从发病机制、临床主症和发病规律三方面来看，溃疡性结肠炎最近似于中医的休息痢。

一、诊断

（一）诊断标准

根据2012年在我国广州达成的炎症性肠病诊断与治疗共识意见，我国溃疡性结肠炎的诊断标准如下。

溃疡性结肠炎缺乏诊断的金标准，主要结合临床内镜和组织病理学表现进行综合分析，在排除感染性和其他非感染性结肠炎的基础上做出诊断。

1. 临床表现　最常发生于青壮年期，根据我国资料统计，发病高峰年龄为20～49岁，男女性别差异不明显（男女比为1.0：1～1.3：1）。临床表现为持续或反复发作的腹泻黏液脓血便伴腹痛、里急后重和不同程度的全身症状，病程多在4～6周以上，可有皮肤黏膜、关节、眼、肝胆等肠外表现。黏液脓血便是UC最常见的症状，超过6周的腹泻病程可与多数感染性肠炎鉴别。

（1）全身表现：多发生于中型或重型患者，可有发热、消瘦、低蛋白血症、贫血等表现。

①发热：是由炎症活动或合并感染所致，多为轻度或中度发热。重症可有高热、心率加快等中毒症状。

②消瘦和低蛋白血症：多发生在重症患者或慢性反复发作者。其发生与营养物质摄入不足、蛋白合成减少、机体高代谢状态消耗过多及胃肠道丢失有关。

③贫血：常见于重症及慢性迁延不愈的患者，因失血或慢性炎症导致骨髓抑制或药物所致的骨髓抑制有关。

④水与电解质平衡紊乱：是由病变肠管吸收水、电解质能力下降，同时伴有分泌增多，使患者出现脱水和低钠、低钾血症。

⑤水肿：多继发于贫血和低蛋白血症。

（2）消化系统表现：典型表现为腹泻、黏液脓血便、腹痛、里急后重等，同时具有两项或两项以上症状者占大多数。

①腹泻：大多数患者有腹泻，这是由于大肠黏膜对钠、水吸收障碍和结肠运动功能失常所致。腹泻程度轻重不一，轻者排便 3 ~ 4 次 /d 或腹泻与便秘交替，重者可达 10 ~ 30 次 /d，当直肠受累严重时，可出现里急后重。粪质多为混有大量黏液的糊状便，多带有脓血。

②血便、黏液脓血便：发生机制为肠黏膜广泛充血、水肿、糜烂、黏膜剥脱、坏死及炎性渗出。部分患者便鲜血，血液与大便分开或附于大便表面，易误诊为痔疮。大部分患者血液与粪便或黏液、脓液混合。少数出血量较大者可排出血凝块。临床上多数患者以此为主诉前来就医，应予重视。

③腹痛：原因不清，可能与病变肠管收缩时张力增强有关。多为阵发性痉挛性疼痛，部位常位于左腹和下腹部。痛后常有便意，排便后疼痛可暂时缓解。

④里急后重：因直肠受炎症刺激所致，常有骶部不适。

⑤其他症状：上腹饱胀不适、嗳气、纳差、恶心呕吐等。

⑥体征：轻型甚至中型患者多无阳性体征，部分患者受累肠段可有轻度压痛。直肠指诊有时可感觉黏膜肿胀、肛管触痛，指套有血迹。重型和急性暴发型可有鼓肠、腹肌紧张、腹部压痛或（和）反跳痛。有的患者可触及痉挛或肠壁增厚的乙状结肠或降结肠。

2. 结肠镜检查　结肠镜检查并活检是 UC 诊断的主要依据。结肠镜下 UC 病变多从直肠开始，呈连续性弥漫性分布，表现为：①黏膜血管纹理模糊紊乱或消失，充血水肿，质脆，自发性或接触性出血和脓性分泌物附着，亦常见黏膜粗糙呈细颗粒状。②病变明显处可见弥漫性多发性糜烂或溃疡。③可见结肠袋变浅变钝或消失以及假息肉黏膜桥等。

内镜下黏膜染色技术能提高内镜对黏膜病变的识别能力，结合放大内镜技术通过对黏膜细微结构的观察和病变特征的判别，有助 UC 诊断，有条件的单位可开展。

3. 黏膜活检组织学检查建议多段多点取材，组织学上可见以下主要改变。

（1）活动期：①固有膜内弥漫性、急性、慢性炎性细胞浸润，包括中性粒细胞、淋巴细胞、浆细胞、嗜酸性粒细胞等，尤其是上皮细胞间有中性粒细胞浸润和隐窝炎，乃至形成隐窝脓肿。②隐窝结构改变：隐窝大小形态不规则，排列紊乱，杯状细胞减少等。③可见黏膜表面糜烂、浅溃疡形成和肉芽组织增生。

（2）缓解期：①黏膜糜烂或溃疡愈合。②固有膜内中性粒细胞浸润减少或消失，慢性炎性细胞浸润减少。③隐窝结构改变：隐窝结构改变可加重，如隐窝减少萎缩，可见帕内特细胞化生。UC 活检标本的病理诊断：活检病变符合上述活动期或缓解期改变，结合临床，可报告符合 UC 病理改变。宜注明为活动期或缓解期。如有隐窝上皮异型增生（上皮内瘤变）或癌变，应予注明。

4. 其他检查　结肠镜检查可以取代钡剂灌肠检查。无条件行结肠镜检查的单位可行钡剂灌肠检查。检查所见的主要改变为：黏膜粗乱和（或）颗粒样改变；肠管边缘呈锯齿状或毛刺样改变，肠壁有多发性小充盈缺损；肠管短缩，袋囊消失呈铅管样。结肠镜检查遇肠腔狭窄镜端无法通过时，可应用钡剂灌肠检查、CT 或 MRI 结肠显像显示结肠镜检查未及部位。

5. 手术切除标本病理检查　大体和组织学改变见上述 UC 的特点。

6. 实验室检查　主要用于 UC 的辅助诊断、鉴别诊断及病情严重程度和活动性的判断。常用的指标如下。

（1）血液检查：血液常规判断有无贫血、白细胞和血小板计数升高。红细胞沉降率（ESR）和 C 反应蛋白（CRP）增高，可准确反映 UC 的疾病严重程度和活动性，临床上对诊断、治疗和预后有重要的参考价值，但 ESR 特异性不如 CRP。

（2）粪便检查：活动性 UC 镜检可见大量红细胞、脓细胞，还可见嗜酸性粒细胞和巨噬细胞，大便隐血试验（OB）常阳性。粪钙卫蛋白水平可较准确地反映 UC 病变局部的活动性及严重程度，有报道其敏感性和特异性比血清 ESR 和 CRP 要高。

（3）病原检查：应反复多次行粪便细菌培养、血清细菌免疫学和基因检查，排除痢疾杆菌、沙门菌属、空肠弯曲菌、难辨梭状芽孢杆菌、耶尔森菌、结核杆菌以及病毒感染。此外，应连续多次粪便检查溶组织阿米巴滋养体和血吸虫感染。

（4）血清免疫学检查：UC 患者核周抗嗜中性粒细胞胞质抗体（pANCA）阳性率较正常人和克罗恩病患

者要高，常作为 UC 的临床辅助诊断和与克罗恩病等疾病的鉴别。部分文献报道抗杯状细胞抗体（GAB）在 UC 患者中有较好的敏感性，特异性高，有一定的临床应用价值。其他自身免疫检查有助于鉴别诊断。

诊断要点：在排除其他疾病的基础上，可按下列要点诊断：①具有上述典型临床表现者为临床疑诊，安排进一步检查。②同时具备上述结肠镜和（或）放射影像学特征者，可临床拟诊。③如再具备上述黏膜活检和（或）手术切除标本组织病理学特征者，可以确诊。④初发病例如临床表现结肠镜以及活检组织学改变不典型者，暂不确诊，应予随访。

（二）疾病评估

诊断成立后，需进行疾病评估，以利于全面估计病情和预后，制定治疗方案。

1. 临床类型　可简单分为初发型和慢性复发型。初发型指无既往病史而首次发作，该类型在鉴别诊断中应予特别注意，亦涉及缓解后如何进行维持治疗的考虑。慢性复发型指临床缓解期再次出现症状，临床上最常见。以往所称之暴发型结肠炎（fulminant colitis），因概念不统一而易造成认识的混乱，将其归入重度 UC 中。

2. 病变范围　推荐采用蒙特利尔分型（表 9-1）。该分型特别有助于癌变危险性的估计和监测策略的制定，亦有助于治疗方案的选择。

3. 疾病活动性的严重程度　UC 病情分为活动期和缓解期，活动期疾病按严重程度分为轻、中、重度。改良 Truelove 和 Witts 疾病严重程度分型标准（表 9-2）易于掌握，临床上实用。改良 Truelove 评分更多用于临床研究的疗效评估。

表 9-1　UC 病变范围的蒙特利尔分型

分型	分布	结肠镜下所见炎症病变累及的最大范围
E1	直肠	局限于直肠，未达乙状结肠
E2	左半结肠	累及左半结肠（脾曲以远）
E3	广泛结肠	广泛病变累及脾曲以近乃至全结肠

表 9-2　改良 Truclove 和 Witts 疾病严重程度分型标准

严重程度分型	排便（次）	便血	脉搏 / 次	体温（℃）	血红蛋白	ESR（mm/1h）
轻度	＜ 4	轻或无	正常	正常	正常	＜ 20
重度	≥	重	＞ 90	＞ 37.8	＜ 75% 正常值	＞ 30

注：中度介于轻重度之间。

4. 肠外表现和并发症

（1）肠外表现：包括皮肤黏膜表现（如口腔溃疡、结节性红斑和坏疽性脓皮病）、关节损害（如外周关节炎、脊柱关节炎等）、眼部病变（如虹膜炎、巩膜炎、葡萄膜炎等）、肝胆疾病（如脂肪肝、原发性硬化性胆管炎、胆石症等）、血栓栓塞性疾病等。其发生机制目前尚不清楚，可能与自身免疫、细菌感染、毒物吸收及治疗药物的副作用有关。

（2）并发症：包括中毒性巨结肠、肠穿孔、下消化道大出血、上皮内瘤变以及癌变。

①中毒性肠扩张：是本病的一个严重并发症，其发生率国外报道为 1.6% ~ 13%，多发生于全结肠炎患者，死亡率可高达 44%，临床表现为肠管高度扩张并伴有中毒症状，腹部有压痛甚至反跳痛，肠鸣音减弱或消失。可引起溃疡穿孔并发急性弥漫性腹膜炎。

②肠穿孔：多为中毒性肠扩张的并发症，也可见于重型患者，发生率国外报道为 2.5% ~ 3.5%，多发生于左半结肠。

③下消化道大出血：是指短时间内大量肠出血，伴有脉搏增快、血压下降、血红蛋白降低等，其发生率为 1.1% ~ 4.0%。

④上皮内瘤变以及癌变：目前已公认本病并发结肠癌的机会要比同年龄和性别组的一般人群明显增高，一般认为癌变趋势与病程长短有关，病程 15 ~ 20 年后癌变概率每年增加 1%。我国报道直肠癌的并发率为 0.8% ~ 1.1%。因此，对于本病病程在 10 年以上者要注意癌变的可能。

二、药物治疗

（一）中医辨证论治

1. 湿热内蕴证

（1）证候：腹泻黏液脓血便，里急后重，可兼有肛门灼热、身热、腹痛、口苦口臭、小便短赤等症。舌苔黄腻，脉滑数或濡数。

（2）治法：清热解毒，调和气血。

（3）方药：白头翁汤加减。如大便脓血较多者加炒椿皮、槐花、紫珠草、地榆；大便白冻黏液较多者加苍术、薏苡仁；腹痛较甚者加延胡索、乌药、枳实理气止痛；身热甚者葛根加量使用。根据“行血则便脓自愈，调气则后重自除”的理论，亦可用芍药汤加减，方中有黄芩、黄连清热解毒化湿，当归、芍药、甘草行血和营，缓急止痛。木香、槟榔行气导滞。

2. 气滞血瘀证

（1）证候：腹痛泻下脓血，血色紫暗或黑便，腹痛拒按，嗳气食少，胸胁腹胀。脉弦涩，舌质暗紫有瘀点。

（2）治法：活血散瘀，理肠通络。

（3）方药：膈下逐瘀汤加减。如腹满痞胀甚者加枳实、厚朴；腹有痞块者加皂角刺；腹痛甚者加三七末（冲）、白芍；晨泄明显者加补骨脂。

3. 脾胃虚弱证

（1）证候：腹泻便溏，粪有黏液或少许脓血，食少纳呆，食后腹胀，可兼有腹胀肠鸣，腹部隐痛喜按，肢体倦怠，神疲懒言，面色萎黄。舌质淡胖大或有齿痕，苔薄白，脉细弱或濡缓。

（2）治法：益气健脾，祛湿止泻。

（3）方药：参苓白术散加减。如大便夹不消化食物者加神曲、枳实消食导滞；腹痛怕凉喜暖者加炮姜；寒甚者加附子温补脾肾；腹有痞块者加山甲珠、皂角刺；久泻气陷者加黄芪、升麻、柴胡升阳举陷；久泻不止者加赤石脂、石榴皮、乌梅、诃子涩肠止泻；兼有余热未清者可加黄连或胡黄连；脓血便较重者加白头翁、秦皮、黄柏、血余炭。亦可用纯阳真人养脏汤。

4. 脾肾阳虚证

（1）证候：久泻不愈，大便清稀或完谷不化，腰膝酸软，食少纳呆，可兼有五更泻、脐中腹痛，喜温喜按，形寒肢冷，腹胀肠鸣，少气懒言，面色苍白。舌质淡胖大有齿痕，苔白，脉细沉。

（2）治法：温补脾肾，涩肠止泻。

（3）方药：四神丸加减。如腹痛甚者加白芍缓急止痛；小腹胀满者加乌药、小茴香、枳实理气除满；大便滑脱不禁者加赤石脂、诃子涩肠止泻。亦可用当归四逆汤，四神丸合四君子汤。

5. 肝郁脾虚证

（1）证候：腹痛即泻，泻后痛减，大便稀烂或黏液便，胸胁胀闷，可兼有喜长叹息，嗳气不爽，食少腹胀，矢气较频。舌质淡红，苔薄白，脉弦或细。

（2）治法：疏肝理脾，化湿止泻。

（3）方药：痛泻要方加减。如排便不畅，矢气频繁者加枳实、槟榔理气导滞；腹痛隐隐，大便溏薄，倦怠乏力者加党参、茯苓、炒扁豆健脾化湿；胸胁胀痛者加柴胡、香附疏肝理气；夹有黄白色黏液者加黄连、白花蛇舌草清肠解毒利湿。

6. 血瘀肠络证

（1）证候：腹痛拒按，痛有定处，腹胀肠鸣，泻下不爽，面色晦暗，肌肤甲错。舌质紫黯或有斑点，脉弦涩。

（2）治法：活血化瘀，理肠通络。

（3）方药：少腹逐瘀汤加减。如腹满痞胀甚者加枳实、厚朴；腹有痞块者加山甲珠、皂角刺；腹痛甚者加三七末（冲）、白芍；晨泄明显者加补骨脂。

（二）西药治疗

1. 一般治疗　强调休息、饮食和营养。对活动期患者应强调充分休息，以减少精神和体力负担，待病情好转后改为富营养、少渣饮食。部分患者可能与某些食物过敏有关，应详细询问有关病史并限制相关食物的摄入。重症和暴发型患者应入院治疗，及时纠正水、电解质紊乱；贫血者可输血；低蛋白血症者应输入人血白蛋白。病情严重者应禁食，给予肠外营养治疗。情绪不稳定者可给予心理治疗。

2. 药物治疗

（1）轻度 UC

①氨基水杨酸制剂是治疗轻度 UC 的主要药物。包括传统的柳氮磺吡啶（SASP）和其他各种不同类型的 5-氨基水杨酸（5-ASA）制剂，如美沙拉秦（2 ~ 4g/d）、奥沙拉秦（2 ~ 4g/d）和巴柳氮（4 ~ 6g/d）。5-ASA 制剂疗效与 SASP 相似，但不良反应远较 SASP 少见。尚缺乏证据显示不同类型 5-ASA 制剂的疗效有差异。

②对氨基水杨酸制剂治疗无效者，特别是病变较广泛者，可改用口服激素。

（2）中度 UC

①氨基水杨酸制剂：仍是主要药物。

②激素：足量氨基水杨酸制剂治疗后（一般 2 ~ 4 周）症状控制不佳者，尤其是病变较广泛者，应及时改用激素。按泼尼松 0.75 ~ 1mg/（kg·d）（其他类型全身作用激素的剂量按相当于上述泼尼松剂量折算）给药。达到症状缓解后开始逐渐缓慢减量至停药，注意快速减量会导致早期复发。

③硫嘌呤类药物：包括硫唑嘌呤（AZA）和 6- 巯基嘌呤（6-MP）适用于激素无效或依赖者。欧美推荐的目标剂量为 1.5 ~ 2.5mg/（kg·d），一般认为亚裔人种剂量宜偏低如 1mg/（kg·d）。

④英夫利西单抗（IFX）：当激素和上述免疫抑制剂治疗无效或激素依赖或不能耐受上述药物治疗时，可考虑 IFX 治疗。国外研究已肯定其疗效，我国正在进行上市前的Ⅲ期临床试验。远段结肠炎的治疗：对病变局限在直肠或直肠乙状结肠者，强调局部用药（病变局限在直肠用栓剂，局限在直肠乙状结肠用灌肠剂），口服与局部用药联合应用疗效更佳。轻度远段结肠炎可视情况单独局部用药或口服与局部联合用药；中度远段结肠炎应口服与局部联合用药；对病变广泛者口服与局部用药联合应用亦可提高疗效。局部用药有美沙拉秦栓剂每次 0.5 ~ 1g，每日 1 ~ 2 次；美沙拉秦灌肠剂每次 1 ~ 2g，每日 1 ~ 2 次。激素如氢化可的松琥珀酸钠盐（禁用酒石酸制剂）每晚 100 ~ 200mg；布地奈德泡沫剂每次 2mg，每日 1 ~ 2 次，适用于病变局限在直肠者，该药激素的全身不良反应少。据报道不少中药灌肠剂如锡类散亦有效，可试用。

（3）重度 UC：病情重、发展快，处理不当会危及生命，应收治入院，予积极治疗。

①一般治疗：补液补充电解质，防止水、电解质、酸碱平衡紊乱，特别是注意补钾。便血多、血红蛋白过低者适当输红细胞。病情严重者暂禁食，予胃肠外营养。粪便培养排除肠道细菌感染。注意忌用止泻剂、抗胆碱能药物、阿片制剂、非甾体类抗炎药等，以避免诱发结肠扩张。对中毒症状明显者可考虑静脉用广谱抗生素。

②静脉用激素：首选治疗为甲泼尼龙 40 ~ 60mg/d，或氢化可的松 300 ~ 400mg/d，剂量加大不会增加疗效，但剂量不足会降低疗效。

③需要转换治疗的判断以及转换治疗方案的选择：在静脉用足量激素治疗约 5d 仍然无效，应转换治疗方案。有两大选择：一是转换药物的“拯救”治疗，如环孢素 A（CsA）或 IFX。依然无效才手术治疗。二是立即手术治疗。

维持治疗药物的选择视诱导缓解时用药情况而定：由氨基水杨酸制剂或激素诱导缓解后以原氨基水杨酸制剂的全量或半量维持；对于激素依赖、氨基水杨酸制剂不能耐受者以硫嘌呤类药物维持；IFX 诱导缓解者继续 IFX 维持。氨基水杨酸制剂的维持治疗疗程为 3 ~ 5 年或更长。

三、常用特色疗法

（一）外治方法

1. 塞药法　是指将药物纳入肛内的方法。常用的栓剂有柳氮磺胺吡啶栓、洗必泰栓、清肠栓等。

2. 保留灌肠法　本病病位主要在大肠，中药保留灌肠，可使药达病所，中药口服与灌肠相结合，可提高 UC 治疗效果。临床多选用具有清热燥湿、解毒凉血、生肌止血、止痢功效的药物，如：①三黄汤加减：黄芩 10g，黄柏 10g，黄连 10g，栀子 5g，五倍子 10g，明矾 10g。②败酱草合剂：败酱草 30g，白矾 10g，黄芩 10g，白及 15g。③通灌汤：苦参、地榆、黄柏、甘草等。

用法：取中药煎剂或药液 50mL 保留灌肠，每日 1 ～ 2 次，1 个月为 1 个疗程。可根据病情在灌肠药液中加入适量锡类散、青黛散、云南白药等。对腹泻、便血严重的患者可加入氢化可的松 50mg。亦可取氢化可的松 100mg，加入 5% 葡萄糖盐水 200mL，每日 1 ～ 2 次肛滴灌肠，一旦症状改善立即改用中药灌肠。依据观察，中药灌肠仍以辨证用药为佳。

（二）其他治疗

1. 针灸疗法　辨证分型取穴，取脾俞、胃俞、大肠俞、中脘、天枢、上巨虚、下巨虚、止泻穴。脾胃虚弱配气海、关元、足三里；脾肾阳虚配肾俞、命门；肝脾不和配太冲、行间；湿热型配曲池、内庭、阴陵泉。脾俞、胃俞、气海、关元、足三里、肾俞、命门、中脘、天枢、上巨虚、下巨虚、止泻穴等施提插捻转补法，并用温针疗法；太冲、行间、曲池、内庭、阴陵泉用提插捻转泻法。隔日 1 次，5 次为 1 个疗程，共治疗 2 个疗程。脾肾阳虚加足三里、命门、关元；脾虚气陷加足三里、百会、长强；湿热郁结加足三里、曲池、合谷；气滞血瘀加肾俞、脾俞、大肠俞。用艾条悬灸，穴位先上后下，先阴经后阳经，每穴灸 3 ～ 5min，以皮肤红润不起泡为度。每日 1 次，10 次为 1 个疗程，一般 3 ～ 5 个疗程。

2. 穴位埋线疗法　取脾俞、胃俞、大肠俞、小肠俞、关元俞、足三里。龙胆紫标记穴位，常规消毒皮肤，用 2% 利多卡因 0.2mL，行穴位皮下局部麻醉，将 3 号铬制羊肠线置入 12 号穿刺针的针管内，从局部麻醉点刺入皮下 1 ～ 1.5 寸，使局部产生酸、胀、麻感，然后边推针芯边退针，将羊肠线埋入穴位。30d 埋线 1 次，1 ～ 3 次后统计疗效。

3. 穴位敷贴疗法　多选用足三里、脾俞、天枢、大肠俞、神阙、命门等，可交替使用。以药物制成贴膏贴于穴位，4 ～ 6h 后揭去，每日 1 次，30d 为 1 个疗程。

四、手术疗法

（一）手术指征

1. 绝对指征　大出血、穿孔、癌变以及高度怀疑癌变。

2. 相对指征　①积极内科治疗无效的重度 UC 合并中毒性巨结肠，内科治疗无效者宜更早行外科干预。②内科治疗疗效不佳和（或）药物不良反应已严重影响生活质量者，可考虑外科手术。

（二）手术方式

常用的手术方式主要有 3 种。

1. 全大肠切除 + 回肠造瘘术　这是治疗本病的传统的手术治疗方式。术后一般无复发. 绝大多数患者能在术后维持良好的健康状态。

2. 结肠切除 + 回肠直肠吻合术　该术式可避免造设人工肛门，但保留的直肠有炎症复发，或炎症向回肠蔓延的缺点，且其中约有 70% 的患者可发生癌变。另外，由于直肠存在活动性病变，还可影响回一直肠吻合口的愈合，而有发生吻合口瘘之可能。

3. 全结肠切除 + 直肠黏膜切除 + 回肠肛管吻合术　从理论上来说，该术式是最理想的术式。因该术式保留了前两个术式的优点，而避免了上两个术式的缺点。但该手术术式操作复杂，易发生缝合不全、骨盆脓肿等合并症，有时需造设临时性的回肠瘘。

4. 全大肠切除 + 回肠储袋肛管吻合术　该手术为目前最常用的手术方式，避免回肠造口及回肠吻合术后排便次数多的缺点，但本术式可发生储袋炎，影响储袋功能。

五、临床参考

（一）学术讨论

溃疡性结肠炎是一种病程迁延、容易复发、较难治疗的疾病，中外医学界都希望在溃疡性结肠炎的治疗及机制研究方面有所建树，但因其致病机制复杂，近期仍难以有所突破。目前治疗手段仍以中西医结合为主，控制炎症、调节免疫、对症支持是目前治疗的侧重点。

（1）本病病程较长，常易复发，目前的研究中缺乏中医药对溃疡性结肠炎远期疗效观察和预防复发方面整体评价。

（2）治疗过程中，标本先后病机会有转变，因此，在治疗中应谨守病机，灵活辨证。

（3）中西医治疗本病的形式多种多样，但其最优组合有待进一步研究。

（4）结合现代基础研究，争取找出中医药治疗 UC 的作用机制及靶点，为中医药治疗本病获得确切的基础研究支持。

（二）名医经验

1. 田振国治疗结肠炎性疾病经验　依据“腑病以通为用、腑疾以通为补”的中医理论，田振国教授创立了“宣通气血、寒热并用”治疗炎症性肠病的学术思想，现已被收入国家统编教材——21 世纪规划教材《中西医结合肛肠病学》。他认为大肠炎性疾病病变关键在于肠中气机失常，肠壁经络气滞血瘀，致生肿疡，破溃后又生溃疡，在治疗上应重在调理气血运行、寒热药物并用。该学术思想指导下的创新中药制剂“通腑宁颗粒”（由厚朴、胡黄连、黄柏、天花粉、芦根、滑石、白芍、延胡索、木香、山楂、麦芽、吴茱萸、甘草共13味中药组成，寒热药物并见一方，共奏宣通气血、厚肠止泻之功），主治各种慢性非特异性结肠炎性疾病，症见腹泻或腹泻与便秘交替、腹痛、腹胀、黏液血便、里急后重等，疗效满意。

2. 陆金根对溃疡性结肠炎的认识　陆金根应用中医对本病的治疗，多根据 UC 病症的寒热虚实，确定治疗原则。倡导在扶正祛邪的辨证治疗中，始终应顾护胃气，而不可单纯补涩。治疗以“热痢清之，寒痢温之，初痢实则通之，久痢虚则补之，寒热交错者清温并用，虚实夹杂者攻补兼施”为治疗大法。认为疾病初起之时，以实证、热证多见，治宜清热化湿解毒；久病多虚、多寒，应以补虚温中，调理脾胃，兼以清肠，收涩固脱。且对于久病虚弱患者，宜补益之中，佐以清肠导下祛积，扶正祛邪，权衡运用。临床用药之时，宜结合具体病情施治，忌过早补涩，忌峻下攻伐，忌分利小便。

（三）临床研究进展

1. 脾功能失调是 UC 发病的中心环节　近代中医关于 UC 的病因多从湿热、瘀血等论治，但究其根本，其发病的中心环节还在于脾。研究表明 UC 发生的肠黏膜水肿与溃疡均与脾的功能失调有很大关系。肠镜所见肠黏膜水肿的病理改变，实际就是脾失运化、湿聚水生的一种病理过程。脾虚发病，运化失常，组织失养及水湿内停，内溢组织器官，就会导致水肿发生。这与现代医学所说的血管活性物质如组胺等致毛细血管通透性增加及肠道疾患致蛋白质吸收障碍所引起的血浆胶体渗透压降低而致的组织水肿相似。同时现代医学解释肠黏膜溃疡是因感染、自身免疫反应致肠腺隐窝中性粒细胞浸润伴有腺上皮细胞变性坏死形成脓肿、溃破所致。恰与中医所说脾阳受病，不能为胃行其津液，经脉气血不能充分输布，肠黏膜得不到滋养，而造成局部“贫血”，防御功能削弱，久之病气入侵，气血瘀滞，疮疡乃成相吻合。

2. 以清为先、清补结合　“湿热内蕴、气血瘀滞”是溃疡性结肠炎活动期的主要病机。患者主要表现为排便次数增多，大便带有黏液或脓血，伴腹胀或腹痛。《济生方·痢疾》：“余每遇此证，必先荡涤肠胃，次正其根本。”治宜清热解毒化湿，以治标为主，使邪去正安。此期不可过早扶正固涩，以免“闭门留寇”，使湿热瘀毒胶结不化留恋于肠道，导致气血壅滞，肠黏膜长期受损，病情迁延不愈。此乃湿热壅滞肠道，气机不畅，湿热灼伤肠络，迫血妄行所致也。治以清热解毒，理气活血。药用红藤、败酱草、地锦草、白头翁等清热解毒消痈。陆金根教授认为，不能一味地健脾扶正，在疾病活动期，应祛邪以扶正，邪去正自安。

3. 栓剂、灌肠等局部治疗的应用　UC 的部位多在远端结肠，研究表明黏膜修复、病灶的消除取决于病变部位的药物浓度与局部活化程度。局部药物浓度高则活化程度高，病灶消除与黏膜修复越快越彻底。同时我国 UC 患者的病变部位大多在左半结肠及直肠部位，因此运用中药栓剂及灌肠等局部治疗可望提高疗效。由上海中医药大学附属龙华医院胃肠病研究所研制成功的清肠栓多年来在临床上被证明是治疗 UC 行之有效的药物。此栓剂通过临床与动物实验表明其作用机制通过局部与整体两方面发挥作用。一方面局部给药后栓剂中有效成分迅速释出，具有抗炎作用，还能附于溃疡表面使局部黏膜免于再损伤；另一方面通过肠道对药物有效成分的吸收，起到调整机体免疫平衡及肠道内菌群平衡等功能，从而起到全面整体的预防治疗作用。

4. 气药灌肠法的应用　用气药灌肠法（采用 DGY-2 电脑灌肠治疗仪将灌肠方浓缩成 200mL 左右，置入特制的容器中，肛管插入肛门 10 ~ 15cm，把气压和时间分别调至 11kPa 和 40s 后分别启动气阀和液阀，将药液灌注于结肠。要求患者先后取平卧位、胸膝位各 5min，10min 后观察药液分布状况）治疗溃疡性结肠炎，效果显著，预后良好。

5. 干细胞移植　干细胞移植实验要求高，成功率低，且须由国家指定的机构施行，目前这方面的报道并不多，有些报道仅限于动物实验，但不失为一种新型的治疗方法。赖氏等报道 1 例 UC 合并急性髓系白血病（AML）病例，患者经改良 1，4– 丁二醇二甲磺酸酯（白消安）/ 环磷酰胺 + 抗胸腺细胞球蛋白（ATG）方案预处理后，行非血缘关系供者外周造血干细胞移植根治白血病的同时显著改善了 UC 症状。陈氏等采用自体干细胞移植治疗难治性炎症性肠病 10 例，其中重型 UC 患者 1 例，术后症状消失，观察 10 个月无复发症状，血液检查指标均正常，但肠镜复查示无明显改善。其他尚有段氏通过实验采用骨髓间充质干细胞移植治疗 UC，发现同种异体大鼠骨髓间充质干细胞（MSCs）移植后 UC 模型大鼠肠道病变明显好转，糜烂溃疡均愈合。

第五节　克罗恩病

克罗恩病（crohn disease，CD），又称局限性回肠炎、局限性肠炎、节段性肠炎和肉芽肿性肠炎，是一种原因不明的肠道炎症性疾病。本病和慢性非特异性溃疡性结肠炎两者统称为炎症性肠病（IBD）。克罗恩病在整个胃肠道的任何部位均可发生，但好发于末端回肠和右半结肠。以腹痛、腹泻、肠梗阻为主要症状，且有发热、营养障碍等肠外表现。病程多迁延，常有反复，不易根治，是公认的医学难题之一。

该病在西方国家相当常见，欧洲和北美 CD 的发病率为 5/105 ~ 10/105，患病率达 50/105 ~ 100/105。世界胃肠病组织 2010 年的临床指南中提到，在亚洲，尤其在东亚，CD 的发病有明显的增加趋势。我国近年报道的病例明显增多，基于多家医院病例统计，推测 CD 的患病率为 1.4/105，且有被低估之虞。该病患者多为青壮年，给社会生产力和个人生活质量带来极大影响，引起了各界高度重视。本病病因及发病机制至今尚未明确。目前认为可能与遗传、免疫、感染、饮食、环境及心理因素有关。

中医古典医籍中无 CD 病名的记载。根据其证候表现可分属于“腹痛”“泄泻”“积聚”“肠痈”“肠结”“肛痈”“肛瘘”“血证”“虚劳”等范畴。有关“泄泻”“腹痛”“关格”，均首见于《内经》。汉代张仲景《金匮要略·腹满寒疝宿食病脉证治》谓：“腹痛病者腹满，按之不痛为虚，痛者为实，可下之。”明代张景岳《景岳全书·泄泻》篇论述：“泄泻之本，无不由脾胃”“泄泻之因，惟水火土三气为最”“凡泄泻之为病，多由水谷不分，故以利水为上策。”明代赵献可《医贯》有关于“关格”症的详细描述。张锡纯提出用大承气汤加减治疗。

一、诊断

CD 缺乏诊断的金标准，诊断需要结合临床表现、内镜、影像学和病理组织学进行综合分析并随访观察。

（一）临床表现

CD 最常发生于青年期，根据我国统计资料发病高峰年龄为 18 ~ 35 岁、男性略多于女性（男女比约为 1.5 ： 1）。临床表现呈多样化，包括消化道表现、全身性表现、肠外表现及并发症。消化道表现主要有腹泻和腹痛，可有血便；全身性表现主要有体重减轻、发热、食欲不振、疲劳、贫血等，青少年患者可见生长发育迟缓；肠外表现与 UC 相似；并发症常见的有瘘管、腹腔脓肿、肠狭窄和梗阻、肛周病变（肛周脓肿、肛周瘘管、皮赘、肛裂等），有消化道大出血、急性穿孔较少见，病程长者可发生癌变。

腹泻、腹痛、体重减轻是克罗恩病的常见症状，如有这些症状出现，特别是年轻患者，应考虑本病的可能，如伴肠外表现或（及）肛周病变高度疑为本病。肛周脓肿和肛周瘘管可为少部分 CD 患者的首诊表现，应予注意。

（二）辅助检查

1. 内镜检查

（1）结肠镜检查：结肠镜检查和活检应列为 CD 诊断的常规首选检查，镜检应达末段回肠。镜下一般表现为节段性、非对称性的各种黏膜炎症表现，其中具特征性的内镜表现为非连续性病变、纵行溃疡和卵石样外观。必须强调，无论结肠镜检查结果如何（确诊 CD 或疑诊 CD），也需选择有关检查明确小肠和上消化道的累及情况，以便为诊断提供更多证据及进行疾病评估。

（2）小肠胶囊内镜检查（SBCE）：SBCE 对发现小肠黏膜异常相当敏感，但对一些轻微病变的诊断缺乏特异性，且有发生滞留的危险。主要适用于疑诊 CD 但结肠镜及小肠放射影像学检查阴性者。正规的 SBCE 检查阴性，倾向于排除 CD；阳性结果需综合分析并常需进一步检查证实。

（3）小肠镜检查：目前我国常用的是气囊辅助式小肠镜（BAE）。该检查可直视观察病变、取活检和进行内镜下治疗，但为侵入性检查，有一定并发症的风险。BAE 主要适用于其他检查（如 SBCE 或放射影像学）发现小肠病变或尽管上述检查阴性而临床高度怀疑小肠病变需进行确认及鉴别者；或已确诊 CD 需要 BAE 检查以指导或进行治疗者。小肠镜下 CD 病变特征与结肠镜所见相同。

（4）胃镜检查：少部分 CD 病变可累及食管、胃和十二指肠，但一般很少单独累及。原则上胃镜检查应列为 CD 的检查常规，尤其是有上消化道症状者。

2. 影像学检查

（1）CT 或磁共振肠道显像（CT/MR enterography，CTE/MRE）：CTE 或 MRE 是迄今评估小肠炎性病变的标准影像学检查，有条件的单位应将此检查列为 CD 诊断的常规检查。该检查可反映肠壁的炎症改变、病变分布的部位和范围、狭窄的存在及其可能的性质（如炎症活动性或纤维性狭窄）、肠腔外并发症（如瘘管形成、腹腔脓肿或蜂窝织炎）等。活动期 CD 典型的 CTE 表现为肠壁明显增厚（> 4mm）；肠黏膜明显强化伴有肠壁分层改变，黏膜内环和浆膜外环明显强化，呈“靶症”或“双晕征”；肠系膜血管增多、扩张、扭曲，呈“木梳征”；相应系膜脂肪密度增高、模糊；肠系膜淋巴结肿大等。CTE 与 MRE 对评估小肠炎性病变的精确性相似，后者较费时，设备和技术要求较高，但无放射线暴露之虑。CT 或 MR 肠道造影（CT/MR enteroclysis）可更好扩张小肠尤其是近段小肠，可能更有利于高位 CD 病变的诊断。盆腔磁共振有助于确定肛周病变的位置和范围，了解瘘管类型及其与周围组织的解剖关系。

（2）钡剂灌肠及小肠钡剂造影：钡剂灌肠已被结肠镜检查所代替，但遇肠腔狭窄无法继续进镜者仍有诊断价值。小肠钡剂造影敏感性低，已被 CTE 或 MRE 代替，但对无条件行 CTE 检查的单位则仍是小肠病变检查的重要技术。该检查对肠狭窄的动态观察可与 CTE/MRE 互补，必要时可两种检查方法同用。X 线所见为多发性、跳跃性病变，病变处见裂隙状溃疡、卵石样改变、假息肉、肠腔狭窄、僵硬，可见瘘管。

（3）腹部超声检查：对发现瘘管、脓肿和炎性包块具有一定价值，但对 CD 诊断准确性较低，超声造影及彩色多普勒可增加准确性。由于超声检查方便、无创，对 CD 诊断的初筛及治疗后活动性的随访有相当价值，值得进一步研究。

3. 黏膜活检病理组织学检查　需多段（包括病变部位和非病变部位）、多点取材。CD 黏膜活检标本的病理组织学改变有：①固有膜炎症细胞呈局灶性不连续浸润。②裂隙状溃疡。③阿弗他溃疡。④隐窝结构异常，腺体增生，个别隐窝脓肿，黏液分泌减少不明显，可见幽门腺化生或帕内特细胞化生。⑤非干酪样坏死性肉芽肿。⑥以淋巴细胞和浆细胞为主的慢性炎症细胞浸润，以固有膜底部和黏膜下层为重，常见淋巴滤泡形成。⑦黏膜下淋巴管扩张。⑧神经节细胞增生和（或）神经节周围炎。

4. 手术切除标本　沿纵轴切开（肠系膜对侧缘）手术切除肠管，连同周围淋巴结一起送病理组织学检查。手术切除标本的大体表现包括：节段性或者局灶性病变，融合的线性溃疡，卵石样外观，瘘管形成，肠系膜脂肪包绕病灶，肠壁增厚和肠腔狭窄等特征。显微镜下典型改变除了活检标本组织学改变外还包括：①节段性、透壁性炎症。②活动期有深入肠壁的裂隙状溃疡，周围重度活动性炎症甚至穿孔。③透壁性散在分布淋巴样细胞增生和淋巴滤泡形成。④黏膜下层水肿和淋巴管扩张，晚期黏膜下层增宽或出现黏膜与肌层融合。⑤非干酪样坏死性肉芽肿见于黏膜内、黏膜下、肌层甚至肠系膜淋巴结。⑥肌间神经节细胞和神经纤维增生及神经节周围炎。手术切除标本的病理确诊标准：CD 的病理学诊断在黏膜活检难度较大，需结合临床表现、肠镜所见和病理学改变考虑。非干酪样坏死性肉芽肿具有较高的诊断价值，但需排除肠结核。手术切除标本可见到更多病变，诊断难度较小。

诊断要点：在排除其他疾病基础上，可按下列要点诊断：①具备上述临床表现者可临床疑诊，安排进一步检查。②同时具备上述结肠镜或小肠镜（病变局限在小肠者）特征以及影像学（CTE 或 MRE，无条件者采用小肠钡剂造影）特征者，可临床拟诊。③如再加上活检提示 CD 的特征性改变且能排除肠结核，可做出临床诊断。④如有手术切除标本（包括切除肠段和病变附近淋巴结），可根据标准做出病理确诊。⑤对无病理确诊的初诊病例，随访 6 ～ 12 个月以上，根据对治疗的反应和病情变化判断，符合 CD 自然病程者，可做出临床确诊。如与肠结核混淆不清但倾向于肠结核者，应按肠结核进行诊断性治疗 8 ～ 12 周，再行鉴别。

WHO 曾提出 6 个诊断要点的 CD 诊断标准（表 9–3），该标准最近再次被世界胃肠病学组织（WGO）推荐，可供参考。

表 9–3　WHO 推荐的 CD 诊断标准

项目	临床	放射影像学	内镜	活检	手术标本
①非连续性或节段性改变		+	+		+
②卵石样外观或纵行溃疡		+	+		+
③全壁性炎性反应改变	+（腹块）	+（狭窄）	+（狭窄）		+
④非干酪样肉芽肿				+	+
⑤裂沟、瘘管	+		+		+
⑥肛周病变	+			+	+

注：具有①、②、③者为疑诊；再加上④、⑤、⑥三者之一可确诊；具备第④项者，只要加上①、②、③三者之二亦可确诊；应用现代技术 CTE 或 MRE 检查多可清楚显示全壁炎而不必仅局限于发现狭窄。

二、药物治疗

（一）中医辨证论治

1. 湿热蕴滞证

（1）证候：腹部胀痛拒按，大便溏泻不爽，便带黏液，食少纳呆，小便短赤，烦渴喜饮，恶心呕吐。舌苔黄腻，脉弦滑或数。

（2）治法：清热化湿，行气导滞。

（3）方药：芍药汤加减。如湿重于热者加苍术、藿香；身热重者，加黄柏、栀子；腹痛重者，加枳实、大黄，并加大白芍用量。

2. 气滞血瘀证

（1）证候：腹部胀痛，攻窜不定，痛引少腹，得嗳气、矢气或泻下则腹痛稍减，食少，消瘦，便带脓血。舌紫，脉弦。

（2）治法：疏肝理气，活血化瘀。

（3）方药：柴胡疏肝散加减。如腹部胀痛、刺痛并见，舌质紫暗或有瘀斑者，加桃仁、蒲黄、五灵脂；腹痛攻窜两胁者，加川楝子、延胡索、青皮；气郁化火者，加牡丹皮、栀子、龙胆草；若腹部积块，固定不移者，可用逐瘀汤加减。

3. 脾胃虚弱证

（1）证候：腹痛绵绵，喜温喜按，大便糊状或呈水状，腹胀，纳差，神疲乏力，面色萎黄，气短自汗。舌淡苔白，脉沉细或弱。

（2）治法：健脾助运，化湿止泻。

（3）方药：参苓白术散加减。如食欲不振，加焦三仙；脘腹胀满者，加苍术、厚朴、藿香；形寒肢冷，泻下如水状者，加炮姜、炮附子。腹痛胀满拒按，恶食，嗳腐吞酸，痛而欲泻，泻后痛减，舌质红，苔黄腻，脉滑，此为食滞胃肠、气机阻滞、宿食不化、浊气上逆、食邪燥结、腑气不通所致。治宜消食导滞，通腑止痛。方用枳实导滞丸加减。中成药参苓白术丸益气健脾，利湿止泻。适用于脾气亏虚，表现出食少、便溏、神疲乏力者。每日 3 次，每次 6g 内服。

4. 脾肾阳虚证

（1）证候：病久迁延，反复泄泻，黎明腹痛，肠鸣即泻，脐周作痛，泻后痛减，大便溏薄，形寒肢冷，腰膝酸软。舌质淡，苔白，脉沉细。

（2）治法：温肾健脾，化湿止泻。

（3）方药：四神丸或真人养脏汤加减。如久泻不止者加炮姜、炮附子、肉桂。中成药金匮肾气丸温肾助阳。适用于肾阳虚衰，表现出腹泻、大便清稀、肢冷畏寒者。每日 3 次，每次 6g 内服。

（二）西药治疗

1. 根据疾病活动严重程度选择治疗方案

（1）轻度活动性 CD 的治疗

①氨基水杨酸类制剂：SASP 或 5-ASA 制剂可用于结肠型，美沙拉嗪可用于末段回肠型和回结肠型。

②布地奈德：病变局限在回肠末段、回盲部或升结肠者，可选布地奈德。对上述治疗无效的轻度活动性 CD 患者视为中度活动性 CD，按中度活动性 CD 处理。

（2）中度活动性 CD 的治疗

①糖皮质激素：是治疗的首选。病变局限在回盲部者，为减少全身作用糖皮质激素相关不良反应，可考虑布地奈德，但该药疗效对中度活动性 CD 不如全身作用糖皮质激素。

②激素与硫嘌呤类药物或甲氨蝶呤合用：激素无效或激素依赖时加用硫嘌呤类药物或甲氨蝶呤。有研究证明这类免疫抑制剂对诱导活动性 CD 缓解与激素有协同作用，但起效慢（硫唑嘌呤要在用药达 12 ~ 16 周才达到最大疗效），因此其作用主要是在激素诱导症状缓解后，继续维持撤离激素的缓解。硫唑嘌呤（AZA）与 6- 巯基嘌呤（6-MP）同为硫嘌呤类药物，两药疗效相似，开始选用 AZA 还是 6-MP，主要是一种用药习惯的问题，我国医师使用 AZA 的经验较多。使用 AZA 出现不良反应的患者转用 6-MP 后，部分患者可以耐受。硫嘌呤类药物无效或不能耐受者，可考虑换用甲氨蝶呤（MTX）。硫唑嘌呤用药剂量及疗程要足，但该药不良反应常见，且可发生严重不良反应，应在严密监测下应用。

合适目标剂量及治疗过程中的剂量调整：欧洲共识意见推荐的目标剂量范围是 1.5 ~ 2.5mg/（kg・d）。对此，我国尚未有共识。有人认为，对于亚裔人种，剂量宜偏小，如 1mg/（kg・d）。

③生物制剂：常用的有英夫利西和阿达木，英夫利西（intlixlmab，IFX）是我国目前唯一批准用于 CD 治疗的生物制剂。IFX 用于激素及上述免疫抑制剂治疗无效或激素依赖者，或不能耐受上述药物治疗者。使用方法为 5mg/kg 静脉滴注，在 0、第 2、第 6 周给予作为诱导缓解；随后每隔 8 周给予相同剂量做长程维持治疗。在使用 IFX 前正在接受糖皮质激素治疗时应继续原来治疗，在取得临床完全缓解后将激素逐步减量至停用。对原先已使用免疫抑制剂无效者无必要继续合用免疫抑制剂；但对 IFX 治疗前未接受过免疫抑制剂治疗者，IFX 与 AZA 合用可提高撤离激素缓解率及黏膜愈合率。

④其他：氨基水杨酸类制剂对中度活动性 CD 疗效不明确。环丙沙星和甲硝唑仅用于有合并感染者。其他免疫抑制剂、沙利度胺、益生菌、外周血干细胞或骨髓移植等治疗 CD 的价值尚待进一步研究。美沙拉秦局部治疗在有结肠远端病变者必要时可考虑。

（3）重度活动性 CD 的治疗：重度患者病情严重、并发症多、手术率及病死率高，应及早采取积极有效措施处理。

①确定是否存在并发症：局部并发症如脓肿或肠梗阻，全身并发症如机会感染。强调通过细致检查尽早发现并做相应处理。

②全身作用糖皮质激素：口服或静脉给药，剂量相当于泼尼松 0.75 ~ 1mg/（kg・d）。

③英夫利西：视情况，可在激素无效时应用，亦可一开始就应用。

④手术治疗：激素治疗无效者应考虑手术治疗。手术指征和手术时机的掌握应从治疗开始就与外科医师密切配合，共同商讨。

⑤综合治疗：合并感染者予广谱抗生素或环丙沙星及（或）甲硝唑。视病情予输液、输血及输白蛋白。视营养状况及进食情况予肠外或肠内营养支持。

（4）特殊部位 CD 的治疗

①广泛性小肠病变的治疗：存在广泛性小肠病变（累计长度 > 100cm）的活动性 CD 常导致营养不良、小肠细菌过度生长、因小肠多处狭窄而多次手术造成短肠综合征等严重而复杂的情况，因此早期即应予积极治疗。如早期应用免疫抑制剂（AZA、6- MP、MTX），对病情重或复发者早期考虑予 IFX。营养治疗应作为重要辅助手段。轻度患者可考虑试用全肠内营养作为一线治疗。

②食管和胃十二指肠病变的治疗：食管、胃、十二指肠 CD 可单独存在，亦可与其他部位 CD 同时存在。其治疗原则与其他部位 CD 相仿，不同的是：①加用质子泵抑制剂对改善症状有效。②该类型 CD 一般预后较差，宜早期应用免疫抑制剂（AZA、6-MP、MTX），对病情重者早期考虑予 IFX。

2. 药物诱导缓解后的维持治疗　应用糖皮质激素或生物制剂诱导缓解的 CD 患者往往需要继续长期使用药物，以维持撤离激素的临床缓解。激素依赖的 CD 是维持治疗的绝对指征。其他情况宜考虑维持治疗，包括重度 CD 药物诱导缓解后、频繁复发 CD、临床上有被视为有“病情难以控制”高危因素等。糖皮质激素不应用于维持缓解。用于维持缓解的主要药物如下。

（1）氨基水杨酸制剂：使用氨基水杨酸制剂诱导缓解后仍以氨基水杨酸制剂作为缓解期的维持治疗。氨基水杨酸制剂对激素诱导缓解后维持缓解的疗效未确定。

（2）硫嘌呤类或甲氨蝶呤：AZA 是激素诱导缓解后用于维持缓解最常用的药物，能有效维持撤离激素的临床缓解或在维持症状缓解下减少激素用量。AZA 不能耐受者可试换用 6-MP。硫嘌呤类药物无效或不能耐受者，可考虑换用 MTX。上述免疫抑制剂维持治疗期间复发者，首先要检查药物依从性及药物剂量是否足够，以及其他影响因素。如存在，做相应处理；如排除，可改用 IFX 诱导缓解并继以英夫利西维持治疗。

（3）英夫利西：使用 IFX 诱导缓解后应以 IFX 维持治疗。

三、常用特色疗法

（一）外治法

1. 保留灌肠法　用灌肠器推注 50mL 药液保留灌肠，或用 100mL 药液灌肠仪给药，每日 1 ~ 2 次，1 个月为 1 个疗程。

可根据病情选用结肠宁、锡类散、云南白药等。对腹泻、便血严重的患者可加氢化可的松。亦可取氢化可的松加入 5% 葡萄糖盐水中，每日 1 ~ 2 次点滴灌肠，一旦症状改善立即改用中药灌肠。

2. 栓剂　氨基水杨酸栓剂，每日 1 ~ 2 次纳入肛内，适用于直肠病变。

（二）其他疗法

1. 隔药饼灸疗法　根据 CD 的病机特点与临床表现，可采用隔药饼灸疗法取中脘、气海、足三里、天枢、大肠俞、上巨虚为主穴治疗 CD。

2. 针灸疗　法泄泻取脾俞、中脘、章门、天枢、足三里；腹痛取脾俞、胃俞、中脘、足三里、气海、关元；便血取足三里、三阴交、气海、关元、阴陵泉，平补平泻，留针 10 ~ 20min，每日 1 次，7 ~ 10 次为 1 个疗程。

四、手术疗法

尽管相当部分 CD 患者最终难以避免手术治疗，但术后复发率高，CD 的治疗仍以内科治疗为主。因此，内科医师应在 CD 治疗全过程中慎重评估手术的价值和风险，并与外科医师密切配合，力求在最合适的时间施行最有效的手术。

（一）外科手术指征

1. CD 并发症

（1）肠梗阻：由纤维狭窄所致的肠梗阻视病变部位和范围行肠段切除术或狭窄成形术。短段狭窄肠管（一般指 <4cm）可行内镜下球囊扩张术。炎症性狭窄引起的梗阻如药物治疗无效可考虑手术治疗。

（2）腹腔脓肿：先行经皮脓肿引流及抗感染，必要时再行手术处理病变肠段。

（3）瘘管形成：肛周瘘管处理如前述。非肛周瘘管（包括肠皮瘘及各种内瘘）的处理是一个复杂的难题，应由内外科密切配合进行个体化处理。

（4）急性穿孔：需急诊手术。

（5）大出血：内科治疗（包括内镜止血）无效出血不止危及生命者，需急诊手术。

（6）癌变。

2. 内科治疗无效

（1）激素治疗无效的重度 CD。

（2）内科治疗疗效不佳或（及）药物不良反应已严重影响生存质量者，可考虑外科手术。

3. 外科手术时机需要手术的CD患者往往存在营养不良、合并感染，部分患者长期使用糖皮质激素，因而存在巨大手术风险。内科医师对此应有足够认识，以避免盲目的无效治疗而贻误手术时机、增加手术风险。

（二）手术方式

结肠CD的手术方式取决于病变部位、患者全身状况及是否急诊手术。手术方式可做如下选择。

1. 回肠造口　回肠造口不是结肠CD治疗常用的手术方案，仅适用于不能耐受结肠切除者。其目的是减少并发症，促进结肠愈合，为以后限制性结肠切除或直肠、结肠切除创造条件。回肠造口另一作用是缓解病情。

部分患者行肠造口的同时可以行皮瓣推移法修补括约肌、袖套法修补肛周及低位直肠阴道瘘修补。回肠造口也适用于中毒性巨结肠、高危患者（妊娠、老年人）、腹腔污染及穿孔的患者。

2. 限制性节段性结肠切除　适用于病变范围较短，具体到结肠为10～20cm患者。肠切除后主要为回肠—结肠吻合、结肠—结肠吻合。侧侧吻合能够延缓结肠CD的复发。腹腔镜的应用促进结肠部分切除在结肠CD治疗中的应用。20世纪90年代后，Fazio等建议根据肉眼下病变范围切除肠管，不宜扩大切除范围。复发与否主要取决于疾病本身活动状态，过多地切除肠管并不能达到预防复发的目的。

3. 结肠次全切除　适合结肠严重病变且范围较广的患者。患者情况好可行回肠－结肠吻合术，患者情况不稳定或腹腔有感染时，不行一期吻合，先行回肠造口，再二期吻合。

4. 全结肠切除及回肠—直肠吻合术（IRA）　对结肠广泛的病变可考虑此手术，依据患者情况行一期或分期肠吻合。大出血、感染、穿孔、巨结肠或中毒性结肠炎的患者也可考虑行二期或三期肠吻合。与溃疡性结肠炎、家族性息肉病等行IRA相比，因结肠CD行IRA术后并发症（吻合口瘘、狭窄与肠梗阻）较高，且功能恢复亦较差，长期随访表明需要行永久性回肠造口的患者约50%。

5. 直肠－结肠切除术及回肠造口　适合直肠和结肠均有病变且患者不能耐受一期吻合的患者。

6. 狭窄成形术狭窄成形术　可适用于病变肠段狭窄者。狭窄段较短者，可沿纵轴切开后横向缝合（Heineke-Mikulicz手术）；狭窄段较长者可纵向切开后做长的侧侧吻合式缝合（Finney成形术）。Michelassi等设计了一种顺蠕动肠侧侧吻合狭窄成形术，解决多处或较长的狭窄（＞15cm）；Williams应用内镜气囊扩张术（EBD）替代狭窄成形术，仅适于非活动病变，狭窄长度小于4cm。结肠狭窄成形术经验有限，行结肠狭窄成形术的患者多数同时实施小肠狭窄成形术，需要注意的是结肠狭窄的患者术后并发肿瘤概率较小肠狭窄成形术高。

（三）肠瘘的外科治疗

肠外瘘手术的CD并不多，以肠内瘘手术多见。25%～40%的CD患者会出现肠内瘘，主要是回盲部，小肠和结肠次之，乙状结肠和直肠出现瘘的概率相对较少。肠内瘘不是手术的绝对适应证，多数肠内瘘不需要外科手术，但近年来手术治疗肠内瘘有增加的趋势。如果患者周身状况和瘘管部位条件允许，可以争取做一期切除肠端端吻合；对少数腹腔感染严重或（和）营养状况较差者，应先行近段肠管造口，待局部条件好和全身状况改善后再行二期闭瘘术。

（四）结肠CD的紧急手术

1. 中毒性结肠炎　中毒性结肠炎可以并存或不并存巨结肠。结肠CD中以中毒性结肠炎为首发临床表现者占30%左右。近年来的研究表明CD所致的中毒性结肠炎已占到炎症性肠病性中毒性结肠炎的50%，6%的结肠CD患者表现为中毒性结肠炎。具备下述至少两项可以诊断为中毒性结肠炎：①心率＞100/min。②体温38.5℃。③白细胞＞10.5×10^{8}/L。④低白蛋白血症<30g/L。中毒性巨结肠除上述中毒性结肠炎标准外结肠直径需＞5cm。

中毒性结肠炎要重视围手术期处理。术前慎用麻醉药物，以免掩盖腹膜炎的临床表现；不用抗腹泻药物；术前适当补充液体与血制品；由于肠黏膜屏障功能受损，会出现细菌与毒素的易位，因此，要选用广谱抗生素。密切监视患者的生命体征、脱水、腹围、腹部平片。氧疗在巨结肠治疗中极为重要。

大剂量激素（氢化可的松100mg，每6h一次；甲基泼尼松龙16～20mg，每8h一次；或泼尼松

20mg，每8h一次）是重要的支持治疗。结肠炎对激素治疗7d无反应，可考虑应用环孢素，剂量为4mg/（kg·d）。中毒性结肠炎或巨结肠出现游离穿孔、腹膜炎或大出血，则应立即手术治疗；保守治疗48 ~ 72h无效后亦应积极手术治疗，可以避免穿孔；持续的结肠扩张是手术的指征。出现穿孔，病死率高于40%．而穿孔前手术则病死率仅为2% ~ 8%。

中毒性结肠炎的患者，结肠极为脆弱、明显扩张并贮存大量粪便，分离时容易出现医源性穿孔，增加并发症和死亡率。因此，手术时应先细针穿刺减压、堵塞隔离乙状结肠、仔细分离结肠固定处以减少穿孔的危险性。手术方式包括结肠次全切除术回肠造口、直肠结肠切除回肠造口，不做一期吻合。

2. 大出血 CD患者中等量出血较为常见，但大量出血和严重出血较少见。出血可发生在任何年龄与疾病时段，但青年患者更为常见。肠道CD患者小肠出血占65%，大肠占12%，还有23%的患者出血部位不确定。部分CD患者消化道出血是由于十二指肠溃疡，治疗时应注意鉴别。CD患者出血的手术指征为输注4 ~ 6U红细胞后不能控制出血、复发性出血。手术的目的是解救患者生命，因此手术尽可能的简单。由于CD患者多数为节段性肠道出血，应于出血时选择肠系膜动脉血管插管造影，以明确出血部位。此外，术中内镜的应用亦越来越多。结肠出血则切除出血病变肠段，直肠无病变且病情稳定，则行回肠—直肠吻合术。如果直肠有病变且病情不稳定，则行全结肠切除回肠造口术。对于存在直肠病变的患者，也可在度过急性期后再处理病变的直肠。

3. 游离穿孔 CD患者游离肠穿孔的发生率不高（1% ~ 3%），但却是极为严重的并发症。消化道任何部位均可出现穿孔，其中结肠占穿孔的20% ~ 50%，且主要见于中毒性结肠炎患者或结肠远端有梗阻者，其他原因包括腺瘤穿孔、内镜检查导致穿孔及吻合失败。患者被怀疑穿孔应积极地进行复苏及术前准备。腹部平片的目的是观察结肠有无扩张及有无腹腔游离气体，但仅有20%穿孔的患者有气腹症。没有中毒性巨结肠的结肠穿孔可以行节段性结肠切除及回肠造口。内镜致结肠穿孔，手术方式取决于穿孔部位，病变部位穿孔则行穿孔及病变肠襻切除，尽可能地行近端肠造口；如果正常肠襻穿孔，则可以考虑切除或修补。中毒性巨结肠的穿孔，可行结肠次全切除术，保留远端乙状结肠和直肠，一般不行直肠结肠切除术。

4. 腹腔脓肿或包块 由于腹腔脓肿或包块而行手术占CD手术的25%以上，其中腹腔包块患者中40%存在肠瘘。脓肿可以是腹腔内、腹膜后或肠系膜间。传统的脓肿治疗方式是开腹引流，近年来介入技术应用经皮穿刺引流越来越多。

5. 肠梗阻 肠梗阻是小肠CD的主要手术原因（35% ~ 54%），结肠CD肠梗阻较少（5% ~ 17%）。对于结肠CD患者而言重要的是术前排除癌变。肠梗阻的原因是狭窄部位急性活动期炎症、狭窄处纤维素形成、附近脓肿或包块。排除脓肿后一般先行内科治疗，因肠梗阻而行紧急手术者并不多见，特别是结肠CD。

（五）复发

CD患者手术率高，复发率惊人。CD术后复发是外科医师应关注的一个问题。在术前即应告知患者，术后应坚持治疗以延缓复发。虽然内、外科医师都很重视预防CD复发的问题，但CD的治疗至今尚无有效的、治愈的方法。

术后复发可定义为临床、内镜、形态学、外科复发。形态学复发是指在完全切除肉眼可见的病灶后，经内镜、影像学检查或手术发现新的病灶，通常出现在回肠末端或吻合口处。近年来，形态学复发逐渐被内镜复发所取代。若完全切除肉眼可见病变后出现CD的临床症状，并证实病变再发，则称临床再发。外科复发是指需再次进行外科治疗。

影响CD术后复发的因素甚多，包括性别、发病年龄、妊娠、吸烟、家族史、手术前病史时间、病变部位和侵犯范围、药物治疗、手术指征（穿孔及非穿孔）、是否有手术史、切除肠襻长度、吻合技术、切缘长度、手术输血量及术后并发症等。

（六）吻合口的选择

1. 手工缝合与吻合器 吻合口瘘是结肠CD手术重要并发症，也是困扰外科医师实施手术的主要原因。回结肠吻合是CD手术最常用的肠吻合方式。吻合器能够有效地降低术后吻合口瘘的发生率，其机制可能是：术中污染机会少，减少组织操作，炎症较轻。

2. 端端吻合与侧侧吻合 吻合口复发是CD手术治疗的另一重要问题。侧侧吻合口径较大、血供丰富，降低了郁积与梗阻的可能性和吻合口缺血的可能性。侧侧吻合能够降低术后瘘的发生，但侧侧吻合不能延缓CD的复发。

（七）肛瘘的处理

首先要通过症状和体检，并结合影像学检查（如MRI、超声内镜或肛门直肠超声检查）等了解是否合并感染以及瘘管的位置、范围等。在此基础上制定治疗方案。结肠镜检查了解直肠乙状结肠病变的存在及严重程度，有助于指导治疗。

如有脓肿形成必须先行外科充分引流，并予抗生素治疗。无症状的单纯性肛瘘无须处理。有症状的单纯性肛瘘以及复杂性肛瘘首选抗生素如环丙沙星或（及）甲硝唑治疗。并以AZA或6-MP维持治疗。存在活动性肠，道CD者必须积极治疗活动性CD。应由肛肠外科医师根据病情决定是否需要手术以及术式的选择（如单纯性肛瘘瘘管切除术、复杂性肛瘘挂线疗法，乃至肠道转流术或直肠切除术）。已有证据证实IFX对肛瘘的疗效。对复杂性肛瘘，IFX与外科及抗感染药物联合治疗，疗效较好。

五、临床参考

（一）学术讨论

CD是一种病程迁延、容易复发、较难治疗的疾病，其病因病机复杂，至今尚未完全阐明，故在治疗上存在一定困难。中医在治疗本病上有治法众多、疗效确切、不良反应少、安全可靠的优势，但尚存在一些问题。

（1）本病病程较长，常易复发，目前的研究中缺乏中医药对CD远期疗效观察和预防复发方面的整体评价。中医治疗本病的形式多种多样，但其最优组合有待进一步研究。

（2）因CD的临床表现多样性，要提高对本病的认识，收集临床资料要完整，有利于对疾病程度及疗效判定有正确的评估。

（3）对CD患者病程长（20年以上）、病变广泛、起病早者，应相隔6个月行纤维结肠镜监测实属必要，一旦伴有过度不典型增生者，就应行预防性结肠切除术。如已证实为CD癌变，应按癌行根治术。

（二）临床研究进展

目前，针灸治疗CD的效应机制研究已逐渐成为针灸领域的研究热点，包春辉等多从免疫学角度进行研究。多角度研究CD才能全面阐释针灸的作用机制，从不同角度研究针灸治疗CD的效应机制将是今后工作的重点之一。新技术如microRNA芯片技术的应用将为CD研究提供先进的方法与手段，对CD进行microRNA的筛选、鉴定，初步研究中国人CD相关的microRNA，了解中国人CD相关的microRNA表达特点，进而探讨针灸对中国人CD相关microRNA表达谱的干预作用。此外，研究针灸干预CD的信号传导途径也具有较大意义。如选择与CD发生密切的TLR4信号通路（TLR4/NF-KB通路）进行研究，探讨针灸治疗CD的信号转导机制，将为针灸治疗CD作用机制的全面阐明提供科学实验资料。

（三）名医经验

丁义江等在克罗恩病的治疗上有其自己特色且疗效显著。肛周克罗恩病治疗的目的是减轻局部症状，保护肛门功能。症状的有无是决定治疗的重要因素，仅有体征而没有症状不应强行治疗。治疗的程度取决于症状和体征的严重程度以及潜在的病理性质。

1. 内科治疗　对于合并有肠道克罗恩病的患者，结合内科治疗是必需的。肠道炎症处于相对静止期时为处理肛周病变提供了良好的条件。治疗肠道克罗恩病的药物会影响肛周克罗恩病的活动和治愈率。

（1）类固醇和免疫抑制剂：尽管类固醇在治疗肠道克罗恩病中得到广泛应用，并取得明确的效果，但没有明确的证据表明对肛周病变有益，而且会影响肛瘘的愈合和导致脓肿的形成。

（2）抗生素：在肛周克罗恩病治疗中特别建议使用甲硝唑。甲硝唑最初是用来治疗阴道滴虫感染，后来发现其有明显抗厌氧菌的作用，同时对革兰阴性和革兰阳性细菌也有作用。最近研究表明，环丙沙星通过抑制细菌DNA回旋酶合成对治疗肛周克罗恩病有明显效果。

2. 外科治疗　肛周克罗恩病的外科处理可参照如下基本原则：①无症状者不治疗。②伴有活动性的肠道克罗恩病者予以全身治疗和局部引流，或做长期引流。③低位括约肌间瘘或经括约肌瘘者予以瘘管切开术。④复杂性肛瘘者予以引流并考虑在适当时期选择挂线治疗或黏膜瓣推移技术。

第十章

神经系统疾病的针灸治疗

第一节　中风（脑卒中）

猝然昏仆、不省人事或不经昏仆，以半身不遂，和（或）口角歪斜、语言不利等为主症的疾病。又称“卒中”、“类中”、“击仆”、“大厥”、“偏枯”。西医学短暂性脑缺血发作、脑梗死（如脑血栓形成、脑栓塞、腔隙性梗死）、脑出血、蛛网膜下隙出血、其他动脉性疾病（如脑底异常血管网病、脑动脉盗血综合征、脑淀粉样血管病、伴有皮质下梗死和白质脑病的常染色体显性遗传性脑动脉病）、颅内静脉窦及脑静脉血栓形成等可有本证。本节重点讨论短暂性脑缺血发作（TIA）、缺血性脑卒中、脑出血、蛛网膜下隙出血。

一、历史沿革

有关中风的记载，始见于《内经》，认为本病的发生与体质、饮食、感受外邪、烦劳暴怒等有关。唐宋之前，多以“内虚邪中”的“外风”学说立论，其中《备急千金要方》小续命汤和《素问·病机气宜保命集》大秦艽汤均为疏风散邪、扶助正气之法的代表方。唐宋之后，尤以金元时期突出以“内风”立论，为中风病因学说上的一大转折。其中张元素认为病因是热，刘河间主张“心火暴甚”，李东垣力主“正气自虚”，朱丹溪则倡“湿痰生热”。至清代，叶天士明确以“内风”立论并在《临证指南·中风》进一步阐明了发病机制；王清任则倡“气虚血瘀”并立补阳还五汤。

二、病因病机

正气不足，邪气入侵，外风引动痰湿；或肝肾阴虚，阴虚阳亢，阳化风动；或五志过极、妄自过劳，化火动风；或痰湿内蕴，热痰搏结；或气滞血瘀；均可蒙蔽清窍、窍闭神逆发为中风。本病是虚（阴虚、气虚）、火（肝火、心火）、风（肝风）、痰（风痰、湿痰）、气（气逆）、血（血瘀）6方面相互影响、相互作用的结果。以肝肾阴虚为根本，窍闭神匿、神不导气为病机关键。病位在脑，与心、肝、脾、肾相关。

三、临床表现及诊断

遵循以下流程进行脑血管疾病诊断。

1. 临床表现　突发局灶性神经功能缺损，或全面神经功能缺损。如：①一侧肢体（伴或不伴面部）无力或麻木；②一侧面部麻木或口角歪斜；③说话不清或理解语言困难；④双限向一侧凝视；⑤一侧或双眼视力丧失或模糊；⑥眩晕伴呕吐；⑦既往少见的严重头痛、呕吐；⑧意识障碍或抽搐。

2. 评估是否为脑血管　病注意发病形式、体征持续时间。询问病史及用药史。排除脑外伤、中毒、癫痫后状态、脑卒中、高血压脑病、血糖异常、脑炎及躯体重要脏器功能严重障碍等引起的脑部病变。

3. 判断脑血管疾病性质　是短暂性脑缺血发作、缺血性脑卒中，还是出血性脑卒中、蛛网膜下隙出血或其他脑血管疾病。

（1）神经系统症状和体征持续时间。

（2）气道和呼吸、循环功能。

（3）一般体格检查和神经系统查体。

（4）脑影像学（CT 或 MRI）检查：以鉴别是短暂性脑缺血发作、缺血性脑卒中，还是出血性脑卒中、蛛网膜下隙出血或其他脑血管疾病。

4. 诊断

（1）短暂性脑缺血发作（TIA）

①起病突然，迅速出现局灶性神经系统症状和体征。

②神经系统症状和体征多数持续十至数十分钟，并在 1h 内恢复，但可反复发作。

③神经影像学未发现任何急性梗死病灶。

（2）缺血性脑卒中

①急性起病。

②局灶性神经功能缺损，少数为全面神经功能缺损。

③症状和体征持续数小时以上（溶栓可参照适应证选择患者）。

④脑 CT 或 MRI 排除脑出血和其他病变。

⑤脑 CT 或 MRI 有责任梗死病灶。

（3）脑出血

①多在动态下急性起病。

②突发出现局灶性神经功能缺损症状。

③常伴有头痛、呕吐，可伴有血压增高、意识障碍和脑膜刺激征。

④脑 CT 或 MRI 可见出血病灶。

（4）蛛网膜下隙出血

①多在情绪激动或用力等情况下急骤发病。

②突发剧烈头痛，持续不能缓解或进行性加重；多伴有恶心、呕吐；可有短暂的意识障碍及烦躁、谵妄等精神症状，少数出现癫痫发作。

③脑膜刺激证明显，眼底可见玻璃膜下出血，少数可有局灶性神经功能缺损的征象，如轻偏瘫、失语、动眼神经麻痹等。

④ CT 显示蛛网膜下隙内高密度影，CT 若无阳性发现，而临床可疑下腔出血需要行腰穿检查脑脊液。

5. 病情评估

（1）神经功能缺损量表。

（2）实验室检查：①血糖、血脂、肝肾功能和电解质；②心电图和心肌缺血标志物；③全血计数，包括血小板计数；④凝血酶原时间（PT）、国际标准化比率（INR）和活化部分凝血活酶时间（APTT）；⑤氧饱和度；⑥同型半胱氨酸。

（3）辅助检查：颈动脉超声检查、经颅彩色多普勒超声和心脏彩色多普勒超声。磁共振血管成像（MRA）、CT 血管成像（CTA）和数字减影血管造影（DSA）、脑脊液检查等。

（4）评估

①缺血性脑卒中：发病时间是否在 4.5h 或 6h 以内，是否适合溶栓，有无溶栓禁忌证。

②脑出血：根据出血部位、范围、出血量，血液是否进入脑室系统，出血周围水肿及中线移位情况评估药物治疗还是手术治疗。

局限性定位体征有以下几方面。

A. 壳核型出血主要有三偏征（偏瘫、偏盲、偏身感觉障碍）、双眼同向凝视，左侧半球可有失语。

B. 丘脑型可有偏瘫，偏身感觉障碍，双眼垂直性注视麻痹和会聚不能，瞳孔缩小，

C. 脑叶型意识障碍轻，抽搐发作和脑膜刺激征多较明显，局灶体征因受损脑叶不同而异。

D. 脑桥型昏迷深、瞳孔小、高热、呈去大脑性强直或四肢瘫（重型者），轻型者有交叉性麻痹和感觉障碍、眼球运动障碍（眼外肌麻痹、同向凝视麻痹、核间性眼肌麻痹）。

E. 小脑型为眩晕、眼球震颤、共济失调（轻型），重型者昏迷、四肢松软等。

F. 脑室型者针尖样瞳孔、昏迷深、高热和去大脑性强直。

③蛛网膜下隙出血：评估药物治疗、脑室穿刺 CSF 外引流术、血管内介入治疗还是手术治疗。

6. 危险因素及病因评估

（1）短暂性脑缺血发作和缺血性脑卒中

①危险因素：高血压、高脂血症、糖尿病。

②病因：动脉粥样硬化、各类动脉炎、外伤性及其他物理因素、血液病如红细胞增多症等、药物、心源性、动脉源性、其他（脂肪栓、气栓、瘤栓、寄生虫栓、静脉炎栓等）。

（2）脑出血：病因：高血压、动脉硬化、先天性脑动脉瘤、脑血管畸形、脑瘤、血液病（如再生障碍性贫血、白血病、血小板减少性紫癜及血友病等）、感染、药物、外伤及中毒等。

（3）蛛网膜下隙出血：病因：动脉瘤破裂（先天性动脉瘤、动脉硬化性动脉瘤、细菌性动脉瘤）、血管畸形、动脉硬化、颅内异常血管网症、其他或原因不明。

四、辨证要点

1. 辨中经络、中脏腑　中经络者虽有半身不遂、口眼歪斜、语言不利，但意识清楚；中脏腑者则昏不知人，或神志混糊、迷蒙，伴见肢体失用。

2. 中脏腑者辨闭证与脱证　闭证属实，因邪气内闭清窍所致，症见神志昏迷、牙关紧闭、口噤不开、两手握固、肢体强痉等。脱证属虚，乃为五脏真阳散脱，阴阳即将离决之候，临床可见神志昏愦无知、目合口开、四肢松懈瘫软、手撒肢冷汗多、二便自遗、鼻息低微等。闭证常见骤起，脱证则由闭证恶变转化而成。

3. 闭证当辨阳闭和阴闭　阳闭有瘀热痰火之象，如身热面赤、气粗鼻鼾、痰声如拽锯、便秘溲黄、舌苔黄腻、舌绛干，甚则舌体卷缩、脉弦滑而数。阴闭有寒湿痰浊之征，如面白唇紫、痰涎壅盛、四肢不温、舌苔白腻、脉沉滑等。

五、治疗

1. 针灸治疗

（1）毫针

①中脏腑

A. 治疗原则：醒脑开窍，肩闭固脱。

B. 主方：以手厥阴心包经、督脉经穴为主。内关、水沟。

C. 配穴：闭证加十二井穴、太冲、合谷；脱证加关元、气海、神阙。

D. 刺灸方法：内关、太冲、合谷毫针泻法；水沟用雀啄法，以眼球湿润为佳；十二井穴用三棱针点刺出血；关元、气海用大艾炷灸法；神阙用隔盐灸法。

②中经络及后遗症期

A. 治疗原则：醒脑开窍，滋补肝肾，疏通经络。

B. 主方以阴经、督脉、足太阳经为主。内关、水沟、三阴交、极泉、尺泽、委中；内关、上星、百会、印堂、风池、完骨、天柱。

在急性期以选用主方一为主，在后遗症期根据患者情况两组主方可同时、交替或以主方二为主进行治疗。

C. 刺灸方法：内关用泻法；水沟用雀啄法，以眼球湿润为佳；三阴交用提插补法使患侧下肢抽动 3 次；极泉、尺泽、委中用提插泻法，患肢抽动 3 次为度。可酌加电针、刺络拔罐。

D. 配穴：口眼㖞斜者，加风池、太阳、下关、地仓透颊车、健侧合谷，局部阿是穴刺络拔罐；复视者，加风池、天柱、睛明、太阳；失语者，加上星透百会、风池、金津、玉液、通里、天柱、廉泉，金津、玉液点刺放血；吞咽障碍者，加内关、人中、风池、廉泉、天突；肩关节痛者，肩髃、肩髎、肩前、肩贞、肩中俞、肩外俞；上肢不遂者，加极泉、尺泽、肩髃、曲池、合谷、外关、八邪；下肢不遂者，加委中、阳陵泉、足三里、三阴交、太冲、昆仑；足内翻者，加解溪、丘墟透照海、昆仑、筑宾；足外翻者，加太溪、中封；指（趾）活动不利者，加合谷、太冲、八邪、八风。便秘者，加丰隆、左水道、左归来、左外水道、左外归来；

癃闭者，加秩边透水道、曲骨；小便淋漓者，加关元、气海、太溪。肝阳暴亢者，加太冲、太溪；风痰阻络者，加丰隆、合谷；痰热腑实者，加曲池、内庭、丰隆；气虚血瘀者，加足三里、气海；阴虚风动者，加太溪、风池。

（2）头针疗法：选取运动区、感觉区、运感区、语言区、运用区。

（3）眼针疗法：取上焦区、下焦区。

2. 中药治疗

（1）中脏腑

①闭证

A. 痰热腑实：通腑泄热，息风化痰。桃仁承气汤加减。

B. 痰火瘀闭：息风清火，豁痰开窍。羚角钩藤汤加减。

C. 痰浊瘀闭：化痰息风，宣郁开窍。涤痰汤加减。

②脱证：回阳救阴，益气固脱。参附汤合生脉散加减。

（2）中经络

①风痰入络：祛风化痰通络。真方白丸子加减。

②风阳上亢：平肝潜阳，活血通络。天麻钩藤饮加减。

③阴虚风动：滋阴潜阳，息风通络。镇肝熄风汤加减。

（3）恢复期

①风痰瘀阻：搜风化痰，行瘀通络。解语丹加减。

②气虚络瘀：益气养血，化瘀通络。补阳还五汤加减。

③肝肾亏虚：滋养肝肾。左归丸合地黄饮子加减。

3. 西医治疗

（1）缺血性脑卒中

①急性缺血性脑卒中

A. 一般治疗：呼吸支持、体温控制、心脏监测、血压控制、血糖控制、营养支持。

B. 特异性治疗：改善脑血循环及神经保护。

a. 溶栓治疗：主要药物为重组组织型纤溶酶原激活剂（rt-PA）和尿激酶（UK）。抢救半暗带组织的时间为4.5h内或6h内。

静脉溶栓的适应证与禁忌证如下。

适应证：年龄18 ~ 80岁；发病4.5h以内（rt-PA）或6h内（尿激酶）；脑功能损害的体征持续存在超过1h，且比较严重；脑CT已排除颅内出血，且无早期大面积脑梗死影像学改变；患者或家属签署知情同意书。

禁忌证：既往有颅内出血，包括可疑蛛网膜下隙出血；近3个月有头颅外伤史；近3周内有胃肠或泌尿系统出血；近2周内进行过大的外科手术；近1周内有在不易压迫止血部位的动脉穿刺。近3个月内有脑梗死或心肌梗死史，但不包括陈旧小腔隙梗死而未遗留神经功能体征。严重心、肝、肾功能不全或严重糖尿病患者。体检发现有活动性出血或外伤（如骨折）的证据。已口服抗凝药，且INR > 1.5；48h内接受过肝素治疗（APTT超出正常范围）。血小板计数低于$100 \times 10^9/L$，血糖<2.7mmol/L。血压：收缩压 > 180mmHg，或舒张压 > 100mmHg。妊娠。不合作。

b. 抗小板治疗：显著降低随访期末的病死或残疾率，减少复发。发病后尽早给予口服阿司匹林150 ~ 300mg/d，急性期后可改为50 ~ 150mg/d，不能耐受阿司匹林者，可选用氯吡格雷。

c. 抗凝治疗：谨慎评估风险、效益比后慎重选择。药物如普通肝素、低分子肝素、阿加曲班等。

d. 降纤治疗：蛇毒制剂可以显著降低血浆纤维蛋白原水平，尚有增加纤溶活性及抑制血栓形成作用，更适用于并发高纤维蛋白原血症患者。常用药物为巴曲酶、降纤酶。

e. 神经保护药：目前常用的有钙拮抗药、兴奋性氨基酸拮抗药、神经节苷脂、抗氧化药和自由基清除药（依达拉奉）、细胞膜稳定药（胞磷胆碱）等。

C. 急性期并发症处理: 脑水肿与颅内压增高: 卧床，甘露醇静脉滴注，或甘油果糖、呋塞米等。发病48h内，60岁以下的恶性大脑中动脉梗死伴严重颅内压增高、内科治疗不满意且无禁忌证者，可考虑是否行减压术。压迫脑干的大面积小脑梗死患者可请脑外科会诊协助处理。

D. 血管内介入治疗：颅外段颈动脉狭窄是导致缺血性脑卒中的常见病因。针对颈动脉狭窄进行血管内支架成形术。

E. 外科治疗：包括颈动脉内膜切除术、颅外—颅内动脉架桥术、颈动脉和颅内血管内支架成形术、球囊扩张成形术和脑梗死超早期动脉内溶栓、取栓术。

②缺血性脑卒中和TIA危险因素控制

A. 高血压：目标≤ 140/90mmHg，理想达到130/80mmHg。

B. 糖尿病：目标糖化血红蛋白 <6.5%. 高危2型糖尿病患者注意预防低血糖发生。

C. 脂代谢异常：生活方式干预、饮食及他汀类药物。目标LDL-C降至2.59mmol/L，或下降幅度 > 30% ~ 40%。多种危险因素（冠心病、糖尿病、未戒断的吸烟、代谢综合征、脑动脉粥样硬化病变但无确切的易损斑块或动脉源性栓塞证据或外周动脉疾病之一者）的患者应降到2.07mmol/L，以下或下降幅度 > 40%。

（2）脑出血

①急性脑出血的内科治疗

A. 一般治疗：卧床休息、保持呼吸道通畅、吸氧、鼻饲、对症治疗、预防感染、监测血糖、观察病情。

B. 降低颅压增高：抬高床头，镇痛或镇静，甘露醇静脉滴注，必要时也可用甘油果糖或呋塞米或大剂量白蛋白等，注意尿量、血钾及心肾功能。伴有意识水平下降的脑积水患者可行脑室引流。

C. 血压控制：如脑出血急性期收缩压 > 180mmHg，或舒张压 > 100mmHg应予以降压，可静脉使用短效药物，并严密观察血压变化，每隔5 ~ 15min进行一次血压监测。

D. 亚低温治疗：能够降低脑组织耗氧量和代谢率。应尽早开始亚低温治疗，根据病情应用1 ~ 7d，温度多选择在26 ~ 35℃。

②手术治疗：极早期开颅术可能使再出血的风险加大。小脑出血直径 > 3cm者，如神经功能继续恶化、脑干受压、脑室梗阻引起脑积水，应尽快手术清除血肿。脑叶血肿距离脑表面1cm内且出血体积大于30mL者，可以考虑用标准开颅术清除幕上脑出血。对于72h内的中量、较大量基底节脑出血可以考虑微创血肿粉碎清除术。

（3）蛛网膜下隙出血

①一般处理及对症治疗

A. 保持生命体征稳定：密切监测生命体征和神经系统体征的变化；保持气道通畅，维持稳定的呼吸、循环系统功能。

B. 降低颅内压：甘露醇、呋塞米、甘油果糖或甘油氯化钠，也可以酌情选用白蛋白。若伴发的脑内血肿体积较大时，应尽早手术清除血肿。

C. 纠正水、电解质平衡紊乱。

D. 对症治疗：烦躁者予镇静药，头痛予镇痛药，注意慎用阿司匹林等可能影响凝血功能的非甾体类消炎镇痛药物或吗啡、哌替啶等可能影响呼吸功能的药物。痫性发作时可以短期采用抗癫痫药物如地西泮、卡马西平或者丙戊酸钠。

E. 加强护理：就地诊治，卧床休息，减少探视，避免声光刺激。给予高纤维、高能量饮食，保持尿便通畅。意识障碍者可予鼻胃管，小心鼻饲慎防窒息和吸入性肺炎。尿潴留者留置导尿，注意预防尿路感染。勤翻身、肢体被动活动、气垫床等措施预防压疮、肺不张和深静脉血栓形成等并发症。如果DSA检查证实不是颅内动脉瘤引起的，或者颅内动脉瘤已行手术夹闭或介入栓塞术，没有再出血危险的可以适当缩短卧床时间。

②防治再出血

A. 安静休息：绝对卧床4 ~ 6周，镇静、镇痛，避免用力和情绪刺激。

B. 调控血压：去除疼痛等诱因后，如果平均动脉压 > 125mmHg或收缩压 > 180mmHg，可在血压监测下使用短效降压药物使血压下降，保持血压稳定在正常或者起病前水平。可选用钙离子通道阻滞药、f3 受体阻滞药或 ACEI 类等。

C. 抗纤溶药物：为了防止动脉瘤周围的血块溶解引起再度出血，可用抗纤维蛋白溶解剂，以抑制纤维蛋白溶解原的形成。

D. 外科手术：动脉瘤性 SAH，Hunt 和 Hess 分级≤Ⅲ级时，多早期行手术夹闭动脉瘤或者介入栓塞。

六、预后

脑卒中预后与梗死或出血的位置、范围相关，梗死面积大、出血量多或病变为脑干部位多预后不良。针灸治疗脑卒中疗效显著，尤其对于神经功能的康复如肢体运动、语言、吞咽功能等有显著的治疗作用，能够明显提高患者的生存质量。

七、预防和调护

本病应重在预防，禁烟限酒，低盐、低脂、低糖饮食，适量运动，控制血压、血脂、血糖，预防脑卒中的发生。脑卒中患者应注意保证呼吸道通畅、防止压疮，进行功能锻炼。

第二节　头痛

患者自觉头部疼痛的一类病证。包括头的前、后、偏侧部疼痛和整个头部疼痛。按照国际头痛协会（International Headache Society，IHS）的分类方法，主要分成原发性头痛（如偏头痛、紧张型头痛、丛集性头痛）和继发性头痛（如缘于血管病变的蛛网膜下隙出血、脑出血等，缘于颅内占位性病变的脑肿瘤、颅内转移癌等，缘于颅脑外伤的脑震荡、硬膜下血肿等，缘于颅外病变的颈椎病和神经痛如三叉神经等，缘于颅内感染性疾病的脑炎、脑膜炎以及眼、耳、鼻和牙疾病所致的头痛）。本节重点讨论原发性头痛的偏头痛和紧张型头痛。

一、历史沿革

头痛一证首载于《内经》，指出外感与内伤是导致头痛发生的主要病因。《伤寒论》中论及太阳、阳明、少阳、厥阴病头痛。李东垣在《东垣十书》中，将头痛分为外感头痛和内伤头痛，根据症状和病机的不同而有伤寒头痛、湿热头痛、偏头痛、真头痛、气虚头痛、血虚头痛、气血俱虚头痛、厥逆头痛等。还明确提出治法、方药。如太阳头痛用川芎、羌活；少阳头痛用柴胡；阳明头痛用葛根、石膏、白芷；太阴头痛用苍术、半夏、南星；少阴头痛用麻黄附子细辛汤；厥阴头痛用吴茱萸汤等。《丹溪心法》中补充了痰厥头痛和气滞头痛，并提出若头痛不愈可加引经药："头痛需用川芎，如不愈各加引经药。太阳川芎，阳明白芷，少阳柴胡，太阴细辛，厥阴吴茱萸。"部分医著如王肯堂《证治准绳》还记载有"头风"之名。清代医家叶天士在《临证指南医案·头痛》中记载了虫蚁之药搜逐血络的治法，王清任对头痛倡瘀血之说。以上诸医家的学术思想不断完善了中医学对头痛的认识，逐步形成了诊治体系。

二、病因病机

头为诸阳之会，清阳之府；督脉，手、足三阳经和足厥阴肝经均循行于头面。因此，各种外感和内伤因素导致头部经络功能失常、气血失调致脉络不通或脑窍失养等，均可导致头痛。

三、临床表现及诊断

头痛是临床最常见的病症之一，应遵循以下原则对头痛进行诊断。

病史：头痛的部位、性质、程度、发作时间及持续时间，诱发、缓解及加重因素、先兆症状及伴发症状等。既往史、家族史、药物应用史和工作情况、生活状态以及睡眠、心理等情况。

体格检查：重点检查头面部、颈部和神经系统。对神经系统局灶症状和体征应予以高度重视，如视盘水肿等。

辅助检查：经颅多普勒超声、脑电图、血液检查、颅脑 CT 或颅脑 MRI、腰椎穿刺脑脊液等。

（一）偏头痛

偏头痛分为 6 个亚型：无先兆偏头痛、有先兆偏头痛、常为偏头痛前驱的儿童周期性综合征、视网膜性偏头痛、偏头痛并发症、可能的偏头痛。其中最常见的为无先兆偏头痛和有先兆偏头痛。

1. 无先兆偏头痛的诊断标准

（1）符合下述 2 ~ 4 项，发作至少 5 次以上。

（2）如果不治疗，每次发作持续 4 ~ 72h。

（3）具有以下特征，至少 2 项：①单侧性；②搏动性；③中或重度疼痛；④日常活动（如走路或爬楼梯）会加重头痛或头痛时避免此类活动。

（4）头痛过程中至少伴随下列 1 项：①恶心和（或）呕吐；②畏光和畏声。

（5）不能归因于其他疾病。

2. 典型先兆性偏头痛的诊断标准

（1）至少有符合标准（2）~（4）的 2 次发作。

（2）先兆至少有下列的一种表现、没有运动无力症状

①完全可逆的视觉症状，包括阳性症状（如闪烁的光、点、线）及（或）阴性症状（视觉丧失）。

②完全可逆的感觉症状，包括阳性症状（如针刺感）及（或）阴性症状（麻木感）。

③完全可逆的语言功能障碍。

（3）至少满足下列中的 2 项

①同向视觉症状及（或）单侧感觉症状。

②至少一个先兆症状逐渐发展的过程≥ 5min，和（或）不同先兆症状接连发生，过程≥ 5min。

③每个症状持续 5 ~ 60min。

（4）在先兆症状同时或在先兆发生后 60min 内出现头痛，头痛符合无先兆偏头痛诊断标准（2）–（4）项。

（5）不能归因于其他疾病。

（二）紧张型头痛

紧张型头痛有 4 个亚型：偶发性紧张型头痛、频发性紧张性头痛、慢性紧张型头痛、可能的紧张型头痛。

1. 发作性紧张型头痛诊断标准

（1）至少有符合标准（2）~（4）的 10 次发作。具体分型根据此类头痛的发作频率分为偶发性紧张型头痛：平均每月头痛发作不到 1d（每年头痛 <12d）；频发性紧张型头痛：至少 3 个月每月头痛发作 1 ~ 14d（每年头痛≥ 12d，<180d）。

（2）每次头痛持续 30min 至 7d。

（3）至少有下列中的 2 项头痛特征

①双侧性。

②压迫 / 紧缩（非搏动）性。

③轻中度。

④不会因走路、爬楼等日常体力活动而加重。

（4）符合下列两项

①无恶心和呕吐（可有厌食症状）。

②无畏光和畏声，或仅有其中之一。

（5）不能归因于其他疾病。

2. 慢性紧张型头痛诊断标准

（1）头痛符合标准（2）–（4），且至少 3 个月平均每月头痛超过 15d（每年头痛≥ 180d）。

（2）头痛持续数小时或持续不断。

（3）至少有下列中的 2 项头痛特征

①双侧性。

②压迫/紧缩（非搏动）性。

③轻中度。

④不会因走路爬楼等日常体力活动而加重。

（4）符合下列2项

①无畏光、畏声及轻度恶心症状，或仅有其中之一。

②无中重度恶心、无呕吐。

（5）不能归因于其他疾病。

原发性头痛鉴别诊断，见表10–1。

四、辨证要点

1. 辨经络　后头痛属太阳头痛，偏侧头痛属少阳头痛，额痛为阳明头痛，巅顶痛属厥阴头痛。首如裹，头部沉坠箍胀而痛通常属太阴头痛。

2. 辨外感、内伤

（1）外感头痛：有外感史，症见痛连项背、恶寒、脉浮紧属风寒头痛：头痛而胀、甚头痛欲裂、发热或恶风、面红目赤、脉浮数属风热头痛；头痛如裹、肢体困倦、苔白腻、脉濡属风湿头痛。

（2）内伤头痛：证见头痛目眩、心烦易怒、舌红苔黄、脉弦数属肝阳上亢头痛；头痛伴眩晕耳鸣、神疲乏力、腰膝酸软属肾虚头痛；头痛头晕、面色苍白无华、心悸、舌淡、脉细属血虚头痛；头痛昏蒙、胸脘痞闷、呕吐痰涎、苔白腻、脉滑属痰浊头痛；头痛迁延日久，或头有外伤史、痛有定处如锥刺、舌质暗、脉细涩属瘀血头痛。

表10–1　常见原发性头痛的鉴别

鉴别诊断	偏头痛	紧张型头痛	丛集性头痛
家族史	多有	可有	多无
性别	女性远多于男性	女性多于男性	男性远多于女性
周期性	部分女性与月经有关		有丛集发作期，期间发作，频率为隔天1次到每日8次
持续时间	头痛持续4～72h	时间不定	头痛持续15～180min
头痛部位	多单侧	多双侧	固定单侧眶部、眶上、颈部
头痛性质	搏动性	压迫、紧缩、钝痛	钝痛、钻痛、难以言表
头痛程度	中重度	轻中度	重度或极重度
活动加重头痛	多有	多无	多无，常躁动不安
伴随症状	多有恶心、呕吐、畏光、畏声	多无，可伴食欲缺乏，对光最、声音可觉轻度不适	同侧结膜充血和（或）流泪、鼻塞和（或）流涕、眼睑水肿、额面部出汗、瞳孔缩小

五、治疗

1. 针灸治疗

（1）毫针

①治疗原则：通经活络止痛。

②主方：以足少阳胆经、足阳明胃经、足厥阴肝经经穴为主。风池、头维、率谷、太阳、阿是穴、太冲、合谷。

③刺灸方法：风池毫针捻转补法，头维、率谷、太阳、阿是穴、太冲、合谷毫针捻转泻法。阿是穴或太阳可三棱针点刺放血，头部穴位可加电针。

④配穴：太阳头痛者，加天柱、后顶；少阳头痛者，加完骨、丝竹空、外关；阳明头痛者，加阳白、攒竹、内庭；厥阴头痛者，加百会、通天、行间；太阴头痛者，加丰隆。外感风寒头痛者，加列缺、风门；外感风热头痛者，加大椎、外关；肝阳上亢者，头痛加百会、悬颅；痰浊头痛者，加中脘、丰隆、阴陵泉；瘀血头痛者，加血海、三阴交；血虚头痛者，加脾俞、足三里；肾虚头痛者，加完骨、天柱、肾俞、悬钟、太溪。

视疼痛程度及情志因素可加内关、人中。

（2）头针疗法

①前额痛：对侧感觉区下 2/5。

②后头痛：对侧感觉区上 1/5，配运动区、足运感区。

2. 中药治疗

（1）外感头痛

①风寒头痛：疏风散寒。川芎茶调散加减。

②风热头痛：祛风清热。芎芷石膏汤加减。

（2）内伤头痛

①肝阳上亢头痛：平肝潜阳。镇肝息风汤加减。

②痰浊头痛：化痰祛湿降逆。半夏白术天麻汤加减。

③瘀血头痛：活血通窍。通络止痛，通窍活血汤加减。

④血虚头痛：养血补血。四物汤加减。

⑤肾虚头痛：温肾填精。右归丸加减。

3. 西医治疗

（1）偏头痛

①头痛急性发作的镇痛治疗：治疗目的为止痛而减少患者的痛苦。非特异性药物包括解热镇痛药、非甾体抗炎药、止吐和促进胃动力药物、镇静药及阿片类药物、肠外阿片类药物等。特异性药物包括曲坦类药物、麦角胺类药物、降钙素基因相关肽（CGRP）受体拮抗药等（表 10–2）。

②预防性治疗：根据患者生活质量受影响的程度，决定是否需要预防性治疗。治疗目的为降低发作频率。减轻发作程度、减少功能损害、增加急性发作期治疗的疗效。β 受体阻滞药、钙离子通道阻滞药、抗癫痫药等对偏头痛预防有效，抗抑郁药也可应用。

表 10–2　偏头痛急性期治疗药物

药物类别	代表药物	适应范围
解热镇痛药和非甾体抗炎药	阿司匹林、对乙酰氨布洛芬	轻、中度的偏头痛发作和既往使用有效的重度偏头痛发作。一线药物首透。应在偏头痛发作时尽早使用
止吐和促胃动力药	甲氧氯普胺、多潘立酮	治疗伴随症状。有利于其他药物的吸收和头痛的治疗。单用也可缓解头痛
镇静药及阿片类药物	苯二氮䓬类、巴比妥类镇静药	仅适用于其他药物治疗无效的严重患者。可导致药物过量使用性头痛（MOH）并诱发对其他药物的耐药性，故不予常规推荐
曲坦类	舒马曲坦、佐米曲坦	特异性控制头痛。在头痛期的任何时间应用均有效，但越早应用效果越好。不主张在先兆期使用
麦角胺类	麦角胺咖啡因	适用于发作持续时间长的患者。极小量的麦角胺类即可迅速导致 MOH。因此应展制药物的使用频度，不推荐常使用
降钙素基因相关性受体拮抗药	Telcagepant（MK–0974）	部分对曲坦类无效或者对曲坦类不能耐受的患者

（2）紧张型头痛（表 10–3）

表 10–3　紧张型头痛治疗药物

药物类别	代表药物	适应范围
非甾体类抗炎药	对乙酰氨基酚、阿司匹林	发作性紧张型头痛，特别是偶发性紧张型头痛
抗抑郁药	三环类抗抑郁药：阿米替林	频发性和慢性紧张型头痛预防治疗
肌肉松弛药	盐酸乙哌立松	频发性和慢性紧张型头痛预防治疗
肉毒素注射治疗	A 型肉毒毒素	适用于口服药物无效或不能耐受的顽固性头痛患者

①对症治疗：对发作性紧张型头痛，特别是偶发性紧张型头痛患者，适合对症治疗。使用非甾体类抗炎药。

②预防治疗：对频发性和慢性紧张型头痛，可采用预防性治疗。a. 抗抑郁药：三环类抗抑郁药；b. 肌肉松弛药；c. 肉毒素疗法。

六、预后

原发性头痛预后较好，继发性头痛预后与原发病性质、病情轻重相关。针灸治疗原发性头痛临床疗效较好。针刺治疗紧张性头痛和偏头痛疗效较为肯定，可明显减少疼痛次数和降低疼痛强度。

七、预防和调护

积极开展患者教育，可配合认知行为治疗和放松训练。避风寒、保持情绪稳定、规律的生活起居等有助于预防头痛发生。头痛急性发作期，应适当休息、不宜食用炸烤辛辣食物，同时限制烟酒。保证环境安静，有助于缓解头痛。

第十一章

中医针灸护理技术

第一节　针刺法

针刺法是在中医基本理论指导下，将金属制成的针，运用各种手法刺入人体不同部位（穴位），从而激发经络之气、调整脏腑功能，使机体恢复健康、防治疾病的一种技术操作。临床常见的针刺法有毫针法、电针法、皮内针法、水针法、皮肤针法、耳针法等。

一、毫针法

毫针法是临床上应用最广泛的一种针刺技术，可刺全身之腧穴，又称为三百六十穴之针。常用于治疗各种痛症、痿证、中风后遗症及针刺麻醉等。

（一）护理评估

（1）当前主要症状、既往史。

（2）针刺取穴部位的局部皮肤情况。

（3）对疼痛的耐受程度。

（4）心理状况。

（二）风险告知

（1）针刺过程中出现头晕、目眩、面色苍白、胸闷、欲吐等属于晕针现象，应及时通知医生。

（2）针刺时可能出现疼痛、血肿、滞针、弯针等情况，不必紧张，医护人员会妥善处理。

（3）针刺时有酸、麻、胀、痛、沉、紧、涩等感觉，属正常针感。

（4）针刺过程中，针刺部位不可随意移动，以防发生意外。

（三）物品准备，

治疗盘、治疗卡、毫针盒（内备各种毫针）、安尔碘、棉签、棉球、镊子、弯盘、手消毒剂、锐器盒、污物桶，必要时备毛毯、屏风等。

（四）操作方法

（1）备齐用物，携至床旁，做好解释，核对医嘱。

（2）协助患者松开衣着，按针刺部位，取合理体位。

（3）遵医嘱选择腧穴，先用拇指按压穴位，并询问患者的感觉。

（4）消毒进针部位后，按腧穴深浅和患者胖瘦，选取合适的毫针；并检查针柄是否松动、针身和针尖是否弯曲带钩；术者消毒手指。

（5）根据针刺部位，选择相应进针方法，正确进针。

（6）当刺入一定深度时，患者局部产生酸、麻、胀、重等感觉或向远处传导，即为“得气”。得气后调节针感，留针。

（7）起针时一手按压针刺周围皮肤处，一手持针柄慢慢捻动将针尖退至皮下，迅速拔出。随即用无菌干棉球轻压针孔片刻，防止出血。检查针数，以防遗漏。

（8）操作完毕，协助患者穿衣，安置舒适卧位。整理床铺，清理用物，做好记录并签名。

（五）注意事项

（1）过度疲乏、饥饿或精神高度紧张时，不宜进行针刺。

（2）皮肤有感染、溃疡、瘢痕、肿痛、有出血倾向及高度水肿者，不宜针刺。

（3）孕妇的下腹、腰骶部及合谷、三阴交、昆仑、至阴等通经活络的腧穴，禁止施针；小儿囟门未闭合者，头部不宜针刺；患者胸、背部不宜直刺或深刺，以免刺破胸膜腔，造成气胸。

（4）操作前检查用物是否齐备，严格执行无菌技术操作原则。

（5）做好解释工作，消除患者紧张情绪。选择合理体位，暴露腧穴，方便操作，注意保暖。

（6）遵医嘱准确取穴，正确运用进针方法、进针角度和深度，勿将针身全部刺入，以防折针。刺激强度因人而异，急性病、体质强者宜强刺激；慢性病、体质弱者宜弱刺激。

（7）针刺中应密切观察患者的反应，发现病情变化，报告医师并配合处理。

（8）起针时要核对穴位及针数，以免毫针遗留在患者身上。

（六）针刺意外的护理及预防

1. 晕针　针刺过程中患者出现头晕目眩、汗出肢冷、面色苍白、胸闷欲呕、晕厥时，称为晕针。

（1）护理：报告医师，停止针刺，将针全部起出，嘱患者平卧，注意保暖。

（2）预防：对初诊、精神过度紧张及体弱者，应先做解释，消除对针刺的顾虑，选择舒适卧位，手法宜轻。随时注意患者的神色，以便早期发现晕针先兆。

2. 血肿　针刺部位出现皮下出血并引起肿痛，称为血肿。

（1）护理：微量皮下出血而致小块青紫时，一般不需处理，可自行消退。局部肿胀疼痛较剧、青紫面积较大时，冷敷止血。

（2）预防：仔细检查针具，熟悉解剖部位，针刺时避开血管；起针时立即用消毒干棉球按压针刺部位。

3. 弯针　是指进针后针身在体内发生弯曲的现象。

（1）护理：针身轻度弯曲，可将针缓慢退出；若针身弯度较大，应顺着弯曲方向将针退出；若由体位改变引起弯针者，应协助患者恢复原来体位，使局部肌肉放松，再行退针，切忌强行拔针。

（2）预防：手法指力均匀，刺激不宜突然加强；体位舒适，勿随意更换体位；防止外物碰撞、压迫。

4. 滞针　针刺后出现针下异常紧涩，不能提插或捻转的现象时，称滞针。

（1）护理：对惧针者，应先与患者交谈，分散其注意力；遵医嘱在滞针腧穴附近，进行循按、轻弹针柄后再起针。

（2）预防：对精神紧张者，应先做好解释工作，消除其顾虑。操作时捻针幅度不宜过大，避免单向连续捻转。整理针具时，对不符合质量要求者，应剔去。

5. 折针　即断针，指针刺过程中，针身折断在患者体内。

（1）护理：发现折针，嘱患者不要移动体位，以防断针向深处陷入。

（2）预防：针具需定期严格检查。针刺时，勿将针身全部刺入，应留部分在体表。

6. 气胸　指针刺时误伤肺脏，空气进入胸腔，发生气胸。

（1）护理：出现气胸时，立即报告医师，绝对卧床休息，通常采取半坐位，避免咳嗽；重症者应及时配合医师采取胸腔穿刺减压术、给氧、抗休克等抢救措施。

（2）预防：凡对胸背部及锁骨附近部位的穴位进行针刺治疗时，应严格掌握进针角度、深度，留针时间不宜过长。

（七）毫针法操作流程（图 11-1）

二、电针法

电针法是指针刺腧穴“得气”后，在针具上通导接近人体生物电的微量电流，以防治疾病的一种技术操作。常用于治疗各种痛症、痿证、中风后遗症及针刺麻醉等。

（一）护理评估

（I）当前主要症状、既往史。

（2）针刺取穴部位的局部皮肤情况。

（3）对疼痛的耐受程度。

（4）心理状况。

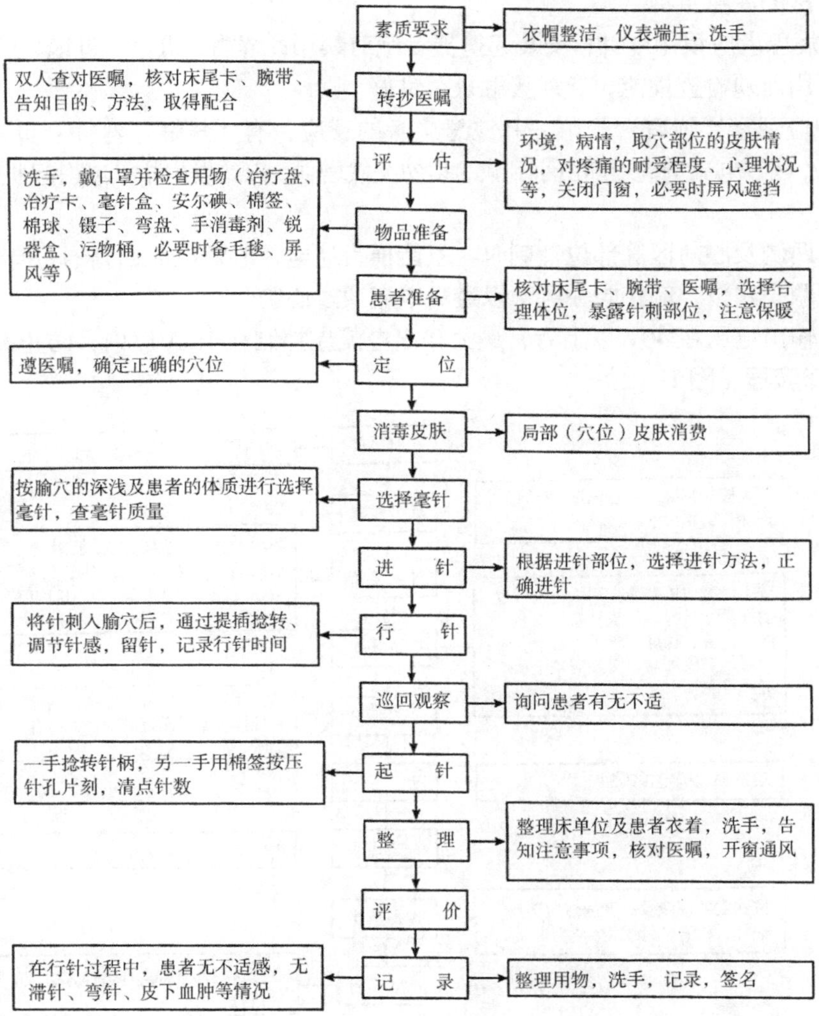

图 11-1　毫针法操作流程

（二）风险告知

（1）同“毫针法”。

（2）微量电流接通后局部有抽动感。

（3）肌肉有抽动的感觉。

（三）物品准备

电针仪、治疗盘、治疗卡、毫针盒（内备各种毫针）、安尔碘、棉签、棉球、镊子、弯盘，以及手消毒剂、锐器盒，必要时备毛毯、屏风等。

（四）操作方法

（1）备齐用物，携至床旁，做好解释，核对医嘱。

（2）遵照医嘱，选择腧穴，进行皮肤消毒，按毫针刺法进针。

（3）有“得气”感应后，将电针仪输出电位器调至“0”，再将电针仪的两根导线分别连接在同侧肢体的两根针柄上。

（4）开启电针仪的电源开关，选择适当波型，慢慢旋转电位器由小至大逐渐调节输出电流到所需量值

（患者有酸麻感、局部肌肉有抽动，即是所需的强度）。

（5）电针完毕，将电位器拨回到“0”位，关闭电源，拆除输出导线，将针慢慢提至皮下，迅速拔出，用无菌干棉球按压针孔片刻。

（6）操作完毕，协助患者衣着，安排舒适体位。整理床单位，清理用物，做好记录并签名。

（五）注意事项

（1）参照“毫针法的注意事项”。

（2）孕妇、心脏病患者应慎用电针；安装起搏器者绝对禁用；醉酒、饥饿、过饱、过劳者不宜使用电针。

（3）电针仪在使用前须检查性能，导线接触是否良好。

（4）通电过程中应观察导线有否脱落，并注意患者的反应，有无晕针、弯针、折针等情况，以及通电时间。需增加刺激时，调节电流量应逐渐由小到大，切勿突然增强，以致发生晕针或引起肌肉痉挛，’造成弯针、折针等意外。

（5）颈项、脊柱两侧及心前区等部位针刺时，不能横贯通电，避免电流回路通过脊髓和心脏。

（6）一组电针的两个穴位，应在同一侧，以避免电流通过心脏。

（7）电针仪最大输出电压在40V以上者，最大输出电流应控制在1mA以内，防止发生触电事故。

（六）电针法操作流程（图11－2）

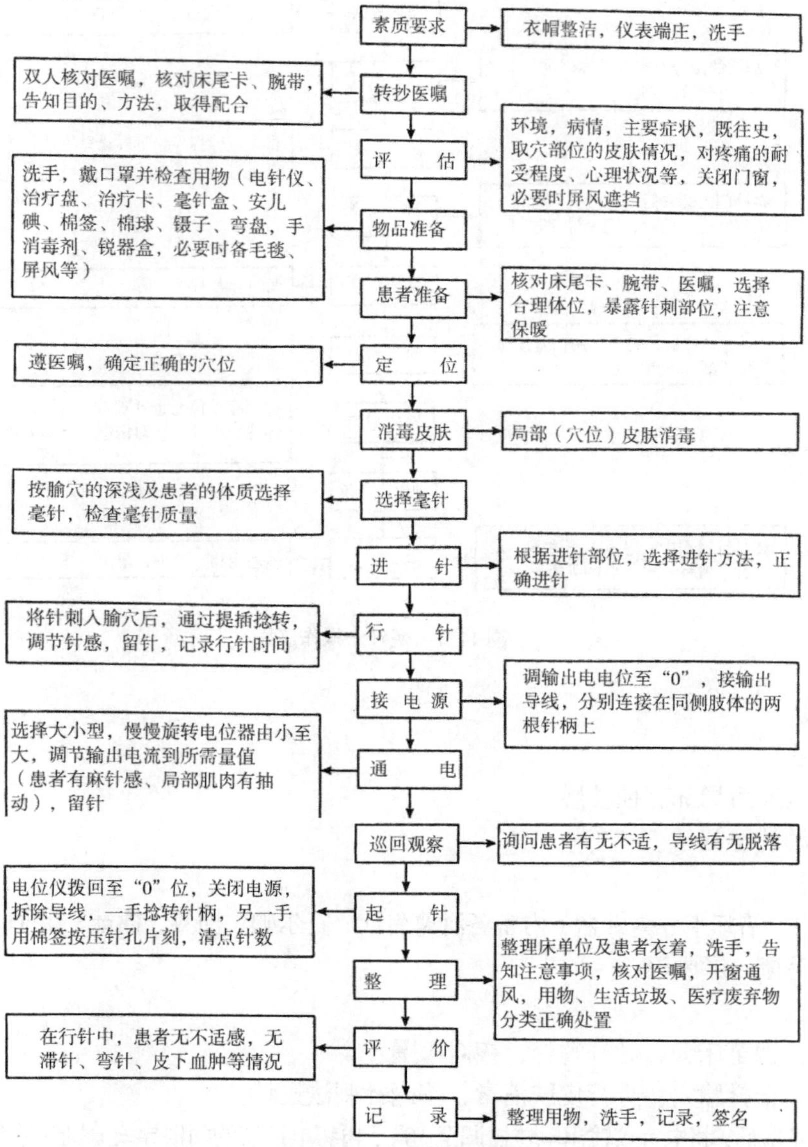

图11-2　电针法操作流程

三、皮内针法

皮内针法又称埋针，它是将特制的图钉型或麦粒型针具刺入皮内固定留置一定时间，给皮肤以弱而长时间的刺激，以调整经络脏腑功能，达到防治疾病目的的一种操作方法。多用于某些需要较长时间留针的慢性顽固性疾病和反复发作的疼痛性疾病，如头痛、胃脘痛、哮喘、痹症、不寐、月经不调、遗尿等。

（一）护理评估

（1）当前主要症状、既往史。

（2）针刺取穴部位的局部皮肤情况。

（3）对疼痛的耐受程度。

（4）心理状况。

（二）风险告知

（1）同“毫针法”。

（2）埋针部位有疼痛感，埋针部位不可着水，以免感染。

（3）在留针期间应指导患者，每隔 4 小时左右用手指按压埋针处 1 ～ 2 分钟，以加强刺激，提高疗效。

（三）物品准备

针盒（皮内针）、治疗盘、治疗卡、安尔碘、棉签、棉球、镊子、弯盘，以及手消毒剂、锐器盒、污物桶，必要时备毛毯、屏风等。

（四）操作方法

（1）备齐用物，携至床旁，做好解释，核对医嘱。

（2）取合理体位，松解衣着，选定穴位，注意保暖。

（3）遵照医嘱，选择腧穴，消毒皮肤后实施埋针。

（4）留针期间，每隔 4 小时左右用手指按压埋针部位，加强刺激，增进疗效。

（5）起针后，用干棉球按压针孔片刻，局部应作常规消毒，以防出血。

（6）操作完毕，协助患者衣着，安排舒适体位，整理床单位，清理用物，做好记录并签名。

（五）注意事项

（1）参照“毫针法的注意事项”。

（2）凡关节附近、胸腹部及炎症、溃疡部位，外伤或有出血倾向及水肿的患者不宜埋针。

（3）留针时间视病情及季节不同而定，出汗较多时，不宜留置时间太长，感觉疼痛或肢体活动受限，立即起针。严格执行无菌技术操作原则，针处不可着水，以防感染。

（4）关节附近不宜埋针，避免活动时引起疼痛。胸腹部不宜埋针。

（5）埋针期间，如患者感觉疼痛或妨碍肢体活动时，应将针取出，重新选取穴位埋针。

（6）凡使用过的针具等物，需先消毒，然后再清洗、检查、修理，灭菌处理后备用，有条件者使用一次性针具。

（六）皮内针法操作流程（图 11-3）

四、水针法

水针法又称穴位注射法，是指在选定的穴位内进行药物注射的一种技术操作，将针刺及药物对穴位的渗透刺激作用和药物的药理作用结合在一起，发挥综合效能，达到治疗疾病的目的。适用范围较广，凡能针灸治疗的大部分病证均可采用，如痹症、腰腿痛等。

（一）护理评估

（1）当前主要症状、既往史及药物过敏史。

（2）穴位注射部位的局部皮肤情况。

（3）对疼痛的耐受程度。

（4）心理状况。

（二）风险告知

注射部位出现疼痛、酸胀的感觉，避免着水，以免感染。

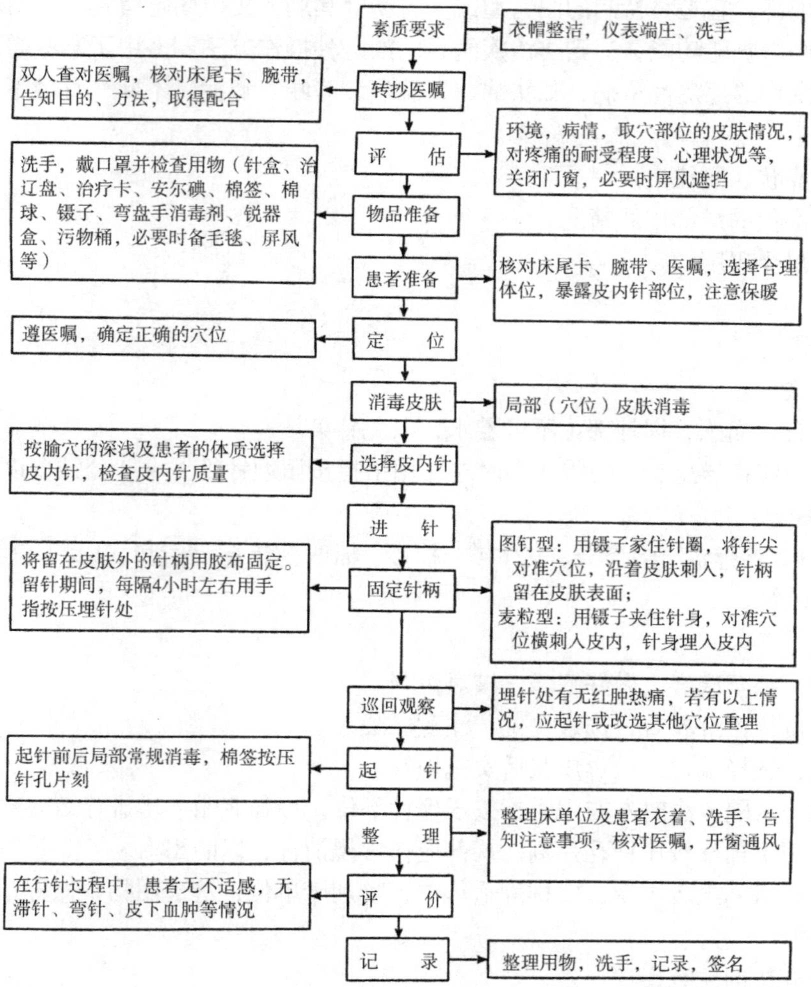

图 11-3　皮内针法操作流程

（三）物品准备

治疗盘、治疗卡、一次性注射器、遵医嘱配制的药液、砂轮、安尔碘、棉签、棉球、镊子、弯盘、手消毒剂、锐器盒、污物桶，必要时备毛毯、屏风等。

（四）操作方法

（1）备齐用物，携至床旁，做好解释，核对医嘱。

（2）取合理体位，协助松解衣着，暴露局部皮肤，注意保暖。

（3）遵医嘱确定注射穴位，测试患者局部感觉及反应，消毒局部皮肤。

（4）术者一手持注射器（排除空气），另一手绷紧皮肤，针尖对准穴位迅速刺入皮下，然后用针刺手法将针身刺至一定深度，并上下提插，得气后若回抽无血，即将药液缓慢注入。如所用药量较多，可于推入部分药液后，将针头稍微提起后再注入余药。

（5）药液注射完毕后拔出针头，用无菌棉签轻按针孔片刻，以防出血，并注意观察用药反应。

（6）操作完毕，协助患者衣着，安排舒适体位，整理床单位。

（7）清理用物，做好记录并签名。

（五）注意事项

（1）疲乏、饥饿或精神高度紧张时慎用，局部皮肤有感染、瘢痕或有出血倾向及高度水肿者禁用。

（2）执行“三查七对”及无菌操作规程。

（3）严格执行医嘱，注意药物配伍禁忌、毒副作用和过敏反应。凡易发生过敏反应的药物必须做皮肤过敏试验，皮肤阳性者不可穴位注射。不良反应大或刺激性强的药物应慎用。

（4）遵医嘱选穴，熟练掌握穴位的部位、注射的深度和注入的药量。注射穴位应交替轮换，一穴不宜连续注射。年老体弱者选穴宜少，药液剂量应酌减。

（5）注射时避开血管丰富的部位，要回抽无回血再将药液注入，避免药物注入血管、关节腔、脊髓腔、胸腔内，以免造成不良后果。

（6）在操作过程中，应密切观察患者的反应，随时询问患者的感受。若患者有触电感时，可能是针尖触及神经，应将针体往外退出少许后再注入药液。

（7）内有重要脏器的部位不宜针刺过深，以免刺伤内脏。

（六）水针法操作流程（图 11-4）

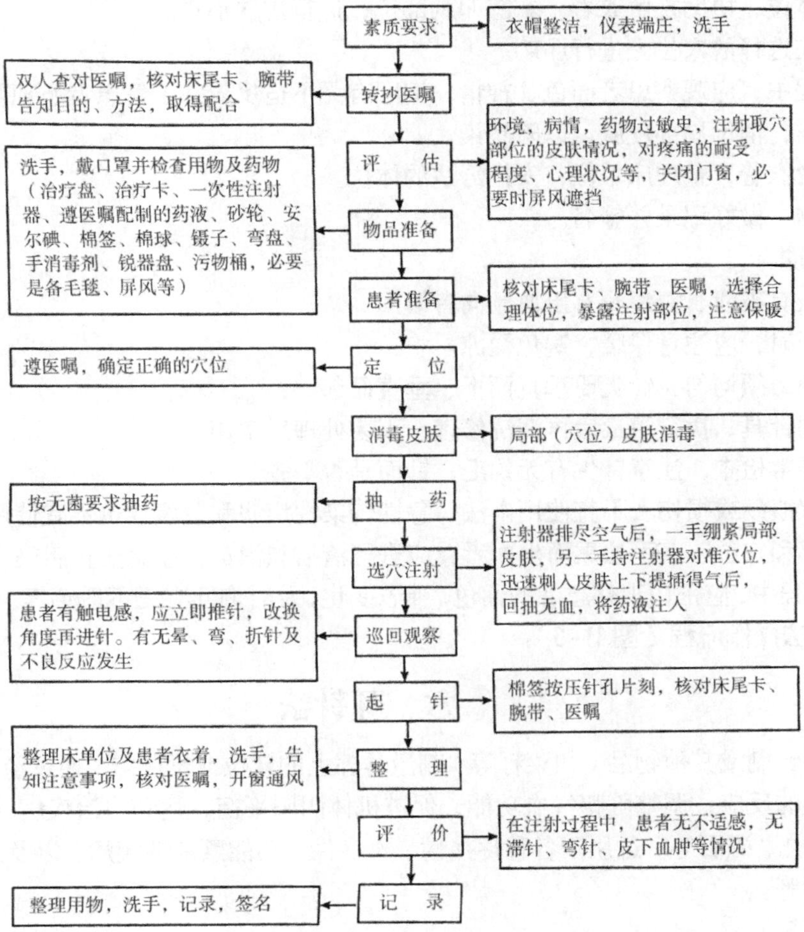

图 11-4　水针法操作流程

五、皮肤针法

皮肤针又称梅花针、七星针，是以 5 ~ 7 枚钢针集成 1 束，固定在针柄的一端，形如小锤，用之叩刺某些穴位的一种技术操作。皮肤针的适应范围很广，临床各种病症均可应用，如近视、视神经萎缩、急性扁桃体炎、感冒、慢性肠胃炎、便秘、头痛、失眠、腰痛、皮神经炎、斑秃、痛经等。

（一）护理评估

（1）当前主要症状、既往史。

（2）皮肤针部位的皮肤情况。

（3）对疼痛的耐受程度。

（4）心理状况。

（二）风险告知

（1）局部有出血倾向及疼痛。

（2）梅花针循经叩击皮肤后，皮肤表面出现针刺痕迹，并有结痂或出血点，数日后即可消失。

（3）血小板减少或有凝血功能障碍者，慎用此方法。

（三）物品准备

治疗盘、皮肤针、治疗卡、安尔碘、棉签、棉球、镊子、弯盘，以及手消毒剂、锐器盒、污物桶，必要时备毛毯、屏风等。

（四）操作方法

（1）备齐用物，携至床旁，核对医嘱，做好解释。

（2）取合理体位，协助松解衣着，暴露叩刺部位，进行皮肤消毒。

（3）遵医嘱在选择的穴位上进行叩刺。

（4）叩刺过程中，应观察患者面色、神情，询问有无不适反应，了解患者心理及躯体感受。

（5）叩刺完毕，消毒局部皮肤，以防感染。

（6）协助患者衣着，整理床单位，安排舒适的体位。

（7）清理用物，做好记录并签名。

（五）注意事项

（1）局部皮肤有破溃、瘢痕及有出血倾向者慎用。

（2）叩刺躯干时，应注意保暖，避免受凉。

（3）叩刺时用力须均匀，针尖要垂直而下、垂直而起。

（4）使用过的针具，执行消毒后再清洗修理，灭菌处理后备用。

（5）针具要经常检查，注意针尖有无钩毛，针面是否平齐。

（6）局部如有溃疡或损伤者不宜使用本法，急性传染性疾病和急腹症也不宜使用。

（7）叩刺局部和穴位、若手法重而出血者，应进行清洁和消毒，注意防止感染。

（8）在叩刺过程中，应密切观察患者的面色、神志变化，及时询问有无不适感等，以便随时调整叩刺强度。

（六）皮肤针法操作流程（图 11–5）

六、耳针法

耳针法是采用针刺或其他物品（如菜籽等）刺激耳郭上的穴位或反应点，通过经络传导，使局部产生酸、麻、胀、痛等刺激的反应，调整脏腑气血功能，促进机体阴阳平衡，达到防治疾病的一种操作方法。常选用短毫针、菜籽、药丸、磁石等。适用于各种疼痛性、炎症性、功能紊乱性疾病，以及过敏和变态反应性疾病、内分泌代谢性疾病等。

（一）护理评估

（1）当前主要症状、既往史。

（2）耳针部位的皮肤情况。

（3）女性患者的生育史，有无流产史，当前是否妊娠。

（4）对疼痛的耐受程度。

（5）年龄、体质及心理状况。

（二）风险告知

耳针局部有酸、麻、胀、痛感。

（三）物品准备

治疗盘、治疗卡，针盒（短毫针等）或菜籽等；碘酒、酒精、棉球、棉签、镊子、探棒、胶布、手消毒剂、弯盘、污物桶等。

（四）操作方法

（1）备齐用物，携至床旁，做好解释，核对医嘱。

（2）遵照医嘱，选择耳穴部位并探查耳穴。

（3）体位合理舒适，严格消毒，消毒范围视耳郭大小而定。

（4）一手固定耳郭，另一手进针，其深度以刺入软骨，但不透过对侧皮肤为度，留针。

（5）为使局部达到持续刺激，临床多采用菜籽、王不留行籽、磁珠等物，附在耳穴部位，以小方块胶布固定，俗称埋豆。留埋期间，嘱患者用手定时按压，进行压迫刺激，以加强疗效。

（6）起针后用无菌干棉球按压针孔片刻，以防出血。涂以碘酒或酒精消毒，预防感染。

（7）操作完毕，安排舒适体位，整理床单位。

（8）清理用物，做好记录并签名。

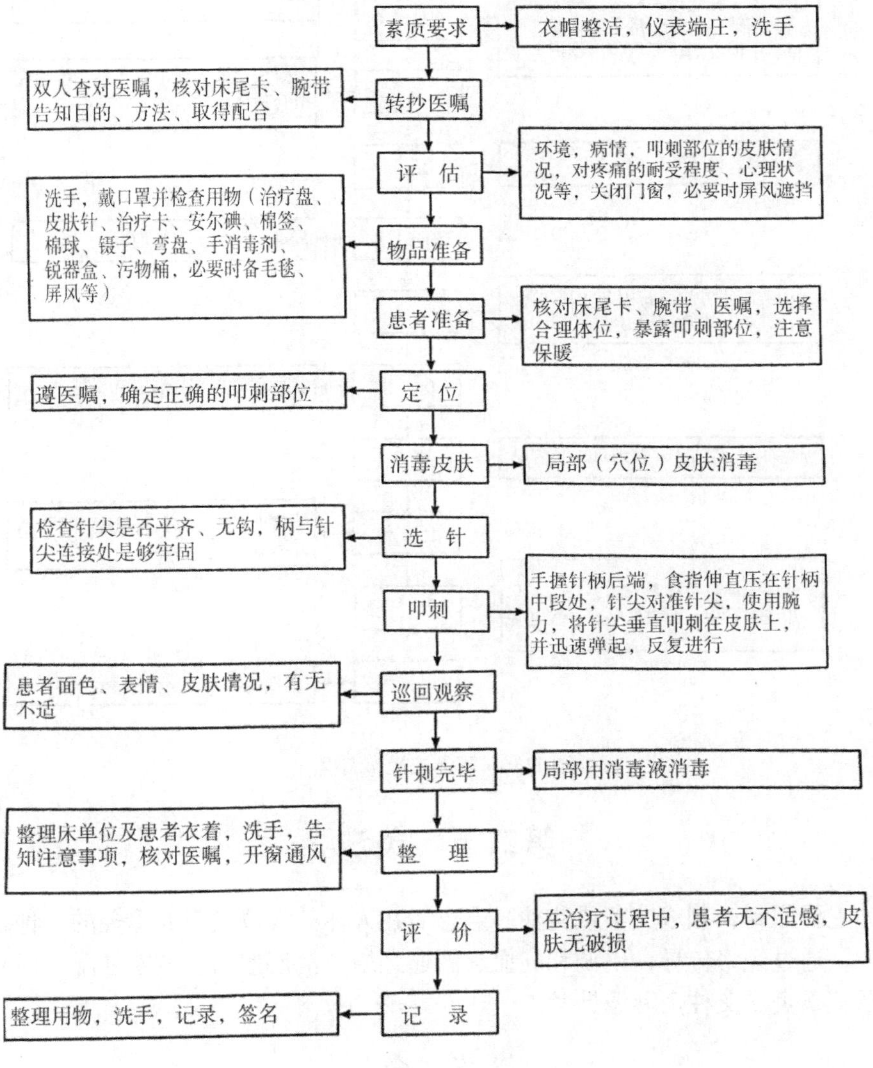

图 11-5　皮肤针法操作流程

（五）注意事项

（1）耳部炎症、冻伤的部位，以及习惯性流产史的孕妇禁用。

（2）严格执行无菌技术操作，预防感染。起针后如针孔发红，应及时处理。

（3）在针刺中及留针期间，患者感到局部酸、麻、胀、痛或感觉循经络放射传导为“得气”，应密切观察有无晕针等不适情况。

（4）年老体弱及高血压患者，针刺前后应适当休息，谨防发生晕针。

（5）对采用埋针法及压丸法的患者，应指导其每日自行按压耳穴 3 ~ 5 次，以加强刺激，提高疗效。

（6）使用耳针法治疗扭伤及肢体活动障碍者，埋针后待耳郭充血具有发热感觉时，嘱患者适当活动患部，并配合患部按摩、艾条灸等，以提高疗效。

（六）耳针法操作流程（图 11-6）

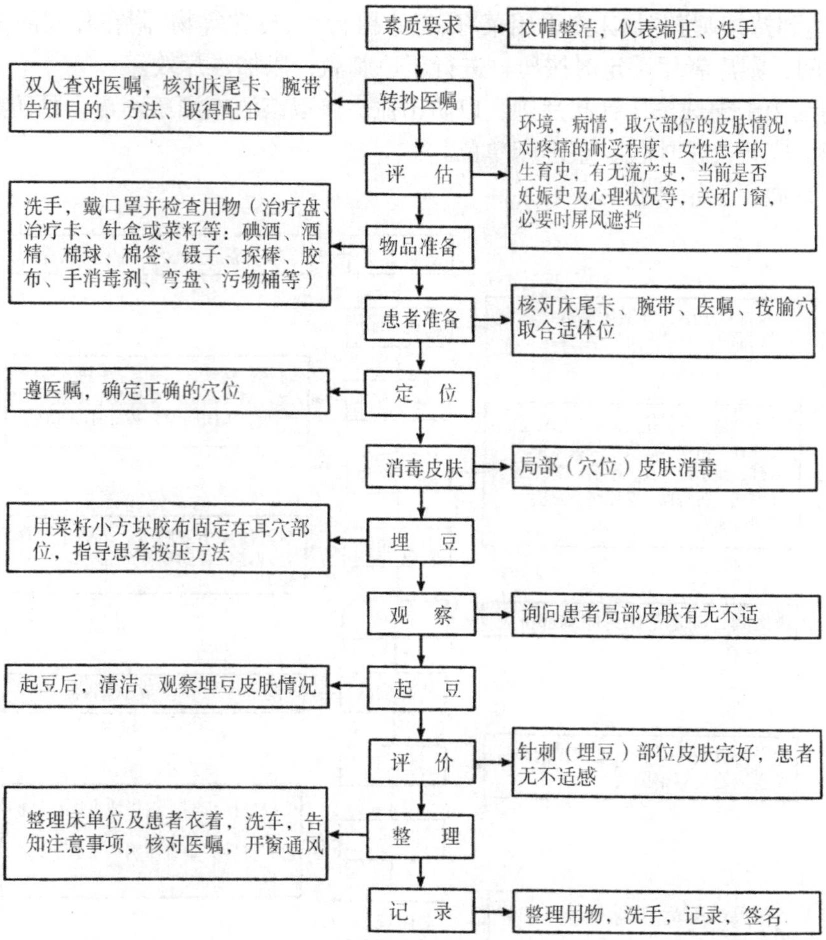

图 11-6　耳针法操作流程

第二节　灸法

灸法是以艾绒为主要原料，制成艾条或艾柱，点燃后在人体某穴位或患处熏灸的一种技术操作，此法利用温热及药物的性能，通过经络传导，以调和气血、温通经络、消瘀散结、散寒祛湿、回阳救逆，从而达到防治病的目的，包括艾条灸、艾柱灸和温针兰。

一、艾条灸法

艾条灸法是用纯净的艾绒（或加入中药）卷成圆柱形的艾卷，点燃后在穴位表面熏烤的一种技术操作。根据艾条灸的操作不同，又分为温和灸、雀啄灸和回旋灸。主要适用于多种慢性虚寒性疾病、外感风寒湿邪为主的病证，如胃脘痛、泄泻、哮喘、风寒湿痹、月经不调等。

（一）护理评估

（1）当前主要症状、既往史。

（2）患者体质及艾条施灸处的皮肤情况。

（3）对热、疼痛的耐受程度。

（4）年龄、体质及心理状况。

（5）女性患者是否处于妊娠期。

（二）风险告知

（1）治疗过程中局部皮肤可能出现烫伤等情况。

（2）艾绒点燃后可出现较淡的中药燃烧气味。

（3）治疗过程中局部皮肤产生烧灼、热烫的感觉，应立即停止治疗。

（4）治疗过程中局部皮肤可能出现水疱。

（三）物品准备

治疗盘、治疗卡、艾条、打火机、污物缸、纱布数块、弯盘、小口瓶、手消毒剂、污物桶，必要时备浴巾、屏风等。

（四）操作方法

（1）备齐用物，携至床旁，做好解释，核对医嘱。

（2）取合理体位，暴露施灸部位，注意保暖。

（3）施灸部位，宜先上后下，先灸头顶、胸背，后灸腹部、四肢。

（4）遵医嘱在施灸过程中，随时询问患者有无灼痛感，调整距离，防止烧伤。观察病情变化及有无不适。

（5）施灸中应及时将艾灰弹入弯盘，防止灼伤皮肤。

（6）施灸完毕，立即将艾条插入小口瓶，熄灭艾火。

（7）清洁局部皮肤，协助患者衣着，安置舒适卧位，酌情开窗通风。

（8）清理用物，做好记录并签名。

（五）注意事项

（1）凡属实热证或阴虚发热者，不宜施灸；颜面部、大血管处、孕妇腹部及腰骶部不宜施灸；对艾叶过敏者慎用。

（2）采用艾柱灸时，针柄上的艾绒团必须捻紧，防止艾灰脱落灼伤皮肤或烧毁衣物。

（3）施灸后局部皮肤出现微红灼热，属于正常现象。如灸后出现小水疱时，无须处理，可自行吸收；如水疱较大时，可用无菌注射器抽去疱内液体，覆盖消毒纱布，保持干燥，防止感染。

（4）施灸部位宜先上后下，即按顺序先灸头顶、胸背，后灸腰腹部及四肢。

（5）施灸过程中应及时将艾灰弹入弯盘，防止烧伤皮肤或烧坏衣物。

（6）施灸过程中要随时询问患者局部皮肤有无灼热感，以便及时调整距离和时间，谨防烧伤。

（7）施灸后，未用完的艾条，应插入火筒或小口瓶中灭火，以防复燃。

（8）糖尿病患者在施灸时，一定要慎重，注意观察皮肤。

（六）施灸方法

1. 温和灸　将艾卷的一端点燃，对准施灸的腧穴或患处，距离皮肤 2 ~ 5cm，进行熏灸，使患者局部有温热感而无灼痛为宜，每穴灸 10 ~ 15min，至皮肤红晕为度。

2. 雀啄灸　施灸时，艾卷点燃的一端与部位的皮肤并不固定在一定的跑离，而是像鸟雀啄食一样，一上一下的移动。每处穴位 10 ~ 15min。雀啄灸操作时应注意以下几项：①移动艾条时要小心，以免烫伤皮肤；②艾条上的灰烬要及时弹除，以免灰烬落下伤及皮肤；③艾条移动的速度不要过快或过慢，过快则达不到目的，过慢易造成局部灼伤及刺激不均匀，影响疗效。

3. 回旋灸　又称熨热灸。将点燃的艾卷接近灸的部位平衡往复回旋熏灸，距皮肤约 3cm，一般可灸 10 ~ 15min。

（七）艾条灸法操作流程（图 11–7）

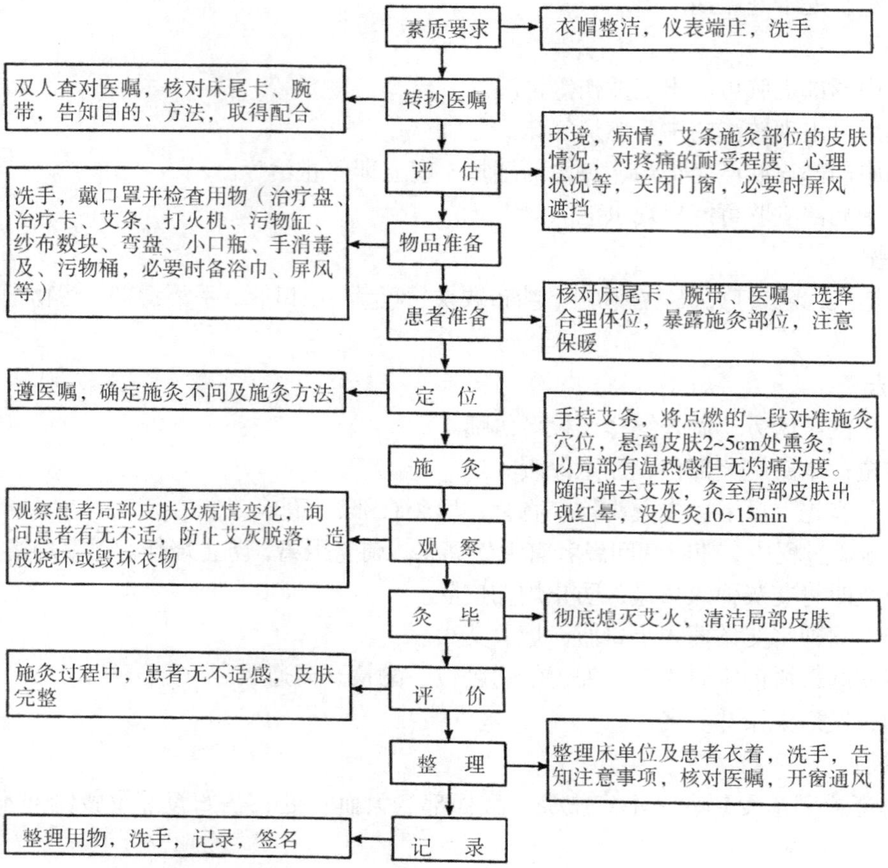

图 11–7　艾条灸法操作流程

二、艾柱灸法

艾柱灸法是将纯净的艾绒搓捏成圆锥状（如麦粒大或如半截枣核、大小不等）的艾柱，直接或间接置于穴位上施灸的一种技术操作。分为直接灸和间接灸两种。主要适用于多种慢性虚寒性疾病、外感风寒湿邪为主的病证，如胃脘痛、泄泻、哮喘、风寒湿痹、月经不调等。

（一）护理评估

（1）当前主要症状、既往史。

（2）患者体质及艾条施灸处的皮肤情况。

（3）对热、疼痛的耐受程度。

（4）年龄、体质及心理状况。

（5）女性患者是否处于妊娠期。

（二）风险告知

（1）治疗中局部皮肤可能出现烫伤等。

（2）治疗中局部皮肤产生烧灼、热烫的感觉，不能耐受者立即停止治疗。

（三）物品准备

治疗盘、治疗卡、艾柱、打火机、凡士林、污物缸、纱布数块、弯盘、镊子、压舌板、小口瓶、手消毒剂、酌情备浴巾、屏风、污物桶等。间接灸时，备姜片或蒜片等。

（四）操作方法

（1）备齐用物，携至床旁，做好解释工作，核对医嘱。

（2）取合理体位，暴露施灸部位，注意保暖。

（3）燃烧时，应认真观察，防止艾灰脱落，以免灼伤皮肤或烧毁衣物等。

（4）施灸完毕，立即将艾柱或艾条放置熄火瓶内，熄灭艾火。

（5）清洁局部皮肤，协助患者衣着。安置舒适体位，酌情通风。

（6）清理用物，做好记录并签名。

（五）注意事项

（1）凡属实热证或阴虚发热者，不宜施灸；颜面部、大血管处、孕妇腹部及腰骶部不宜施灸；对艾叶过敏者慎用。

（2）艾绒团必须捻紧，使用大小、壮数多少或艾条熏烤时间，应根据患者的病情、体质、年龄和施灸部位而决定。

（3）艾柱灸后，局部若有轻度烫伤，无须处理。直接灸在灸疮化脓期间，防止感染。

（4）采用艾柱灸时，针柄上的艾绒团必须捻紧，防止艾灰脱落灼伤皮肤或烧毁衣物。

（5）施灸后局部皮肤出现微红灼热，属于正常现象。如灸后出现小水疱时，无须处理，可自行吸收。水疱较大时，可用无菌注射器抽去疱内液体，覆盖消毒纱布，保持干燥，防止感染。

（6）施灸部位宜先上后下，即按顺序先灸头顶、胸背，后灸腰腹部及四肢。

（7）施灸过程中应及时将艾灰弹入弯盘，防止烧伤皮肤或烧坏衣物。

（8）施灸过程中要随时询问患者局部皮肤有无灼热感，以便及时调整距离和时间，谨防烧伤。

（9）施灸后，未用完的艾条，应插入火筒或小口瓶中灭火，以防复燃。

（IO）糖尿病患者在施灸时，一定要慎重，注意观察皮肤。

（六）施灸方法

1. 直接灸　是将大小适宜的艾柱，直接放在皮肤上施灸。若施灸时需将皮肤烧伤化脓，愈后留有瘢痕者，称为瘢痕灸；若不使皮肤烧伤化脓，不留瘢痕者，称为无瘢痕灸。

（1）瘢痕灸：又称化脓灸。施灸时先将所灸腧穴部位，涂少量的大蒜汁，以增加黏附和刺激作用，然后将大小适宜的艾柱置于腧穴上，点燃艾柱施灸。每壮艾柱必须燃尽，除去灰烬后，方可继续再灸，达规定壮数灸完为止。施灸时由于火烧灼皮肤，可产生剧痛，此时可用手在施灸腧穴周围轻轻拍打，以缓解疼痛。在正常情况下，灸后一周左右，施灸部位化脓形成灸疮，5 ~ 6周左右，灸疮自行痊愈，结痂脱落后留下瘢痕。临床上常用于治疗哮喘、肺结核、瘰疬等慢性疾病。

（2）无瘢痕灸：施灸时先在所灸腧穴部位涂少量凡士林，使艾柱便于黏附，然盾将大小适宜的艾柱，置于腧穴上点燃施灸，当灸炷燃剩275或1/4而患者感到有灼痛感时，更换新柱再灸。若用麦粒大的艾柱施灸，当患者感到有灼痛感时，可用镊子柄将艾柱熄灭，更换麦粒再灸，按规定壮数灸完为止。一般灸至局部皮肤红晕而不起泡为度。因其皮肤无灼伤，故灸后不化脓，不留瘢痕。一般虚寒性疾患，均可用此法。

2. 间接灸　使用药物将艾柱与施灸腧穴部位的皮肤隔开而进行施灸的方法。如隔姜灸、隔盐灸、隔蒜灸、隔附子饼灸等。

（1）隔姜灸：是用鲜姜切成直径2 ~ 3cm、厚2 ~ 3mm的薄片，中间以针刺数孔，然后将姜片置于应灸的腧穴部位或患处，再将艾柱放在姜片上点燃施灸。当艾柱燃尽，再更换新柱施灸。灸完所规定的壮数，以使皮肤红润而不起泡为度。

作用与适应证：隔姜灸具有解表、散寒、温和、止呕等作用。多用于外感表汪和虚寒性疾病，如感冒、风寒湿痹、腹痛、呕吐、泄泻等。

（2）隔蒜灸：用鲜大蒜头，切成厚2 ~ 3mm的薄片，中间以针刺数孔，然后将姜片置于应灸的腧穴部位或患处，再将艾柱放在姜片上，点燃施灸。当艾柱燃尽，再更换新柱施灸。灸完所规定的壮数。作用与适应证：隔蒜灸具有清热解毒、消肿散结、杀虫、健胃等作用。适用于外科的痈疮肿疖、腹中积块、肺痨、瘰疬等疾病的治疗。

（七）艾柱灸法操作流程（图 11-8）

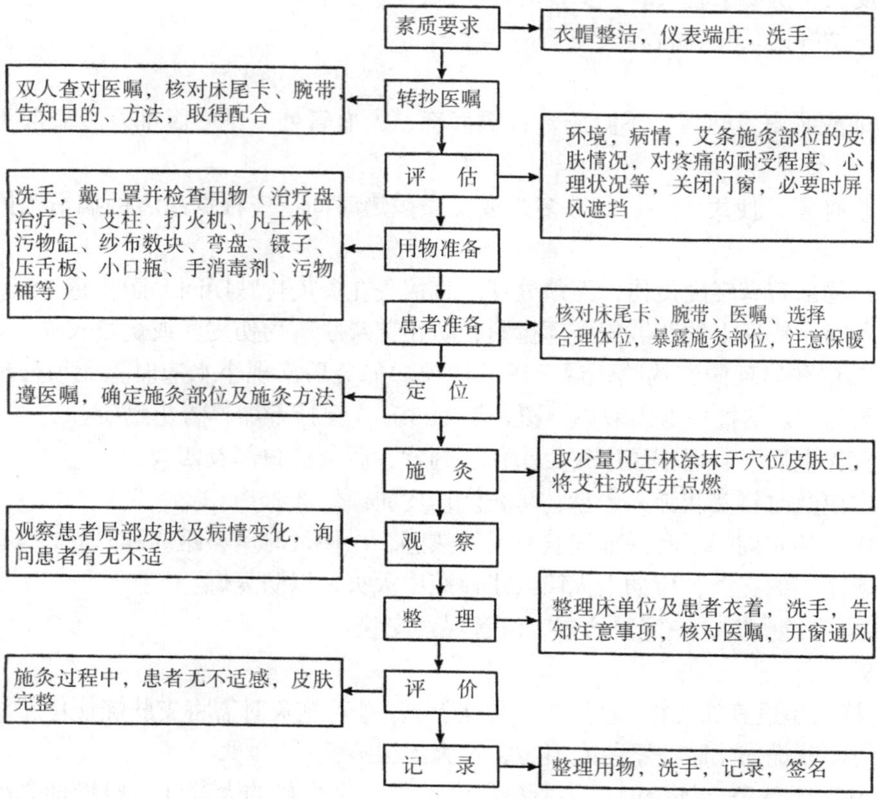

图 11-8　艾柱灸法操作流程

三、温针灸法

温针灸法是针刺与艾灸结合使用的一种方法，可增强针刺的疗效。适用范围同艾条灸法。

（一）护理评估

同“艾条灸”。

（二）风险告知

同“毫针法”、“艾条灸”。

（三）物品准备

治疗盘、治疗卡、手消毒剂、艾绒或艾条、打火机、安尔碘、棉签、棉球、镊子、毫针盒、锐器盒、污物桶等。

（四）操作方法

（1）备齐用物，携至床旁，做好解释，核对医嘱。

（2）取合理体位，暴露温针施灸部位，注意保暖。

（3）遵照医嘱选择腧穴，消毒皮肤。选取毫针，正确持针，实施针刺。

（4）针刺得气后留针，将艾绒搓团捻裹于针柄上，点燃施灸，使热力由针身传至穴位。

（5）当艾绒燃尽后换柱再灸，可连灸数壮。

（6）施灸时观察有无出现针刺意外，及时清除脱落的艾灰。

（7）施灸完毕，除去艾灰，起出毫针，用无菌干棉球轻压针孔片刻，以防出血，并核对毫针数目，以防遗漏。

（8）操作完毕，协助患者衣着，安排舒适体位，酌情开窗通风。

（9）清理用物，做好记录并签名。

（五）注意事项

（1）同"毫针法"、"艾条灸"。

（2）施灸过程中应密切观察有无出现针刺意外。

（3）采用温针灸时，针柄上的艾绒团必须捻紧，艾绒或艾条燃烧完后应立即清除灰烬，防止艾灰脱落烫伤患者皮肤或烧坏衣物。

（4）施灸完毕，除去艾灰，起出毫针，用无菌棉签按压针孔片刻，以防出血，并核对针数，以防遗漏。

（六）温针灸法操作流程（图 11-9）

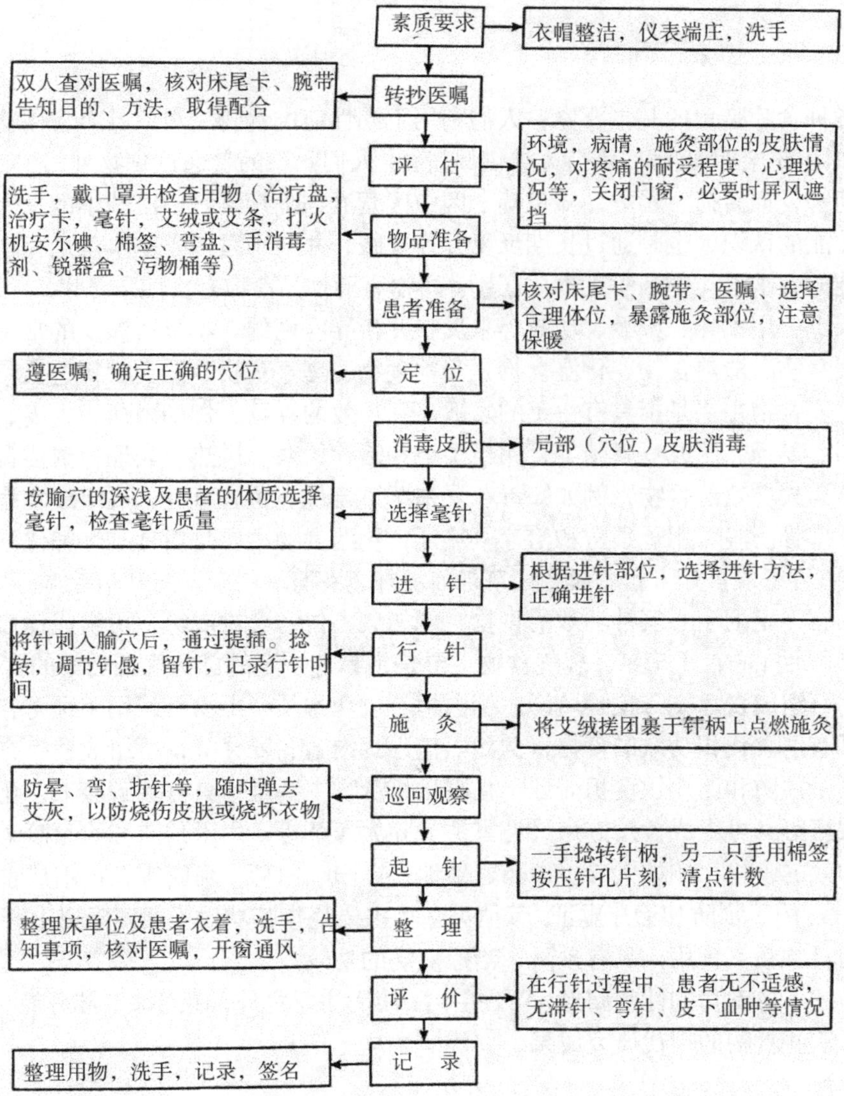

图 11-9　温针灸法操作流程

第十二章

中医常用食物的营养价值与功效

食物是组成各种食疗膳食的基本要素，人们利用不同性能的食物，组成具有食用价值和治疗作用的食疗方以调整人体气血阴阳，治疗疾病或维持人体健康。除了人们熟悉的普通饮食物外，还有许多是药、食相兼的，既是食物，又是药物，如薄荷、藿香、知母等。因中医营养与食疗学是中医药学的一个分支，其理论同源异流，人们对食物性能的认识，也是通过长期反复食疗实践，并与中医药学基本理论相融合而形成的。因此在性能的表达和性能的归纳上与中药学无本质区别。药物有药性，食物有食性。因此，自有食疗相关专著以来，都是按本草学的特点，用性味、归经、功效等来反映并指导应用的。本章所涉及的常用食物，按照其主要功效和性能分为解表食物、清热食物、化湿食物、安神食物、理气食物、消食食物、止咳化痰食物、补益食物以及其他食物。解表食物主要是指具有一定的发散表邪功效的食物，例如薄荷、生姜、葛根等，可组成食疗方薄荷粥、香薷粥、姜汤、葱豉豆腐汤等，用于预防和治疗风寒、风热等表证；清热食物主要是指具有一定的清热解毒，凉血泻火功效的食物，例如知母、夏枯草、苦瓜、鱼腥革等，可组成食疗方牡蛎知母莲子汤、芦根麦冬饮、苦瓜排骨汤等，用子预防和治疗里热证；化湿食物主要是指具有运脾化湿功效的食物，例如藿香、砂仁、草果等，可组成食疗方藿香鲫鱼、草果赤豆炖青鸭等，用于预防和治疗湿阻中焦，湿阻脾胃证等；安神食物主要指具有一定的宁心安神功效的食物，例如酸枣仁、合欢皮等，可组成食疗方枣仁桂圆饮、柏子仁茶等，用于预防和治疗心神不宁证；理气食物主要是指具有一定的舒畅气机功效的食物，例如陈皮、薤白、佛手、玫瑰花等，可组成食疗方陈皮鲫鱼汤、薤白粥、玫瑰木耳红枣汤等，用于预防和治疗肝郁气滞证；消食食物主要是指具有消食化积功效的食物，例如山楂、鸡内金、麦芽等，可组成食疗方山楂糖、鸡内金肉清汤、麦芽粥等，用于预防和治疗饮食积滞证；止咳化痰食物主要是指具有缓解咳嗽，化痰平喘功效的食物，例如川贝母、胖大海等，可组成食疗方川贝炖雪梨、胖大海茶等，用于预防和治疗咳嗽、喘证；补益食物主要是指具有补益功效的食物，例如人参、山药、熟地、当归、白芍、阿胶等，可组成食疗方人参酒、山药炖排骨、地黄首乌粥等，用于预防和治疗虚证；其他类食物主要是指其功效不便归于以上某一类的食物，如木瓜、松子等，也为人们日常频繁食用，具有预防、治疗疾病的功效。

本章除详细描述了各食物的性味归经、功效主治、使用注意之外，还列举了部分简、便、廉、验的食疗方，同时也简要介绍了这些食物的现代研究成果。

第一节　解表食物

一、薄荷

1. 性味归经　辛，凉。入肺、肝经。

2. 功效及主治　散风清热，清利头目，利咽，透疹，解郁。适用于风热表证见头痛鼻塞、目赤，咽喉肿痛，风疹、隐疹瘙痒；肝郁胁痛等。

3. 食疗方

方一：薄荷饮：薄荷 6g，白糖 5g。上二味沸水冲泡，代茶饮。具有疏散风热之功效。主治风热目赤、咽喉肿痛等病症。

方二：薄荷粥：鲜薄荷 5g，粳米 50g。薄荷洗净先煎留汁待用，再将粳米加水煮粥，将成时入薄荷汁，煮沸即可。早晚餐温热服食，空腹服食。具有辛凉解表，清热解毒的功效。主治外感风热头痛、发热、目赤、咽喉肿痛，或麻疹初起透发不畅等病症。

4. 使用注意　表虚汗多、阴虚血燥者忌服。

5. 现代研究　新鲜叶含挥发油、薄荷酮、薄荷醇、柠檬烯、桉叶素、氨基酸等成分。

二、桑叶

1. 性味归经　苦、寒、甘。入肺、肝经。

2. 功效及主治　散风清热，清肝明目。适用于风热感冒、头痛发热、风热目赤；肺热咳嗽等。

3. 食疗方

方一：桑叶杞子猪肝汤：桑叶 10g，枸杞子 10g，猪肝 100g，生姜 2 片。桑叶、枸杞子洗净，稍浸泡；猪肝洗净，切为薄片，用少许生油、生抽、生粉拌腌 10 分钟；先将桑叶、枸杞子、生姜放进锅中，加入清水 750mL，武火煲沸改中火滚约 15 分钟，加入猪肝滚至熟，调入适量盐、油便可。佐餐食用，具有疏风养肝明目的功效。用于肝肾阴虚，头晕眼花及视疲劳者。

方二：桑菊黄豆茶：桑叶 10g，菊花 10g，黄豆 40g，白糖 15g。将黄豆浸透，同桑叶、菊花一起加水适量，煎后去渣，放入白糖，待溶化后即可饮用。具有清肝明目，消散风热之功效。主治急性眼结膜炎等病症。

4. 使用注意　脾胃虚弱者慎用。

5. 现代研究　桑叶含芸香苷、酚类化合物、槲皮素、维生素 C、黄酮、桑素、γ－氨基丁酸等成分，具有降血脂、降血压、抗病毒等作用。

三、紫苏

1. 性味归经　辛，温。入肺、脾经。

2. 功效及主治　发表散寒，行气宽中，解毒。适用于风寒表证；脾胃气滞，胸闷呕恶；咳喘；胎动等。

3. 食疗方

方一：紫苏炖鲫鱼：鲫鱼一条，紫苏 9g，豆腐 150g，姜、葱白、料酒、油适量，盐、香油：香菜少许。紫苏洗净待用，鲫鱼洗净加水大火煮沸，转文火炖 30 分钟，入紫苏及各佐料，至香气大出即可。佐餐食用。具有行气宽中之功效。主治风寒外感，胎动不安等病证。

方二：紫苏姜枣汤：紫苏 9g，生姜 3 片，红枣 5 枚。红枣破开去核，与生姜入水先煎，大火煮沸后转文火熬煮 15 分钟，入紫苏叶，煮至一二沸即可。不拘时服用。具有温胃散寒之功效。主治脾胃虚寒，消化不良等病症。

4. 使用注意　气虚者慎。

5. 现代研究　紫苏叶含挥发油如薄荷酮、紫苏醛、紫苏醇、薄荷醇、维生素、丁香油酚等，具有解热抑菌、升血糖作用。

四、白芷

1. 性味归经　辛，温。入肺、脾、胃经。

2. 功效及主治　祛风解表，排脓生肌，活血止痛，通鼻窍，燥湿止带。适用于风寒表证，阳明头痛，齿痛，鼻塞，寒湿带下，疮痈脓肿等。

3. 食疗方

方一：白芷川芎鱼头汤：鱼头半个，白芷 10g，川芎 10g，红枣 5 枚，姜 3 片，葱白适量。鱼头洗净待用，红枣去核，同其余食材浸泡 15 分钟，入砂锅煮开，鱼头煎香，放入砂锅，煮沸后转文火炖煮 1 小时。具有发散风寒，祛风止痛的功效。主治风寒头痛，鼻塞流涕等病症。

方二：白芷粥：粳米 100g，白芷 10g，白糖 5g，冷水适量。粳米淘洗干净，白芷研成细末；取锅放入冷水、粳米，先用旺火煮开，然后改用文火煮至粥成，调入白芷末和白糖搅匀，再略煮片刻即可。早晚分服。具有祛风解表，通窍止痛之功效。主治风寒头痛、鼻塞、齿痛、流涕等病症。

4. 使用注意　阴虚血热者忌服。

5. 现代研究　白芷含挥发油环十二烷、十四醇乙酸脂，以及香豆素类等，具有抗炎抗菌，解热镇痛的作用；所含香柑内酯、花椒毒素有光敏作用。

五、香薷

1. 性味归经　辛，微温。入肺、胃经。

2. 功效及主治　发汗解表，化湿和中，利水消肿。适用于风寒表证，暑湿感冒，泻泄呕吐，水肿等。

3. 食疗方

方一：香薷粥：香薷 9g，粳米 100g。将香薷洗净加水煮沸，去渣取汁，入粳米熬煮稀粥即可。每日分 2 ~ 3 次凉食或温食。具有祛暑化湿，利水消肿之功效。主治暑湿感冒等病证。

方二：香薷薄荷茶：香薷 5g，薄荷 5g，淡竹叶 5g，车前草 10g。诸药洗净加水适量，水煎。代茶饮。具有清热除烦，利尿清心之功效。主治中暑头疼、暑湿泄泻、暑热咳嗽以及水肿、脚气等病症。

4. 使用注意　暑热，表虚有汗者慎用。

5. 现代研究　香薷挥发油中含百里香酚、芳樟醇、香荆芥酚等成分。具有抗菌抑菌，解热镇痛，增强免疫等作用。

六、生姜

1. 性味归经辛，微温。入肺、胃、脾经。

2. 功效及主治　解表散寒，温中止呕。适用于风寒表证，胃寒呕吐，寒痰喘咳者。

3. 食疗方

方一：姜糖水：生姜 10g，红糖 30g。生姜洗净切片，加水大火煮开，放入红糖，大火煮 3 分钟即可。具有解表散寒，温胃止呕之功效。主治风寒感冒等病证。

方二：仔姜肉丝：嫩姜 50g，猪肉 200g。嫩姜、猪肉洗净切丝，将肉丝入锅翻炒至变色，入姜丝，加入调味料，翻炒均匀即可。佐餐食用。具有健脾开胃，温胃止呕之功效。主治脾胃虚寒所致的胃痛、食少纳差、神疲乏力、手足不温、大便溏薄等病症。

4. 使用注意　热盛及阴虚内热者慎用。

5. 现代研究　含挥发油姜酚、姜油萜、樟脑萜、水茴香以及姜辣素等，能够促进消化液分泌，对循环系统及呼吸系统中枢有兴奋作用，以及止呕作用。

七、葱白

1. 性味归经　辛，微温。入肺、胃经，

2. 功效及主治　散寒解表，通阳散结。适用于风寒表证，阴寒内盛，脉微厥冷，疮痈疔毒等。

3. 食疗方

方一：葱白香菜汤：葱白 15g，香菜 15g。二味洗净，葱白切段，同置锅中加水煮沸即可。佐餐食用。具有解表散寒之功效。主治外感风寒等病证。

方二：葱豉汤：葱白 15g，豆豉 10g。葱白洗净切段，同豆豉加水煮沸即可。具有通阳发汗之功效。主治风寒感冒初起见恶寒、发热、无汗、头痛、鼻塞等病症。

4. 使用注意　表虚多汗者慎用。

5. 现代研究　含挥发油蒜素以及二烯丙基硫醚、维生素等，具有杀菌抑菌作用。

八、菊花

1. 性味归经　甘、苦，微寒。入肺、肝经。

2. 功效及主治　疏风散热，清肝明目，清热解毒。适用于头痛目眩，目赤肿痛，疮痈肿毒等症。

3. 食疗方

方一：菊花猪肝汤：猪肝100g，鲜菊花12朵，油、盐、酒适量。猪肝洗净，切薄片，用油、酒腌10分钟；鲜菊花洗净，取花瓣。先将菊花放入清水锅内煮片刻，再放猪肝，煮20分钟调味即可。佐餐食用。具有养血柔肝之功效。主治肝血不足所致的眼目干涩等病症。

方二：菊花茶：菊花10g，冰糖适量。菊花沸水冲泡，加入适量冰糖即可。代茶饮。具有清肝明目，清热踬毒之功效。主治风热感冒以及目赤肿痛，目暗昏花，头目眩晕等病症。

4. 使用注意　菊花清热解毒力强，过服易伤中阳，气虚胃寒、食少泄泻者慎用。

5. 现代研究　含挥发油菊油环酮、樟脑以及菊苷、腺嘌呤、胆碱、氨基酸、黄酮类、维生素等，具有解热镇痛、抗炎抑菌、降压作用。

九、牛蒡

1. 性味归经　辛、苦，寒。入肺、胃经。

2. 功效及主治散风热，消肿疗疮，解毒透疹，利咽。适用于风热感冒，风毒面肿，头痛目赤，咽喉肿痛，疮痈肿毒等症。

3. 食疗方

方一：牛蒡炒肉丝：鲜牛蒡100g，猪肉100g。牛蒡去皮切丝待用，猪肉洗净切丝后入油锅爆炒，变色后加入牛蒡丝，入调味料，翻炒均匀，文火收汁即可。佐餐食用。具有清热利咽之功效。主治慢性咽炎所致咽喉不适等病症。

方二：牛蒡子粥：牛蒡子10g，粳米100g。牛蒡子洗净煎煮15分钟，去渣取汁，入粳米熬成粥即可。每日温服1～2次。具有疏风散热，解毒透疹之功效。主治麻疹透发不畅，咽炎、扁桃体炎以及腮腺炎等病症。

4. 使用注意　脾虚便溏者慎用。

5. 现代研究　牛蒡果实含牛蒡酸、异绿原酸、维生素A、维生素B_1、脂肪油、棕榈酸等：牛蒡根中含多种多酚物质如咖啡酸、绿原酸等，以及多烯类、牛蒡酸等，以及果胶性多糖、固醇类等。具有降血脂血糖、抗菌、抗衰老作用。

十、葛根

1. 性味归经　甘、辛，凉。入肺、脾、胃经。

2. 功效及主治　疏风解表，升阳止泻，透疹。适用于外感表证之发热，斑疹不透，咽痛，脾虚泄泻等症。

3. 食疗方

方一：葛根茶：葛根15g。沸水冲泡，至味淡。代茶饮。具有清热解肌，改善脑部血液循环的功效。主治颈椎病引起的头痛、眩晕、耳鸣以及腰酸腿痛等病症。

方二：葛根炖排骨：鲜葛根200g，排骨250g，大枣、红萝卜、姜片、食盐适量。排骨与姜片洗净入沸水焯水，加水大火烧开后入其余食材转文火炖煮1小时，加入调味料即可。佐餐食用。具有健脾养阴，生津止渴的功效。主治精神、肌肉紧张，以及心情烦躁等病症。

4. 使用注意　胃寒者慎用。

5. 现代研究　主要含淀粉、黄酮类物质如葛根素、葛根素木糖甙、花生酸等。有解热解痉、降压降血糖作用。

十一、淡豆豉

1. 性味归经　辛、苦，凉。入肺、胃经。

2. 功效及主治　疏散表邪，退热除烦。适用于外感表证之轻证，胸脘烦闷等症。

3. 食疗方

方一：淡豆豉粥：淡豆豉15g，粳米100g。豆豉择洗干净，清水中浸泡5～10分钟，煎煮15分钟去渣取汁，加粳米煮粥即可。每日早晚分服。具有解表除烦之功效。主治风寒、风热感冒，头身疼痛，以及热病后期胸中烦闷，虚烦不眠等病症。

方二：葱豉豆腐汤：淡豆豉 20g，豆腐 250g，葱白 20g，食盐适量。将豆腐放在锅内煎至淡黄色，然后加入淡豆豉及一碗半清水，煎至大半碗，加入葱白、食盐，再煮片刻即可。趁热饮汤食豆腐。具有疏风解表散寒之功效。主治风寒感冒等病证。

4. 使用注意　无特殊禁忌。

5. 现代研究　含蛋白质、脂肪、酶类及碳水化合物等，具有发汗、助消化作用。

第二节　清热食物

一、知母

1. 性味归经　苦、甘，寒。入肺、胃、肾经。

2. 功效及主治　清热泻火，生津润燥。用于外感风热，高热烦渴，肺热咳嗽，骨蒸潮热等症。

3. 食疗方

方一：牡蛎知母莲子汤：生牡蛎 20g，知母 9g，莲子 30g，白糖适量。生牡蛎、知母、莲子洗净备用，牡蛎、知母先入小瓦罐内，加水适量煎煮，去渣取汁，入莲子，文火炖 1 小时，加白糖适量，炖至莲子酥烂即可。佐餐食用。具有健脾安神，潜阳固精之功效。主治心烦不寐及相火旺盛之梦遗等病症。

方二：知母炖鹌鹑：知母 10g，薏米 30g，鹌鹑 1 只，姜蒜适量。知母、薏米洗净清水浸泡待用，鹌鹑洗净，去爪、肠杂，共入炖盅，加姜、蒜、水适量，隔水炖两个半小时，出锅时加入适量调味料即可。具有祛风湿，止痹痛之功效。主治风湿热痹之关节红肿疼痛等病症。

4. 使用注意　脾胃虚寒，大便溏泄者忌服。

5. 现代研究　具有抗病原微生物作用，能够抑制葡萄球菌、伤寒杆菌等；具有解热作用。

二、栀子花

1. 性味归经　苦，寒。入心、肺、肝、三焦经。

2. 功效及主治　泻火除烦，清热利尿，凉血解毒。用于热病心烦，黄疸，血淋涩痛，目赤肿痛，火毒疮疡，痔疮等症。

3. 食疗方

方一：凉拌栀子花：栀子花 250g，葱花、姜丝适量。栀子花洗净，入沸水中煮一沸，捞出沥水晾干，撒上葱花、姜丝，浇入香油等适量调味料，搅拌均匀即可。凉拌食用。具有清热凉血，解毒止痢的功效。主治肺热咳嗽，痈肿，肠风下血等病症。

方二：栀子蛋花：栀子花 200g，鸡蛋 3 枚，葱花、姜丝适量。栀子花去杂洗净，放入沸水中稍焯一下，切成碎末：鸡蛋磕入碗中，打匀；将栀子花放入鸡蛋中，搅拌均匀；锅巾加油，烧至八成热，倒入栀子蛋花，炸熟，撒上葱花、姜丝，入食盐、味精，炒匀即可。具有清热泻火，健脾养胃之功效。主治胃热口臭，牙龈肿痛，大便不畅等病症。

4. 使用注意　本品苦寒伤胃，脾虚便溏者忌服。

5. 现代研究　栀子花含乙酸苄酯、乙酸芳樟酯，色素甙、木蜜醇等。有镇静、降压、抑菌、导泻、镇痛、抗炎，调节平滑肌，加速软组织愈合等作用。

三、芦根

1. 性味归经　甘，寒。入肺、胃经。

2. 功效及主治　清热生津，除烦止呕，利尿。用于热病烦渴，胃热呕哕，肺热咳嗽，肺痈吐脓，热淋涩痛等病症。

3. 食疗方

方一：芦根麦冬饮：鲜芦根 30g（干品用 15g），麦冬 15g。沸水冲泡，加盖焖制 10 分钟，其后可加开水频频饮用。代茶饮。具有养阴润燥，生津清热之功效。主治热病伤津见渴饮不止、口燥咽干，以及肺热咳嗽等病症。

方二：芦根青皮粳米粥：新鲜芦根 30g，青皮 5g，粳米 100g，生姜 2 片。将鲜芦根洗净后，切成 1cm 长的细段，与青皮同放入锅内，加适量冷水，浸泡 30 分钟后，武火煮沸，改文火熬 20 分钟，捞出药渣，加入洗净的粳米，煮至粳米开花，粥汤粘锅。端锅前 5 分钟，放入生姜。具有泄热和胃，养阴止痛之功效。适用于消化性溃疡病中医辨证为肝胃积热证者。

4. 使用注意　脾胃虚寒者忌服。

5. 现代研究　本品有解热镇痛、镇静、降血压、降血糖、抗氧化作用，对 β－溶血链球菌有抑制作用，所含薏苡素对骨骼肌有抑制作用，苜蓿素对肠管有松弛作用。

四、淡竹叶

1. 性味归经　甘、淡，寒。入心、胃、小肠经。

2. 功效及主治清热除烦，利尿。用于热病烦渴，小便赤涩淋痛，口舌生疮等症。

3. 食疗方

方一：竹叶茶：淡竹叶 6 ~ 9g。将适量竹叶晒干，制成粗末。每次取 6 ~ 9g，用开水冲泡，并可反复加水。代茶频饮。具有清凉解暑，除烦利尿之功效。主治夏季暑热、口腔溃疡、疖痈疮肿；以及口苦、口渴、小便短少属心火旺盛等病症。

方二：竹叶豆腐汤：淡竹叶 9g，豆腐 100g，白糖适量。淡竹叶洗净，加 100mL，煮 25 分钟，过滤取汁，备用；豆腐洗净切块。淡竹叶药汁、豆腐块同入锅中，再加适量清水，大火烧沸，改文火煮 20 ~ 30 分钟，加入白糖，待糖均匀溶化即可。具有清热解毒明目之功效。主治目赤肿痛等病症。

方三：淡竹叶酒：淡竹叶 30g，白酒 500mL。淡竹叶洗净，剪成长约 2cm 的节，纱布袋包扎好后，置于酒罐中。将白酒倒入酒罐，加盖密封，浸泡 3 天后即可饮用。具有疏风热、畅心神之功效。主治风湿热痹之关节热痛、心烦、小便赤黄等病症。

4. 使用注意　孕妇忌服。

5. 现代研究　茎、叶含三萜化合物：芦竹素、印白茅素、蒲公英赛醇和无羁萜。地上部分含酚性成分、氨基酸、有机酸、糖类。水煎剂体外试验对金黄色葡萄球菌、溶血性链球菌有抑制作用。

五、夏枯草

1. 性味归经　辛、苦，寒。入肝、胆经。

2. 功效及主治　清热泻火，明目，散结消肿。用于暑热，肝胆目赤，风火牙痛等病症。

3. 食疗方

方一：夏枯草煲鸡脚：夏枯草 15g，鸡脚 3 只，猪瘦肉 120g，生姜 4 片。夏枯草稍浸泡、洗净；鸡脚洗净，去甲、切对半；猪瘦肉洗净。一起与生姜下瓦煲，加清水 1 300mL，武火滚沸后改文火煲约 2 小时，下盐即可。具有清肝泻火，解郁散结之功效。主治盛夏暑热，以及肝气郁结、气郁化火所致急躁易怒、目赤、心烦等病症。

方二：夏枯草黑豆汤：黑豆 25g，夏枯草 15g，冰糖适量。夏枯草洗净，用纱布包裹；黑豆浸泡半小时，洗净。一起放入瓦煲，加清水 500mL，武火滚沸后改文火煲 30 ~ 40 分钟，下冰糖即可。具有补肾水、平肝火之功效。主治高血压所致头昏、头胀等，亦可用于风火牙痛。

4. 使用注意　脾胃虚弱者慎服。

5. 现代研究　夏枯草含三萜皂苷、芸香苷、金丝桃苷等苷类物质及熊果酸、咖啡酸、游离齐敦果酸等有机酸；花穗中含飞燕草素、矢车菊素的花色苷、d- 樟脑、d- 小茴香酮等。夏枯草茎、叶、穗及全草均有降压作用，但穗的作用较明显；本品煎剂在体外对痢疾杆菌、伤寒杆菌、霍乱弧菌、大肠杆菌、变形杆菌、葡萄球菌及人型结核杆菌均有一定的抑制作用。

六、苦瓜

1. 性味归经　苦，寒。入心、脾、肺经。

2. 功效及主治清暑涤热，明目，解毒。适用于暑热烦渴，消渴，赤眼疼痛，痢疾，疮痈肿毒等病症。

3. 食疗方

方一：苦瓜排骨汤：排骨400g，鲜苦瓜200g，鸡蛋1只，香菇20g，香葱2棵，生姜1块，适量五香粉、料酒及面粉。排骨洗净后砍成块，撒上五香粉，再在排骨两面拍上千面粉，鸡蛋打匀涂在排骨上面；苦瓜去籽洗净，切成厚片；香葱洗净切段，生姜洗净切片；香菇泡软洗净；将排骨放在砂锅底部，两边放上香菇；加料酒、水、香葱段、生姜片，用文火焖40分钟；加精盐和苦瓜再炖15分钟，撒上味精即可。具有清暑除热，明目解毒之功效。主治暑热汗多、口渴、心烦等，亦可用于暑疖、痱子、结膜炎等病症。

方二：双菇苦瓜丝：鲜苦瓜200g，香菇20g，金针菇20g。苦瓜、姜片、香菇切丝，金针菇切去尾端洗净。油爆姜丝后，加入苦瓜丝、香菇丝及盐，同炒至苦瓜丝变软。将金针菇加入同炒，加入调味料炒匀即可。具有清热解毒，降脂之功效。主治高胆固醇血症等病症。

4. 使用注意　孕妇、脾胃虚寒者慎食。

5. 现代研究　含苦瓜皂苷、5-羟色胺、多种有机酸、胡萝卜素、维生素、钙、磷、铁等，具有降低血糖等作用。

七、荷叶

1. 性味归经　苦、涩，平。入肝、脾、胃经。

2. 功效及主治　清热解暑，升发清阳，凉血止血。用于暑热烦渴，暑湿泄泻，脾虚泄泻，血热吐衄，便血崩漏等病症。

3. 食疗方

方一：荷叶冬瓜汤：鲜荷叶1张，鲜冬瓜500g，食盐适量。将冬瓜取瓤，切成小块，荷叶切成小片，一同放入锅中，加水煲汤，煮至冬瓜熟软，食盐调味即食。具有清热解毒，生津止渴，利尿祛湿之功效。主治暑热心烦，肺热咳嗽，水肿腹胀，口舌生疮等病症。

方二：莲蓬荷叶煲鸡汤：鸡1只，莲蓬30g，荷叶10g，红枣20g，食盐适量。鸡洗净，斩块；莲蓬、荷叶浸泡1小时，洗净；红枣去核洗净；将适量清水放入煲内，煮沸后加入以上材料，武火煲滚后改用文火煲2小时，加盐调味即可。具有清热消暑，利水消炎，生津除烦之功效。主治口渴心烦，咽痛口干，热痱，湿疹，疮痈等病症。

4. 使用注意　气血虚弱者慎服。

5. 现代研究　荷叶含荷叶碱、O-去甲荷叶碱、N-去甲荷叶碱等多种生物碱，以及维生素C、枸橼酸、酒石酸、苹果酸、草酸、琥珀酸，还含抗有丝分裂作用的碱性成分。

八、金银花

1. 性味归经　甘，寒。入肺、心、胃经。

2. 功效及主治　清热解毒，疏散风热。用于痈肿疔疮，喉痹，丹毒，热毒血痢，风热感冒，温病发热等病症。

3. 食疗方

方一：三花茶：金银花10g，菊花10g，茉莉花3g。加入沸水泡茶饮用。具有清热解毒之功效。主治风热外袭所致的头痛口渴、咽喉肿痛等病症。

方二：金银花露：金银花300g，冰糖适量。金银花的花、叶加水，先用武火后用文火蒸30分钟，滤出汤汁加冰糖后适量饮用。具有清热解暑之功效。主治暑湿所致身热、胸闷、呕恶、四肢酸痛、口干、小便黄等病症。

4. 使用注意　脾胃虚寒及气虚疮疡脓清者忌服。

5. 现代研究　本品含肌醇、黄酮类、肌醇、皂甙、鞣质等。对金黄色葡萄球菌、溶血性链球菌、痢疾杆菌、伤寒杆菌等有抑制作用。此外，本品具有利胆、抗肿瘤、升高白细胞、解热、利尿、镇静等作用。

九、蒲公英

1. 性味归经　苦、甘，寒。入肝、胃经。

2. 功效及主治　清热解毒，消肿散结，利尿通淋。用于疔疮肿毒，乳痈，瘰疬，目赤，咽痛，肺痈，肠痈，湿热黄疸，热淋涩痛等病症。

3. 食疗方

方一：凉拌蒲公英：鲜蒲公英叶 150g，味精、盐、香油、醋、蒜泥等适量。将洗净的蒲公英用沸水焯 1 分钟，沥出，用冷水冲一下，加入辣椒油、味精、盐、香油、醋、蒜泥等拌匀。具有清热解毒，消肿散结，利尿通淋之功效。主治疔疮肿毒，乳痈，目赤，咽痛等病症。

方二：蒲公英猪肚汤：蒲公英 15g，猪肚 1 个。猪肚洗净，加水加蒲公英炖烂，可适当加葱、姜、盐等调料。具有清热解毒，健脾益胃之功效。主治胃热炽盛所致口臭、口渴、口舌生疮、便秘等病症。

4. 使用注意　阳虚外寒、脾胃虚弱者忌服。

5. 现代研究　蒲公英全草含蒲公英甾醇、胆碱、菊糖、果胶等；具有抗菌通乳、抗肿瘤、利胆等作用。

十、鱼腥草

1. 性味归经　辛，微寒。入肺经。

2. 功效及主治　清热解毒，消痈排脓，利尿通淋。用于肺痈吐脓，痰热喘咳，热痢，热淋，痈肿疮毒等病症。

3. 食疗方

方一：鱼腥草蒸鸡：嫩母鸡 1 只（重约 1 500g），鲜鱼腥草 100g。将鸡宰杀，去毛、内脏，脚爪洗净，放入沸水锅内焯一下，捞出洗净血污；将鱼腥草去杂洗净切段；取汤盆 1 只，放入全鸡、精盐、葱、姜、胡椒粉和适量清水，上笼蒸至鸡熟透，再加入鱼腥草、味精，略蒸即可出笼。具有清热解毒，温中益气之功效。主治肺脓疡，虚劳瘦弱，水肿，脱肛等病症。

方二：凉拌鱼腥草：鱼腥草适量。将鱼腥草的老根、须掐去，留下嫩白根及叶片，用清水洗净，冷水浸泡 10 分钟，捞出控干水分待用；将干辣椒切成段，放到温油中炸至酥脆、发出香味，连同油一块倒入碗中待用；将鱼腥草放到盆里，放入盐、酱油、白糖、醋、鸡精及炸好的辣椒油拌匀，即可食用。具有清火解毒，止咳之功效。主治肺热咳嗽、痰黄，扁桃体炎，咽炎等病症。

4. 使用注意　虚寒证及阴性外疡忌服。

5. 现代研究　含槲皮苷，芸香苷，鱼腥草素，钾盐，氯化钾，硫酸钾，挥发油等。具有抗菌、抗病毒、提高机体免疫力的作用，尚有利尿、抗钩端螺旋体、镇痛、止血等作用。

十一、绿豆

1. 性味归经　甘，寒。入心、胃经。

2. 功效及主治　清热解毒，消暑利水。用于暑热烦渴，疮毒痈肿等症。可解附子、巴豆毒。

3. 食疗方

方一：百合绿豆粥：绿豆 30g，大米 30g，红米 20g，干百合 10g，西米 30g。绿豆、大米、红米洗净，浸泡 30 分钟；干百合浸泡 30 分钟。在高压锅中倒入绿豆、大米、红米、百合，洗净的西米。加入小半锅清水，煮粥。具有清热解毒，养血安神之功效。用于肺热咳嗽，以及热病后期气阴两伤，余热未消者。

方二：薏米绿豆饮：绿豆 50g，薏米 50g，辅料冰糖适量。将绿豆和薏米淘洗干净，绿豆浸泡半小时左右，薏米浸泡 1 小时左右。取锅，注入 2 500mL 清水或者半锅的清水，倒入浸泡好的薏米，大火煮开后转小火煮 5 分钟左右，将浸泡好的绿豆倒入锅中，继续小火煮至绿豆都浮起，打开盖子，放适量的冰糖，小火煮 2 分钟关火，焖 5 分钟，即可食用。具有清热解暑利湿之功效。主治夏季暑热伤津口渴以及粉刺、脂溢性皮炎、皮疣等病症。

4. 使用注意　脾胃虚寒滑泄者忌用。

5. 现代研究　本品含有蛋白质、脂肪、碳水化合物、多种维生素、胡萝卜素、烟碱酸、叶酸、钙、磷、铁等。有降血脂、抗菌、抗过敏、抗肿瘤、增强食欲、保肝护肾等作用。

十二、玄参

1. 性味归经　甘、苦、成，微寒。入肺、胃、肾经。

2. 功效及主治　凉血滋阴，泻火解毒。用于热病伤阴，舌绛烦渴，温毒发斑，津伤便秘，骨蒸劳嗽，目赤，咽痛，瘰疬，白喉，痈肿疮毒等病症。

3. 食疗方

玄参炖猪肝：玄参 15g，猪肝 500g。玄参先煮 30 分钟以后，再放入猪肝 500g，同煮 5 分钟，捞出切片，然后用姜、葱、白糖、酱油、原汤等炒猪肝片后食用。具有滋阴降火，养肝明目之功效。主治肝阴不足所致的目涩、昏花、夜盲等病症。

4. 使用注意　脾胃虚寒，食少便溏者不宜服用；不宜与藜芦同用。

5. 现代研究　乙醇提取物能明显增加离体兔的冠脉血流量，对心肌缺血有保护作用，增加小鼠耐缺氧能力；对氯化钾及肾上腺素所致的血管痉挛有一定的缓解作用。根提取物对伤寒疫苗发热的家兔有解热作用，浸剂在体外有抗菌作用；还有扩张下肢血管，降低血糖，减少毛细血管通透性及镇静、抗惊厥、利胆作用。

参考文献

[1] 黄培新，黄燕. 神经科专病中医临床诊治 [M]. 北京：人民卫生出版社，2013.
[2] 杨江霞. 神经内科常见疾病的中医治疗与康复 [M]. 西安：西安交通大学出版社，2015.
[3] 张伯礼，吴勉华. 中医内科学 [M]. 北京：中国中医药出版社，2017.
[4] 张伯庚. 中医内科学 [M]. 上海：上海科学技术出版社，2016.
[5] 李春雨，汪建平. 肛肠外科手术学 [M]. 北京：人民卫生出版社，2015.
[6] 田振国，等. 中医肛肠理论与实践 [M]. 北京：中医古籍出版社，2013.
[7] 陈红风. 中医外科学 [M]. 北京：中国中医药出版社，2016.
[8] 喻文球. 中医外科学 [M]. 长沙：湖南科学技术出版社，2012.
[9] 赵尚华，钟长庆. 中医外科外治法 [M]. 北京：世图音像电子出版社，2010.
[10] 刘胜，陈达灿. 中医外科学 [M]. 北京：人民卫生出版社，2015.
[11] 陈德宁，万力生. 中医外科临证治要 [M]. 北京：学苑出版社，2012.
[12] 汝丽娟. 中医外科、伤科及皮肤科治疗 [M]. 北京：世界图书出版社，2010.
[13] 陈德宁. 中医外科诊疗思维 [M]. 北京：人民军医出版社，2011.
[14] 陶汉华. 中医内科临证诊疗备要 [M]. 北京：中国医药科技出版社，2013.
[15] 梁繁荣，王华. 针灸学 [M]. 中国中医药出版社，2016.
[16] 孙国杰. 针灸学 [M]. 北京：人民卫生出版社，2012.
[17] 许能贵，符文彬. 临床针灸学 [M]. 北京：科学出版社，2015.
[18] 李日庆，何清湖. 中医外科学 [M]. 北京：中国中医药出版社，2012.
[19] 李德新. 中医基础理论 [M]. 北京：人民卫生出版社，2011.
[20] 周仲瑛. 中医内科学 [M]. 北京：中国中医药出版社，2013.
[21] 王行宽，陈大舜. 中医基础理论学 [M]. 北京：中国中医药出版社，2011.
[22] 王永炎，晁恩祥. 今日中医内科 [M]. 北京：人民卫生出版社，2010.
[23] 田德禄. 中医内科学 [M]. 北京：人民卫生出版社，2006.
[24] 梅全喜，曹俊岭 [M]. 中药临床药学. 北京：人民卫生出版社，2013.
[25] 甄志亚. 中国医学史 [M]. 上海：上海科学技术出版社，2018.

参考文献